血液浄化療法に強くなる

やさしくわかる急性期の腎代替療法・アフェレシスの基本から、
ケースで学ぶ状況・疾患別の実践的対応まで

監修／木村健二郎，安田　隆
編集責任／柴垣有吾，櫻田　勉
編集／聖マリアンナ医科大学病院腎臓・高血圧内科

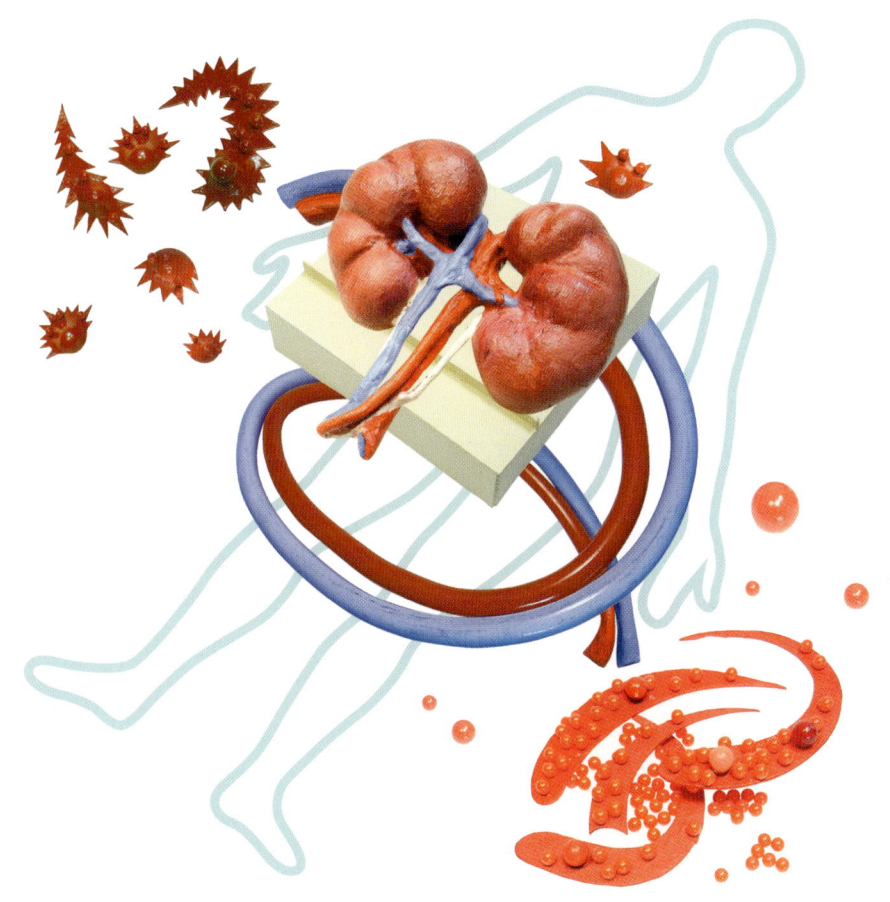

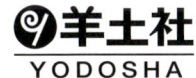
羊土社
YODOSHA

謹告

　本書に記載されている診断法・治療法に関しては，発行時点における最新の情報に基づき，正確を期するよう，著者ならびに出版社はそれぞれ最善の努力を払っております．しかし，医学，医療の進歩により，記載された内容が正確かつ完全ではなくなる場合もございます．

　したがって，実際の診断法・治療法で，熟知していない，あるいは汎用されていない新薬をはじめとする医薬品の使用，検査の実施および判読にあたっては，まず医薬品添付文書や機器および試薬の説明書で確認され，また診療技術に関しては十分考慮されたうえで，常に細心の注意を払われるようお願いいたします．

　本書記載の診断法・治療法・医薬品・検査法・疾患への適応などが，その後の医学研究ならびに医療の進歩により本書発行後に変更された場合，その診断法・治療法・医薬品・検査法・疾患への適応などによる不測の事故に対して，著者ならびに出版社はその責を負いかねますのでご了承ください．

監修の序

　本書は，当科の柴垣有吾准教授が企画し，櫻田勉講師が中心となって作成した「血液浄化療法」に関するユニークな教科書である．

　聖マリアンナ医科大学病院では，腎臓・高血圧内科と腎泌尿器外科が協力して「腎臓病センター」をつくり，腎疾患の初期から末期まで幅広く診療にあたっている．血液浄化施設もセンター内に併設され，血液透析とともに腹膜透析外来も行っている．腎臓・高血圧内科の医師は病棟と血液浄化施設および全病棟に対応するコンサルトチームをローテーションして，腎疾患を幅広くさまざまな角度から研修できるシステムをとっている．

　このような診療活動をベースに若手医師のためにわかりやすい教科書をつくろうという意図で作成されたのが本書である．血液浄化療法の基本から臨床への応用までわかりやすく解説されている．また，診療の重要ポイントを研修医が上級医の指導を受けながら理解し，身につけていくという設定もユニークである．実際の患者の診療をシミュレーションしながら幅広い知識と考え方を学んでいける．教科書で勉強したことを実践の場でどのように応用していくかという考え方を身につけるには，最適な方法であろう．また，指導医レクチャーでは，診療のポイントの整理が指導医により行われている．随所に挿入されているコーヒーブレイクは気軽に読めるが重要な事柄のtipsがちりばめられている．また，知識の確認のための演習問題も用意されている．

　本書を通読すれば，血液浄化療法の基礎から応用が無理なく身につくように工夫されている．当科の医師は，自らの研鑽に努めるとともに後進の指導にも熱心である．その日常の診療と教育の成果から本書が生まれた．全原稿をスタッフが目を通し細部にわたってチェックしているが，全体の統一性やバランスのよい記述などは，櫻田勉講師の強いリーダーシップのもと実現した．

　本書をこれから血液浄化療法を学びたいすべての若手医師に推奨したい．また，すでに血液浄化療法に携わっている医師にも，知識の整理と後進の指導に大いに役立つことと思う．さらに，血液浄化療法にかかわるコメディカルの方々にも血液浄化療法の全体像を知り，知識を整理する教科書としても推奨する．本書が血液浄化療法に携わる医療者の自己研鑽の手助けとなり，よりよい医療が行われる一助となれば監修者としては望外の喜びである．最後に，本書の作成に尽力した櫻田勉講師，柴垣有吾准教授に敬意を表したい．

2013年5月

聖マリアンナ医科大学腎臓・高血圧内科

木村健二郎

編集の序

　若い頃に米国に臨床留学するにあたり，ある上司に「アメリカなどに行っても，透析は圧倒的に日本の方が進んでいるから，勉強にならないよ」と言われたことがある．そのときには，その言葉があまりピンと来なかったのだが，今思えば，なぜ，ピンと来なかったのか，理由がわかる．それは，日本の透析はあまりにルーチン的な流れ作業のような処方が多く，あまり頭を使うことがなかったからだ．一方，米国では，透析医療はお金のかかる医療であること，一部の貧困層の患者のアドヒアランスが非常に悪いことなどから，いかに安く，短時間で効率の高い透析ができるのかを常に考える必要があったからである．私にとって，米国での経験は，日本での当たり前を見直す重要な機会となった．日本では"ウルトラピュア"な透析液や，HDF治療，ナファモスタットなどは"当たり前な"治療となっているが，それらの有効性を支持するグレードの高いエビデンスはほとんどないことに愕然とする．

　しかし，エビデンスの有無をここで問題にすることはやめるにしても，「当たり前と思っていることが実は当たり前ではないかもしれない」ということに気づかせてくれる教科書，しかも，臨床を行ううえで実用的な血液浄化療法の本の必要性を常々感じていた．そのなかで羊土社の保坂早苗さんから，本書の企画を受け，それに乗ったのが本書ができるきっかけである．

　私は偉そうに編集の序を書かせていただいたが，本書は実質的には聖マリアンナ医科大学病院の血液浄化のリーダーとして活躍している櫻田勉講師の強いリーダーシップの下に実地臨床に勤しんでいる若手医師達による共同作業によってつくられたのである．実地臨床に常に現役として悩んでいる若手医師が一番，どのような教科書が欲しいかのニーズを知っている．そのうえで櫻田先生のような経験豊富な上級医が十分な推敲をして完成させた傑作となっていると自負している．是非，読者の方々の日々の臨床に役立てていただきたい．

2013年5月

聖マリアンナ医科大学病院腎臓・高血圧内科
柴垣有吾

血液浄化療法に強くなる

やさしくわかる急性期の腎代替療法・アフェレシスの基本から、ケースで学ぶ状況・疾患別の実践的対応まで

監修の序	木村健二郎	3
編集の序	柴垣有吾	5
略語一覧		10

第1章 腎代替療法（RRT）

総論 腎代替療法を知ろう

1	透析の原理 ～拡散，限外濾過，吸着	櫻田 勉	14
2	透析システムの構成～透析装置，血液透析器，透析液	佐藤賢治	18
3	透析処方の出し方 ～どうやって決めるの？	安達崇之，上原圭太	25
	コーヒーブレイク① 至適透析とは？	島 芳憲	33
4	バスキュラーアクセスの種類と管理	末木志奈，佐藤雄一	34
	コーヒーブレイク② アクセス穿刺のコツ	山川 宙	40
5	特殊浄化の種類と使い分け	座間味 亮，松井勝臣	42
6	腹膜透析 ～原理，適応と種類	小板橋賢一郎	49
7	在宅血液透析 ～メリット，デメリットと今後の展望	佐々木 彰	55
	●演習問題●	河原崎宏雄	59

各論 ケースで学ぶ，導入・管理・トラブル対応

1	どのように維持血液透析を導入するのですか？ ～慢性腎臓病から維持血液透析導入へ	久道三佳子，河原崎宏雄	64

CONTENTS

コーヒーブレイク ③	わが国の透析導入基準を再考する ……………………… 櫻田 勉	69
コーヒーブレイク ④	計画導入が望ましい …………………………………… 安田 隆	70
コーヒーブレイク ⑤	看護師の透析導入患者とのかかわり方 ………………… 神山明子	78

2 透析中に意識が下がりました！先生，指示お願いします！
〜透析中の急変 ……………………………… 永澤元規，今野雄介 80

コーヒーブレイク ⑥	透析低血圧の病態と予防 ………………………………… 山内淳司	93
指導医レクチャー ①	ドライウェイトとは？ 血圧管理の難しさ ……………… 横山 健	94
指導医レクチャー ②	透析時トラブル・アクシデントの原因と対処法 ………… 金城永幸	98

3 シャント音が弱いのですが，どうすればいいですか？
〜バスキュラーアクセストラブルへの対応 ……… 花田昌也，清水さやか 101

コーヒーブレイク ⑦	バスキュラーアクセス不全に対する薬物療法 …………… 宮本雅仁	115
指導医レクチャー ③	アクセス管理および作製時の注意点 …………………… 鶴岡佳代	116

4 透析患者の肺炎でもこの投与量でいいのですか？
〜透析患者への薬剤投与の注意点 …………… 内田大介，小田 剛，櫻井 彩 120

コーヒーブレイク ⑧	維持透析患者への造影剤使用について …………………… 市川大介	127

5 食事が摂れない血液透析患者さんがいます．どうしたらよいですか？ 〜透析患者の栄養管理
……………………………… 音羽孝則，友廣忠寿，清水朋子 128

コーヒーブレイク ⑨	経静脈的栄養補充療法（IDPN）のEBM ………………… 島 芳憲	143

6 冠動脈バイパス術後に乏尿となった患者さんがいます！血圧が低いですが，透析はどうしたらよいですか？
〜持続的腎代替療法の導入および設定 ……………… 小島茂樹，鈴木 智 145

コーヒーブレイク ⑩	最近のCRRTについてのEBM 〜CRRT，IRRT，SLEDの比較 ……………………… 関谷秀介	159
指導医レクチャー ④	急性腎障害（AKI）の概念とその予防に関する最近の考え方 ……………………………………………………… 柴垣有吾	160

7 高齢で認知症を合併した腎不全患者さんです．透析を導入すべきでしょうか？
〜透析非導入と透析中止 ……………………… 大石大輔，谷澤雅彦 164

コーヒーブレイク ⑪	最近の超高齢者透析事情 ………………………………… 冨永直人	166
コーヒーブレイク ⑫	透析患者の運動療法 ……………………………………… 平木幸治	181

●演習問題● ……………………………………………………… 村尾 命 182

第2章 アフェレシス

総論 アフェレシスを知ろう

- アフェレシスとは？ .... 宮本雅仁 188

各論 ケースで学ぶ，適応・使い分け・設定

1 肺胞出血，腎障害のANCA関連血管炎患者です．
治療としてアフェレシスを施行できますか？ ...... 瀧 康洋，小禄雅人 198
　コーヒーブレイク⑬ 膠原病におけるアフェレシス .... 白井小百合 205

2 下部消化管穿孔のショック患者に対して，
外科からエンドトキシン吸着の依頼です！ ...... 内田大介，鶴岡佳代 206
　コーヒーブレイク⑭ 間質性肺炎に対するPMX .... 小禄雅人 213

3 免疫性神経疾患に対して血液浄化療法をした方がいいですか？
　.. 芳賀吉輝，白井小百合 214
　コーヒーブレイク⑮ 神経疾患に対するアフェレシスのEBM .... 関谷秀介 220

4 閉塞性動脈硬化症の患者に対するLDLアフェレシスは
どう行うのですか？ .... 岡本岳史，櫻田 勉，冨永直人 222

5 潰瘍性大腸炎に血球成分除去療法を行うべきですか？
　.. 久道三佳子，今井直彦 229
　コーヒーブレイク⑯ 消化器疾患におけるアフェレシス
　　　（CART，VRADについて） .... 今野雄介 237

6 薬物中毒患者さんの搬入です．活性炭吸着をお願いします！
　.. 村澤 昌，若竹春明 239

- ●演習問題1：アフェレシスの基本● .... 山内淳司 245
- ●演習問題2：さまざまな疾患に対するアフェレシス● ...... 山川 宙 250

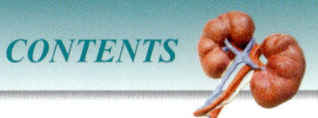

付　録

KDIGO AKI ガイドラインにおける血液浄化療法　………… 柴垣有吾　256

索　引 …………………………………………………………………… 264
執筆者一覧 ……………………………………………………………… 269
監修者・編者プロフィール …………………………………………… 270

カラーアトラス

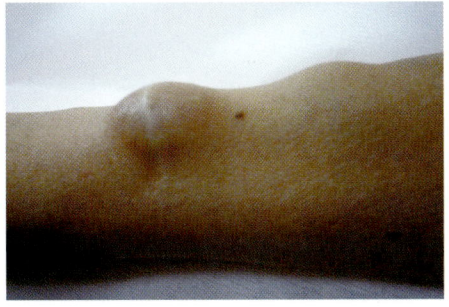

図1　シャント瘤
吻合部にできた瘤．瘤の中枢にある狭窄に対して
VAIVTを施行した症例．
（P.111 図7参照）

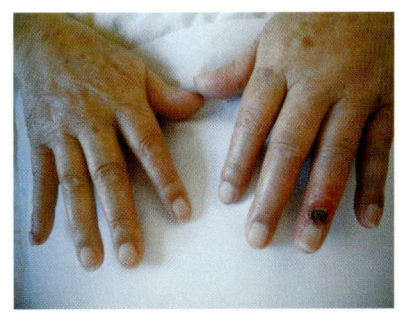

図2　スチール症候群
左第4指に痂皮を伴う潰瘍形成を認める．
シャント閉鎖術を施行した症例．
（P.113 図8参照）

略語一覧

略語	英語	日本語	関連ページ
ABI	ankle brachial pressure index	足関節上腕血圧比	222
ACD	acid citrate dextrose	酸性クエン酸塩-デキストロース	246
ACS	acute coronary syndrome	急性冠症候群	148
AD	advanced directive	事前指示書	173
AKI	acute kidney injury	急性腎障害	160
AMAN	acute motor axonal neuropathy	軸索型 Gillain-Barré 症候群	215
ANCA	antineutrophil cytoplasmic antibody	抗好中球細胞質抗体	198
ANP	atrial natriuretic peptide	心房性ナトリウム利尿ペプチド	95
APD	automated peritoneal dialysis	自動腹膜透析	52
ASO	arteriosclerosis obliterans	閉塞性動脈硬化症	222
AVF	arteriovenous fistula	内シャント，自己血管内シャント	38
AVG	arteriovenous graft	人工血管，人工血管内シャント	38
BIA	bioelectric impedance analysis	生体電気インピーダンス法	95
BVM	blood volume monitor	血液量モニター	95
CABG	coronary artery bypass grafting	冠動脈バイパス術	145
CAPD	continuous ambulatory peritoneal dialysis	連続携行式腹膜透析	52
CART	cell-free concentrated ascites reinfusion therapy	腹水濾過濃縮再静注法	188, 237
CCPD	continuous cycling peritoneal dialysis	連続周期的腹膜透析	53
CHDF	continuous hemodiafiltration	持続的血液濾過透析	46
CI	collapsible index	虚脱率	95
CIDP	chronic inflammatory demyelinating polyneuropathy	慢性炎症性脱髄性多発ニューロパチー	214, 220
CKD	chronic kidney disease	慢性腎臓病	66
CRRT	continuous renal replacement therapy	持続的腎代替療法	149
DAPD	daytime ambulatory peritoneal dialysis	昼間携行式腹膜透析	52
DFPP	double filtration plasmapheresis	二重膜濾過血漿交換	191
DHP	direct hemoperfusion	直接血液吸着	193
DIC	disseminated intravascular coagulation	播種性血管内凝固症候群	148
DSA	digital subtraction angiography	デジタルサブトラクション血管造影	38
DW	dry weight	ドライウェイト	94
ECF	extracellular fluid	細胞外液量	95
ECUM	extracorporeal ultrafiltration method	体外限外濾過法	47
EER	estimated energy requirement	推定エネルギー必要量	132
EGDT	early goal-directed therapy	早期目標指向療法	148
eGFR	estimated glomerular filtration rate	推定糸球体濾過量	69
EGPA	eosinophilic granulomatosis with polyangiitis	好酸球性肉芽腫性多発血管炎	199
EPS	encapsulating peritoneal sclerosis	被囊性腹膜硬化症	53
FENa	fractional excretion of Na	Na排泄分画	148
FFP	fresh frozen plasma	新鮮凍結血漿	190
FGS	focal glomerular sclerosis	巣状糸球体硬化症	223
FH	familial hypercholesterolemia	家族性高コレステロール血症	223

略語	英語	日本語	関連ページ
GBS	Guillain-Barré syndrome	Guillain-Barré 症候群	214, 220
GCAP	granulocytapheresis	顆粒球除去療法	232
GID	gastrointestinal decontamination	消化管除染	240
GMA	granulocyte and monocyte apheresis	顆粒球単球除去療法	245
GPA	granulomatosis with polyangiitis	多発血管炎性肉芽腫症	199
HD	hemodialysis	血液透析	42
HDF	hemodiafiltration	血液濾過透析	44
HF	hemofiltration	血液濾過	43
HHD	home hemodialysis	在宅血液透析	55
HIT	heparin-induced thrombocytopenia	ヘパリン起因性血小板減少症	28
IABP	intraaortic balloon pumping	大動脈バルーンパンピング	146
IAPP	immunoadsorption plasmapheresis	免疫吸着法	215, 220
IDPN	intradialysis parenteral nutrition	透析時静脈栄養	128
IRRT	intermittent renal replacement therapy	間欠的腎代替療法	149
IVC	inferior vena cava	下大静脈径	95
IVIG	intravenous immunoglobulin therapy	免疫グロブリン静注療法	214
K/DOQI	The National Kidney Foundation Disease Outcomes Quality Initiative		81
LCAP	leukocytapheresis	白血球除去療法	232
LN	lupus nephritis	ループス腎炎	205
LW	living will	リビングウィル	173
MDAC	multiple-dose activated charcoal	活性炭のくり返し投与	241
MG	myasthenia gravis	重症筋無力症	215
MMT	manual muscle test	徒手筋力テスト	218
MPA	microscopic polyangiitis	顕微鏡的多発血管炎	199
MRA	malignant rheumatoid arthritis	悪性関節リウマチ	205
MS	multiple sclerosis	多発性硬化症	220
NHD	nocturnal hemodialysis	夜間血液透析	55
NIPD	nocturnal intermittent peritoneal dialysis	夜間間欠的腹膜透析	53
NMO	neuromyelitis optica	視神経脊髄炎	215
NO	nitric oxide	一酸化窒素	225
nPNA	normalized protein nitrogen appearance	標準化蛋白窒素出現率	131
PA	plasma adsorption	血漿吸着	192
PD	peritoneal dialysis	腹膜透析	49
PE	plasma exchange	（単純）血漿交換（療法）	191
PKD	polycystic kidney disease	多発性嚢胞腎	88
PMX	polymyxin B-immobilized fiber	ポリミキシンB 固定化ファイバー	213
PPN	peripheral parenteral nutrition	末梢静脈栄養	139
PTA	percutaneous transluminal angioplasty	経皮経管的血管形成術	38
Q_B	quantity of blood flow	血流量（血液流量）	30
Q_D	quantity of dialysate flow	透析液流量	30

略語	英語	日本語	関連ページ
QOL	quality of life	生活の質	33
RA	rheumatoid arthritis	（慢性）関節リウマチ	205
RI	resistance index	抵抗指数	106
RLV	renal limited vasculitis	腎限局型血管炎	199
SDHD	short daily hemodialysis	短時間頻回血液透析	55
SIRS	systemic inflammatory response syndrome	全身性炎症反応症候群	149, 206
SLE	systemic lupus erythematosus	全身性エリテマトーデス	205
SLED	sustained low efficiency dialysis	緩徐低効率透析	150, 159
SLED-f	sustained low efficiency dialysis with filtration	緩徐低効率血液濾過透析	159
TAC-BUN	time averaged concentration of BUN	BUN 時間平均濃度	28
TBW	total body water	体水分量	95
TDM	therapeutic drug monitoring	治療薬物モニタリング	125
TPD	tidal peritoneal dialysis	タイダル腹膜透析	53
TPN	total parenteral nutrition	完全静脈栄養	139
UC	ulcerative colitis	潰瘍性大腸炎	233
VA	vascular access	バスキュラーアクセス	34
VAIVT	vascular access intervention therapy	バスキュラーアクセスインターベンション治療	39
Vd	distribution volume	分布容積	242
VEGF	vascular endothelial growth factor	血管内皮増殖因子	225
VLDL	very-low-density lipoprotein	超低密度リポタンパク質コレステロール	253
VRAD	virus removal and eradication by DFPP	ウイルス除去療法	238

第1章 腎代替療法（RRT）

総論
腎代替療法を知ろう

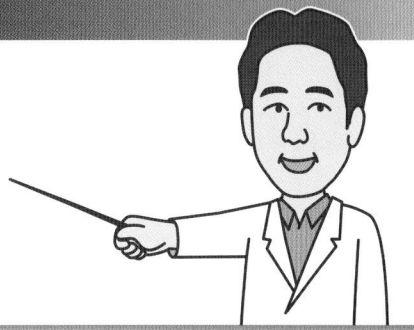

1 透析の原理 〜拡散，限外濾過，吸着 ……………………………………………… 14
2 透析システムの構成 〜透析装置，血液透析器，透析液 …………………… 18
3 透析処方の出し方 〜どうやって決めるの？ ………………………………… 25
4 バスキュラーアクセスの種類と管理 ……………………………………………… 34
5 特殊浄化の種類と使い分け ………………………………………………………… 42
6 腹膜透析 〜原理，適応と種類 ……………………………………………………… 49
7 在宅血液透析 〜メリット，デメリットと今後の展望 ……………………… 55
●演習問題● …………………………………………………………………………………… 59

第1章 腎代替療法（RRT）

総論 腎代替療法を知ろう

1 透析の原理
〜拡散，限外濾過，吸着

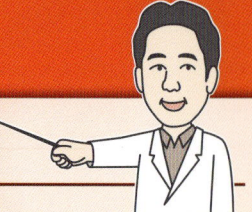

櫻田 勉

ポイント
①透析は半透膜（透析膜）を利用した治療である．
②拡散により老廃物の除去，電解質の調整が行われる．
③限外濾過により，体内の余剰な水分が除去される．

はじめに

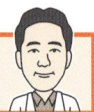

　透析療法は腎臓本来の機能である水分や老廃物などの除去，電解質の調節を代替するものであり，血液と透析液との間の半透膜（透析膜）を介した物質の移動によって行われる．この物質の移動は，主に**拡散**と**限外濾過**の2つの機序による．また，拡散によって血液中に不足しているものを透析液から血液へ補充することも可能となる．さらに一部の透析療法では，**吸着**することによって溶質を除去することができる．本稿では，透析療法の主な原理である拡散，限外濾過，吸着について述べる．

1）拡散

　拡散とは2つの溶質の濃度差（濃度勾配）によって溶質が移動することである．これは規則性のない溶質の分子運動の結果として生じる．分子量が大きい溶質は溶媒の中を移動する速度が遅いため，透析膜を通過する速度が低下する．たとえ容易に透析膜の孔の大きさを通過できる溶質であっても，透析膜を通過する速度は遅い．これに対して，分子量が小さい溶質は溶媒の中を速く移動することができるため，透析膜を通過する速度が速くなる．また，溶質には血液中のタンパクと結合するものや水分子と結合して大きな分子をつくるものがある．このような場合には透析膜を通過する速度は遅くなる．透析膜には直径数nmから十数

nm の多数の孔が存在し，タンパク質のような分子量が大きい溶質は通過しないが，溶媒である水や尿素，クレアチニン，尿酸，ブドウ糖あるいはカリウムなどの電解質は分子量が小さいため自由に通過する．また，透析膜を介して補充されるものとして，重炭酸イオンやカルシウムなどがある．拡散の過程を図1に示す．

また，実際の透析では透析器（ダイアライザ）の中で透析膜を介した透析液と血液の流れは反対方向である．これを対向流といい，ダイアライザのどの部位でも，血液と透析液間の老廃物の濃度差を最大にし，クリアランスの効率を高めている（図2）．

透析膜を介する拡散では，溶質の除去量は溶質の濃度勾配とダイアライザの膜面積，ダイアライザの透過係数（半透膜による透析の速度の指標となる係数）に比例する．つまり，溶質の除去効率を高めるためには，血液流量および透析液流量を増やし，膜面積の大きいダイアライザを使用し，溶質除去性能の優れたダイアライザを使用する．ダイアライザには主にセルロースを材料とした透析膜を有する低効率のものと，合成樹脂などからなる高効率のものがある．高効率のダイアライザはタンパクに結合した尿毒素物質などを除去することができるが，アルブミンも除去されてしまうという欠点もある．ダイアライザの選択に関しては第1章総論2で取り上げる．

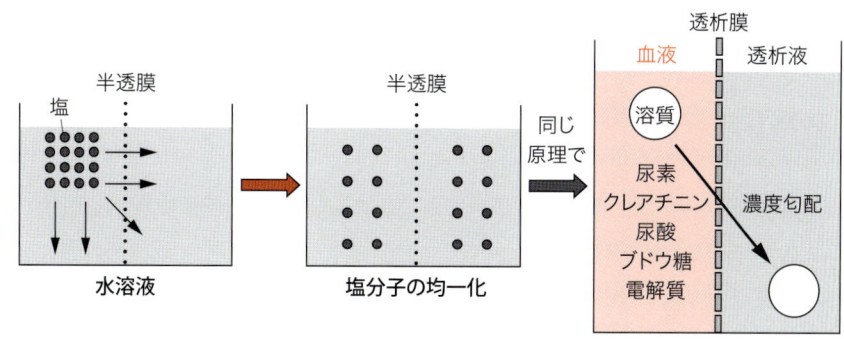

図1　拡散の原理

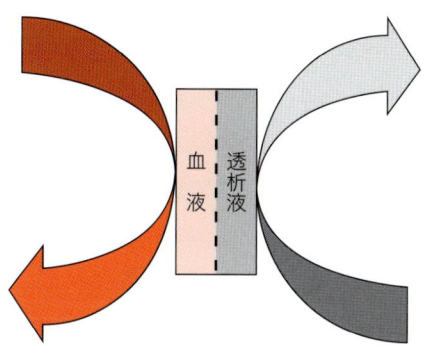

図2　対向流のイメージ

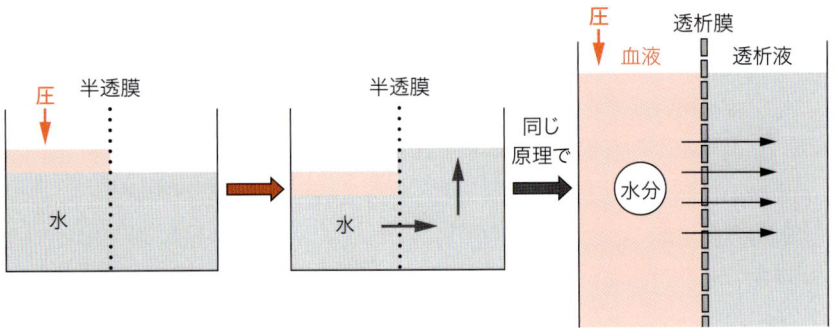

図3　限外濾過の原理

2）限外濾過

　拡散とは異なる機序で溶質を除去する方法が限外濾過である．限外濾過は静水圧（静止している水中において働く圧力）や浸透圧により水に圧力がかかって透析膜を通過する際に生じる．透析膜の孔を容易に通過できる溶質は水とともに透析膜を通過して押し出される（これを溶媒牽引：solvent drag または convection という）．溶質は透析膜を通過する前の濃度とほぼ同じ濃度で透析膜の孔を通過して押し出され，水とともに移動する．分子量が大きい溶質，特に透析膜の孔より大きい溶質は通過できないため，透析膜はふるいとして働く．通過できる限界の分子量をカットオフ値といい，これはダイアライザの材質によって異なる．限外濾過の効率は，透析膜の透水性が高いほど，また透析膜にかかる圧力（膜間圧力差）が大きいほど高い．しかし，透析膜を通過できないタンパクなどが透析膜に付着することにより，溶質の除去効率は経時的に低下する（ファウリングという）．血液透析では透析膜の片側の溶液に圧力をかけて，水分を透析膜の反対側に押し出す．これにより体内の余剰な水分を除去する．限外濾過の過程を図3に示す．

　一方，腹膜透析では限外濾過と異なる原理で水を除去する．透析液に含まれる高い浸透圧物質（高濃度のブドウ糖やイコデキストリン）を利用し，毛細血管内の血液中から水が透析膜（腹膜）を介して腹腔内の透析液へと移動する．

　血液透析や腹膜透析において，患者の余剰水分を除去することを一般的に「除水」と呼ぶ．血液透析ではこの除水量を調節できるのに対し，腹膜透析では緻密な調節が困難である．このような理由から，体液過剰患者の緊急透析（急性血液浄化療法）では血液透析が適応されることが多い．

3）吸着

透析膜との親和性が高い溶質が膜素材に吸着されることにより溶質が除去される．血液透析膜のなかには，ポリメチルメタクリレートのように，β_2-ミクログロブリンを吸着するものがある．

文　献

1）Handbook of Dialysis Fourth Edition（John, T., Daugirdas, Peter, G. Blake, Todd, S. Ing.）Lippincott Williams & Wilkins, 2006
2）「これだけは知っておきたい透析クリニックマニュアル」（藤井正満，椿原美治，今井圓裕 編著），診断と治療社，2001
3）「基礎からわかる透析療法パーフェクトガイド」（篠田俊雄，萩原千鶴子 監修），学研メディカル秀潤社，2011
4）「血液浄化療法（CE技術シリーズ）」（秋葉 隆，峰島三千男 編），南江堂，2004
5）「透析療法パーフェクトガイド第3版」（飯田喜俊，秋葉 隆 編），医歯薬出版，2012
6）「実践急性血液浄化法−ベッドサイドで役立つ」（篠崎正博，秋澤忠男，中 敏夫 編），2011

第1章 腎代替療法（RRT）

総論 腎代替療法を知ろう

2 透析システムの構成
～透析装置，血液透析器，透析液

佐藤賢治

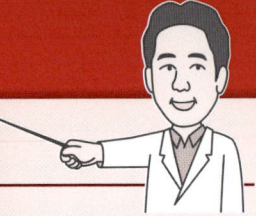

ポイント
① 透析システムは水処理装置，透析液供給装置，ベッドサイドコンソールで構成されている．
② 現在使用されている血液透析器は大半が中空糸型透析器である．
③ 透析液の水質管理は重要である．
④ 1人あたり1回の血液透析（4時間）では約120〜150 Lの透析液が使用されている．

はじめに

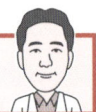

血液透析では，血液透析器の半透膜を介して血液と透析液を接触させ，血液中の代謝産物の除去や透析液側から電解質の補充を行っている．さらに体内に蓄積した過剰水分を血液側から除去している．血液透析を施行するためには，既定の濃度に調整した透析液の安定供給と血液透析器からの除水を正確にコントロールするシステムが絶対に不可欠である．

透析装置

透析装置は図1に示すように，水処理装置，透析液供給装置，ベッドサイドコンソールの3つの部分で構成されている．

1）水処理装置

血液透析に使用する透析液は，水道法の基準を満たす水を元に作製している．しかし，水道水には殺菌用の塩素，カルシウム，マグネシウム，アルミニウムなどの電解質や細菌毒素

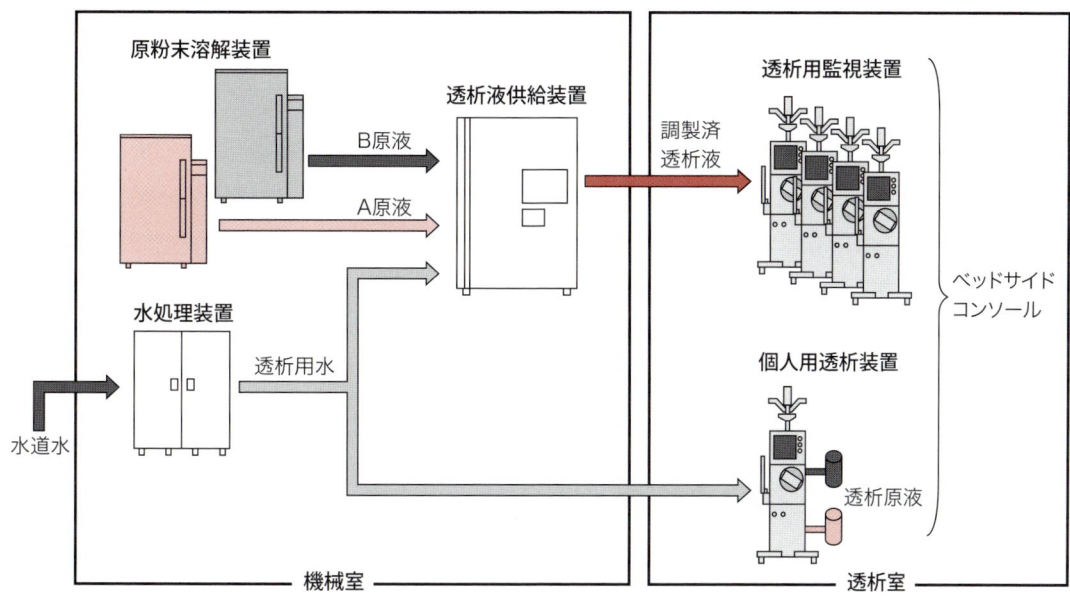

図1　透析装置の基本構成

であるエンドトキシンなどが含まれている．安全な透析液を供給するためには，水道水に含まれるこれらさまざまな溶解物質を除去することが必要で，この水処理装置で処理することで化学的および生物的に高純度な透析用水を精製することができる．

2) 透析液供給装置

透析液供給装置は水処理装置により透析用水の供給を受けて，複数患者の血液透析に供される透析液を，透析液A原液およびB原液，または透析液原粉末製剤を装置外から取り込み，それぞれ所定の比率にて希釈混合して透析液を作製し，透析用監視装置に供給する装置である．この装置は，透析液を複数の透析用監視装置に一括して供給するので経済的に有利であるが，透析液を流しているため配管で菌が繁殖しやすいこと，患者個々で透析液を変更できないことが欠点である．

3) ベッドサイドコンソール

1．透析用監視装置

透析用監視装置は，透析液供給装置より透析液の供給を受け血液透析を行う．透析液中央供給システムの端末装置である．最近では自己診断機能，装置の構成部品の交換時期の報知機能なども装備され安全性が向上している．さらに，逆濾過透析を用いた補液制御システム

を備え，オンライン補充液によるオンライン血液透析濾過法や自動プライミング，自動返血を可能にした装置も製作されている．

2. 個人用透析装置

　個人用透析装置は装置ごとに透析液希釈，供給部と患者監視装置を併せもっており，透析用水の供給で単独運転が可能である．また，装置ごとに透析原液を用意するため，患者の病態に合わせた処方透析にも対応できる．透析液希釈部を内蔵するため機器内部が複雑になっているが，装置単体で稼動するため，多人数用透析システムのように透析液供給装置の故障や不具合がシステム全体に波及し透析システムが稼動できないようなことがないのが強みである．

血液透析器（ダイアライザ）

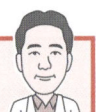

　血液透析器は透析患者の失われた腎臓の機能を代行することを目的とし，老廃物の除去，電解質の是正と過剰水分の除去を行っている．透析器はこれまでコイル型，積層型，中空糸型などが開発されたが，基本的な透析の原理はすべて同じであり，現在では効率，安全性に優れる中空糸型が大半を占めている．各血液透析器の構造を**図2**に示す．

1）中空糸型血液透析器の仕様

　中空糸型透析器は，ストローのような形状の半透膜1万本前後が円筒形のプラスチック製の筒（ハウジング）内に納められている．膜面積は0.5～2.5 m^2，血液充填量は70～120 mL程度である．血液透析器の中空糸の内側を流れる血液，外側を流れる透析液との間で老廃物が除去され，電解質のバランスを整える．血液透析器の溶質除去性能は，膜素材の性能だけではなく血液および透析液の流動状態にも大きく依存する．十分な透析効率を得るためには，血液側と透析液側の濃度が平衡に達することなく，常に有効な濃度勾配が確保される必要があり，透析液はすべての領域で濃度差が良好に維持され溶質除去されるよう血流方向と反対方向に常に新しい透析液を流している．

2）透析膜の種類

　現用の透析膜は原料が綿花のセルロース系膜と合成高分子系膜の2つに大別され，溶質除去性能によりⅠ～Ⅴ型に機能分類されている．膜の特徴，種類は**表1**に示す．
　血液にとって膜，回路は異物であり，それと接触することにより治療中さまざまな生体反応を生じている．その代表的なものが，補体の活性化（complement activation）による一過性の白血球数の減少（leukopenia）である．これらの生体反応の少ない膜が生体適合性（biocompatibility）に優れているといわれている．

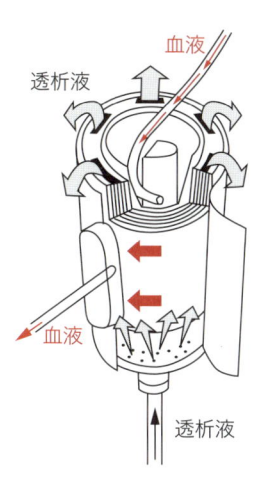
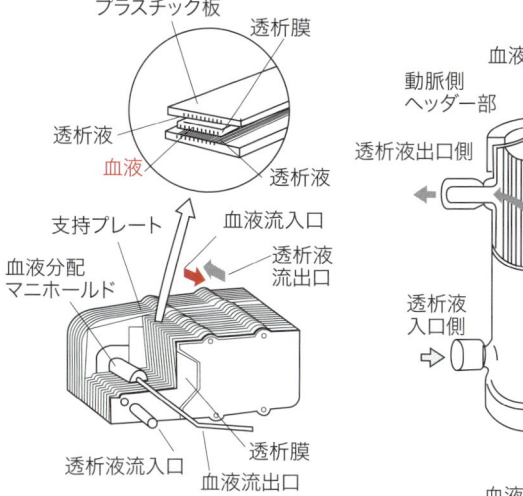

a：コイル型

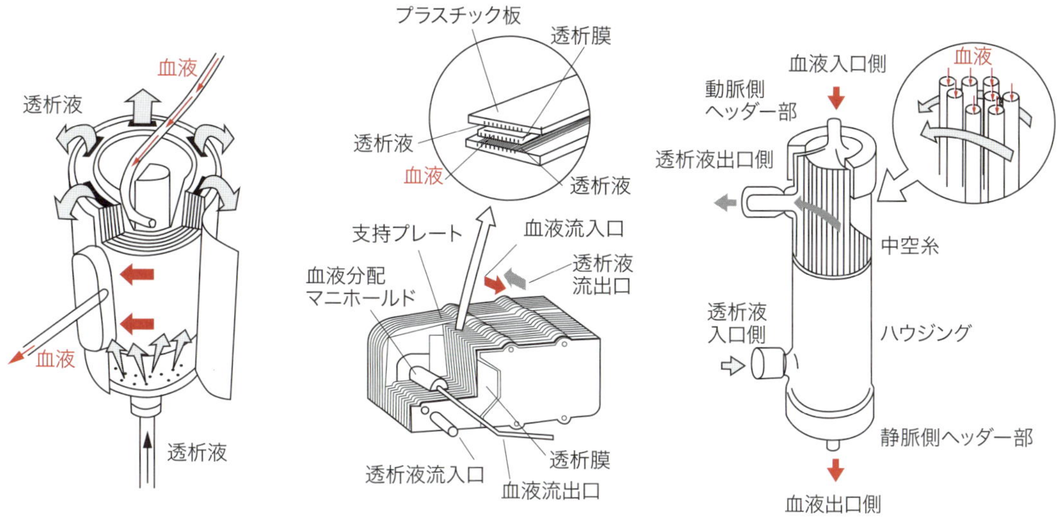

封筒状の透析膜をコイル状に巻きつけた形態

b：積層(平板)型

平膜(シート)状の透析膜を何枚か重ね合わせたもの．ダイアライザの形状で圧力損失を最も小さく設計できる

c：中空糸型

およそ1万本もの中空糸膜がプラスチック製の筒内に納められたもの

図2　血液透析器の構造
文献1より引用．

表1　膜種類

セルロース系膜	1．再生セルロース 　キュプラアンモニウムレーヨン（CR） 　鹸化セルロース（SCA）
	2．表面改質再生セルロース 　PEGグラフト 　ビタミンEコーティング
	3．酢酸セルロース 　セルロースジアセテート（CDA） 　セルローストリアセテート（CTA）
合成高分子系膜	1．ポリスルホン（PS）
	2．ポリメチルメタクリレート（PMMA）
	3．ポリエステル系ポリマーアロイ（PEPA）
	4．ポリエーテルスルホン（PES）
	5．ポリアクリルニトリル（PAN）
	6．エチレンビニルアルコール共重合体（EVAL）
	7．ポリアミド（PA）

透析液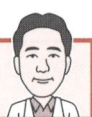

　透析液は血漿浸透圧の維持，電解質および酸塩基平衡の是正，糖代謝維持などの重要な役割を担っている．通常，透析液流量は，尿素などの小分子量物質の適切な除去効率を得るために毎分500 mL前後の流量が必要であり，1人あたり1回の血液透析（4時間）では約120〜150 Lの透析液を使用している．血液透析に使用する透析液は，粉末原液を施設内で溶解し濃縮原液を作製するか市販の濃縮原液を透析用水にて希釈して作製している．

1）透析液の組成

血液透析の溶質には
- 血液側と大きな濃度勾配を形成して積極的に除去したい物質
- 適度な濃度勾配を維持し過剰な除去を防ぎたい物質
- 物質移動を要しない物質
- 透析液側から血液側へ補充したい物質

などがある．したがって，透析液の組成は患者の病態に応じたそれぞれの物質の適切な濃度を設定している．**表2**に主な透析液一覧と透析液処方の実際を示す．

1．ナトリウム（Na）

　透析液Na濃度は140 mEq/Lが主流である．透析困難な症例で浸透圧維持のためNa濃度を若干高めて使用する方法があるが，安易にNa濃度を高く設定すると血液透析後の口渇からの飲水量増加による高血圧，心不全をきたす可能性があるので注意が必要である．この問題を解決するためには，個人用透析装置を用い，透析中より段階的にNa濃度を低下させ，終了時には生理的なNa濃度に戻す方法が用いられる．

2．カリウム（K）

　透析液K濃度は2.0 mEq/Lが主流である．これは腎不全状態ではしばしば高K血症を合併するので，これを是正する目的で設定されている．しかし，自尿のある患者，禁食中の患者，経口摂取不良の患者，慢性下痢などの一部の患者で，低K血症が生じ不整脈を誘発する要因となる．このような場合には，透析液のA原液に必要量の塩化カリウム等を添加し，K濃度を2.5〜3.5 mEq/L程度に調整する方法が行われる．

3．カルシウム（Ca）

　透析液Ca濃度は2.5 mEq/Lまたは3.0 mEq/Lが主流である．透析中のCaバランスは透析液Caイオン濃度が2.75 mEq/L程度になるためほぼゼロバランスになると考えられている[3]．透析液Ca濃度はこれまで時代とともに変遷があるが，最近ではCa吸収を高めるためのビタ

表2　主要透析液一覧

薬剤名	Na mEq/L	K mEq/L	Ca mEq/L	Mg mEq/L	CL mEq/L	酢酸 mEq/L	重炭酸 mEq/L	ブドウ糖 mg/dL	形状 A-B
キドライム®透析剤T-30（扶桑）	140.0	2.0	3.0	1.0	110.0	8.0	30.0	100.0	粉-粉
キンダリー®透析剤AF3号（扶桑）	140.0	2.0	2.5	1.0	114.5	8.0	25.0	150.0	液-液
キンダリー®透析剤4E（扶桑）	140.0	2.0	2.8	1.0	112.3	8.0	27.5	125.0	粉-粉
カーボスター®透析剤・L（味の素）	140.0	2.0	3.0	1.0	111.0	−	35.0	150.0	液-液
カーボスター®透析剤・P（味の素）	140.0	2.0	3.0	1.0	111.0	−	35.0	150.0	粉-粉
ハイソルブ®透析剤・D（味の素）	140.0	2.0	3.0	1.0	111.0	10.0	25.0	100.0	粉-粉
ハイソルブ®透析剤・F（味の素）	143.0	2.0	2.5	1.0	112.0	9.0	27.5	100.0	粉-粉
Dドライ®透析剤2.5S（日機装）	140.0	2.0	2.5	1.0	112.5	10.0	25.0	100.0	粉-粉
Dドライ®透析剤3.0S（日機装）	140.0	2.0	3.0	1.0	113.0	10.0	25.0	100.0	粉-粉
リンパック®透析液TA1（NIPRO）	138.0	2.0	2.5	1.0	110.0	8.0	28.0	100.0	粉-粉
リンパック®透析液TA3（NIPRO）	140.0	2.0	3.0	1.0	113.0	10.2	25.0	100.0	粉-粉

ミンD製剤やリン吸着としてCa製剤が広く使用されており，透析液Ca濃度は2.5 mEq/Lも多く使われるようになった．K/DOQIガイドライン[4]では3.0 mEq/Lのものを高Ca透析液，2.5 mEq/Lのものを正Ca透析液として後者の使用を推奨している．

4．マグネシウム（Mg）

透析液Mg濃度は1.0〜1.5 mEq/Lが主流である．腎機能が低下するとMgの糸球体濾過量が低下して高Mg血症となる．Mg代謝は副甲状腺ホルモン（parathyroid hormon：PTH）と関係していて，PTHの分泌に影響し，下げすぎると副甲状腺機能亢進症を悪化させる恐れがあるので1.0〜1.5 mEq/Lになっている．

5．アルカリ化剤

末期腎不全状態では酸性化合物の排出低下と重炭酸の再吸収低下により通常代謝性アシドーシスを合併しているため，アルカリ化剤を透析液によって補給し，アシドーシスを補正する必要がある．過度なアシドーシスの補正は異所性石灰化を起こしやすいため，透析液の

重炭酸濃度は25〜30 mEq/Lに設定されている．重炭酸透析液にはpH調整のため少量の酸が含まれている．

6. ブドウ糖

透析液ブドウ糖濃度は100 mg/dLまたは150 mg/dLである．透析中に血糖値の過度の低下を防ぐためには適度なブドウ糖の添加は必要で，現在では上記のように生理的な濃度に調整されている．

2）透析液清浄化について

透析液の細菌汚染は患者の予後に重大な影響を及ぼすことが知られている．微量でもエンドトキシンによって汚染された物質が体内に入るとさまざまな合併症の原因になる．また，透析療法の多様化，大孔径膜の使用により，透析液中の汚染物質が逆濾過，逆拡散により血液側に流入することが問題視され，透析液の水質管理の重要性が指摘されている．2010年4月，厚生労働省より『透析液の水質管理』について基準が示された．透析システムを清浄な状態に維持管理するために，透析液および透析用水などの清浄度（細菌汚染状況）を日々モニタリングすることが重要になっている．

文　献

1) 「わかりやすい透析工学 血液浄化療法の科学的基礎」（酒井清孝，峰島三千男 編），p.85，南江堂，2012
2) 膜種類．透析ケア 14 (4)：16, MC，メディカ出版，2008
3) 久野勉：透析液．Clinical Engineering, 20 (11)：49，学研メディカル秀潤社，2009
4) National Kidney Foundation：K/DOQI clinical practice guidlines for bone metabolism and disease in chronic kidney disease, Am J Kidney Dis 42（Suppl 3）：S1-S201, 2003
5) 「血液浄化療法ハンドブック【改訂第6版】」（透析療法合同専門委員会 企画・編集），協同医書出版社，2011
6) 「Clinical Engineering CE技術シリーズ 血液浄化療法」（秋葉 隆，峰島三千男 編），南江堂，2004

第1章 腎代替療法（RRT）

総論 腎代替療法を知ろう

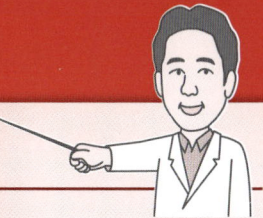

3 透析処方の出し方
～どうやって決めるの？

安達崇之，上原圭太

ポイント

① 透析処方とは，透析モード・透析頻度・ダイアライザ・除水量・抗凝固薬などを決めることである．
② 透析処方は，個々の全身状態・体格・病態に沿って選択される．
③ 一度決定された処方も適宜評価を行い，設定しなおしていく必要がある．

適正な透析とは

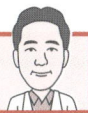

　日本透析医学会の調査報告によれば，透析患者のうち約97％が血液透析を行っており，その大半が病院やクリニックでの施設透析である[1]．どの施設でも週3回，1回4時間の血液透析が基本であるが，年齢・性別・体格・透析年数・合併症の有無など，患者により画一的にできない部分も多く，個々に合わせた適正な透析が必要とされる．

　適正な透析とは，「死亡率や合併症の頻度を最低にする透析治療」と考えられ，生体内環境を可能な限り正常に近づけ，合併症をきたすことがなく長期透析患者の生命予後を良好に保つ透析のことである．適正な透析を達成するためには，個々にあった透析モードや，透析時間，血液流量などの選択が必要となる．詳細については，p.33 **コーヒーブレイク①** の「至適透析とは？」を参照されたい．

　適正な透析が行われず，透析が不足している患者では血圧異常，エリスロポエチンの反応不良，集中力・意欲の低下，活動性の低下，瘙痒感，restless legs syndrome（むずむず脚症候群），胃腸障害，食欲低下などが出現し，長期予後も悪くなることが示されているため，透析効率を上げて対応する．

　透析効率とは，1回の透析によって得られる透析の効果のことであり，広く用いられている指標としてKt/V（ケーティー・オーバー・ブイと呼ぶ）がある．K＝クリアランス（mL/分），t＝透析時間（分），V＝総体液量（L）を表しており，透析効率であるKt/Vを上げるに

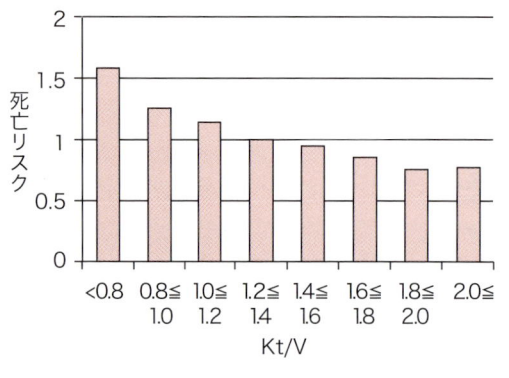 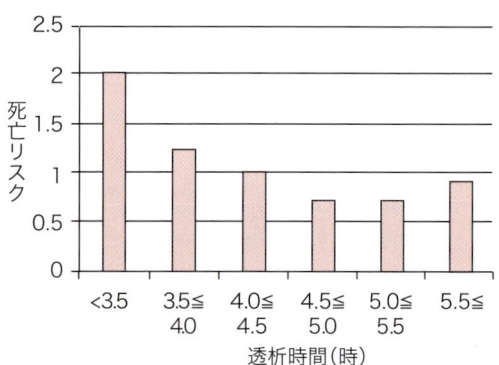

図1　透析効率および透析時間と死亡リスク
文献2をもとに作成．

は，ダイアライザや血液量を増やすことでKを上げたり，透析時間（t）を長くすることが理解しやすいと思われる．

尿素クリアランスが165 mL/分のダイアライザを用いて，体重60 kgの患者が5時間透析行った場合のKt/Vは，以下のように計算する．

$$\frac{Kt}{V} = \frac{165 \text{ mL/分} \times (5 \times 60) \text{ 分}}{(60 \text{ kg} \times 0.6 \times 1,000) \text{ mL}} = 1.375$$

ただし，実際にはダイアライザのクリアランスの変化や，透析前後での体液量変化があるため，これらを加味した複雑な式が必要となるが，現在はインターネット上で簡単に計算できる（CKD・透析計算ツール：http://www11.ocn.ne.jp/~hdtool/99_blank001.html）．**図1**にKt/Vおよび透析時間と死亡リスクについてのグラフを示す．

透析処方項目とその決め方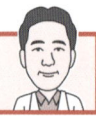

透析を行う際には，どのような透析を行うかについての透析処方を出さなければならない．**表1**に具体例を示したが，その項目ごとの選択方法について解説する．

1）透析時間・頻度

透析医療が開始された当初は，水処理・透析膜・透析機械の性能が高くなかったため，長時間透析で効率を稼ぐしかなかった．しかし，技術の進歩とともに短時間透析でも老廃物の除去が可能となり，現在ではわが国の大半の透析施設で週3回（月・水・金または，火・木・土），1回4時間透析が行われている．本来，腎臓は24時間365日絶え間なく血液浄化を行っており，透析療法はそれを代替する医療であることを考えれば，24時間かけて行うことがよいはずではあるが現実的でない．そのため，週に24時間×7日間かけて腎臓で行っている血液浄化を週に4時間×3日間に凝縮し，生命活動に支障がない必要最低限の時間にしたのが

表1　透析処方項目と具体例

項目	具体例
透析モード	下記より選択して指示する ・血液透析（hemodialysis：HD） ・血液濾過（hemofiltration：HF） ・血液透析濾過（hemodiafiltration：HDF） ・体外限外濾過（extracorporeal ultrafiltration method：ECUM）
透析頻度・回数	・週3回，もしくは週2回 ・1回3〜5時間
ダイアライザ	第1章総論2参照
血流量（Q_B）quantity of blood	200 mL/分など
透析液流量（Q_D）quantity of dialysis fluid	500 mL/分など
除水量・ドライウェイト	ドライウェイト50 kg，もしくは除水2 Lなどの指示を出す
抗凝固薬	抗凝固薬の種類，そして投与量について下記のごとく指示する ・ヘパリン500 U/時

血液透析である．血液透析とBUNの関係を図2に示したので参照されたい．

上述の通り，標準的には週3回，1回4時間で行われている血液透析だが，患者の体格，食事量，残存腎機能，合併症，ADLなどに違いがあり，下記のように調整していく．

・体格がよく，筋肉量が多い男性

クレアチニン，尿素窒素など尿毒症性物質の産生が多いため透析時間を長くする．1回5時間とすることもある．

・食事量が多い患者

老廃物や水分が貯留しやすいため，長い透析時間が必要となる．除水が困難な場合は週4回透析になることもある．

・残存腎機能がある程度保たれている患者

透析回数や時間を減らすことが可能であり，1回3時間透析や，週2回透析とすることもある．

・心疾患や動脈硬化を有する患者

体外循環中は血圧が下がりやすいため，透析効率を落とし，透析時間，回数を増やすこともある．

2）ダイアライザ

ダイアライザの詳細については第1章総論2を参照されたい．

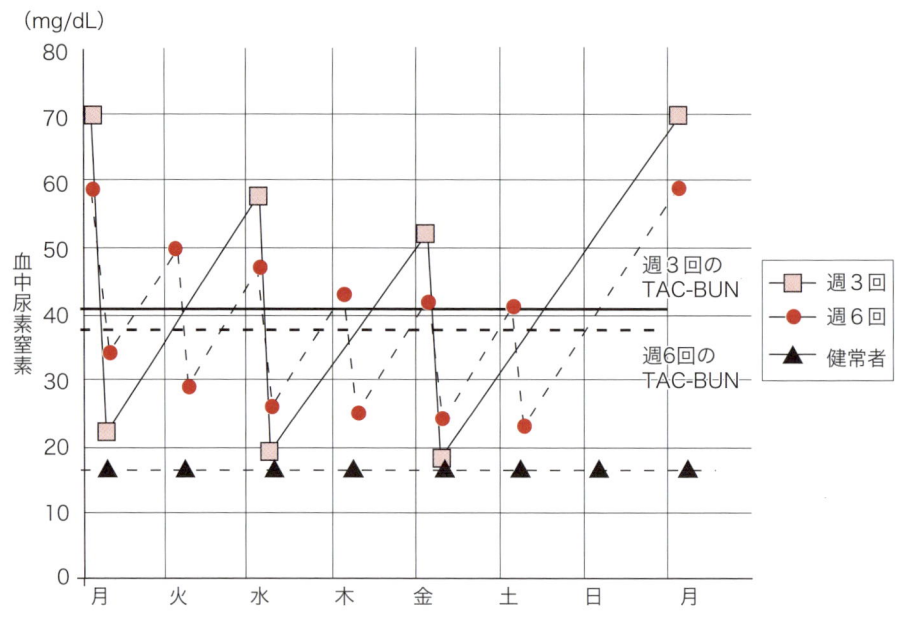

図2 透析頻度と血中尿素窒素のシミュレーション
文献4をもとに作成.
TAC-BUN：time averaged concentration of BUN, BUN時間平均濃度

3) 抗凝固薬

患者の血液が透析回路に流入すると，回路に触れた血液は血小板の接着・凝集，トロンボキサンA_2の産生，内因子カスケードの活性化が起こり（凝固系を構成する凝固因子の一連の活性化反応の進行），トロンビン形成，そしてフィブリンが形成される．そのため，**血液透析では抗凝固薬が必要不可欠となる**．透析に使用される代表的な抗凝固薬として，未分画ヘパリン（一般的なヘパリン），低分子ヘパリン，ナファモスタットメシル酸塩，アルガトロバンの4種類がある（図3）．これらについて，以下に簡単に述べる．

1. 未分画ヘパリン（一般的に使用されているヘパリン）

最も古くから使用されている抗凝固薬で，アンチトロンビンⅢ（AT-Ⅲ）と結合し活性化させることで，抗凝固作用を発揮する．分子量は10,000〜20,000 D（ダルトン）で，半減期は約1.5時間と短く，投与量は活性化凝固時間（ACT），活性化部分トロンボプラスチン時間（APTT）が開始前の1.5〜2倍に延長するよう調節する．実際には，透析開始時に，1,000〜2,000単位静注し，開始後500〜1,500単位/時（**約10単位/kg/時**）で持続投与することが多いが，至適投与量は個人差が大きいため調整を要する．ヘパリン使用の問題点としては，出血の増悪，ヘパリン起因性血小板減少症（heparin-induced thrombocytopenia：HIT）の存在，脂質分解作用，血小板活性化作用，アレルギー反応などがあり注意を要する．また，過凝固時にはヘパリン拮抗薬であるプロタミンを使用することもある．

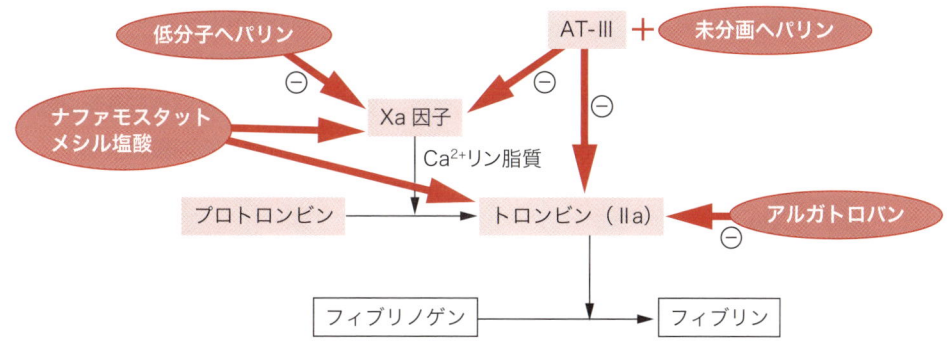

図3　各凝固薬の作用機序

2. 低分子ヘパリン

ヘパリンを分画して得られた分子量3,000〜6,000 Dの低分子量部分から構成されたヘパリンである．低分子ヘパリンは第Xa因子を抑制するが，分子量が小さいためAT-Ⅲと複合体を形成せず，第Ⅱa因子（トロンビン）への影響はヘパリンよりも小さい．このため，体外循環時の凝固時間の延長を軽度に抑え，出血のリスクを低下させられるとして日本では広く使用されている．一方，半減期は2〜3時間と未分画ヘパリンの約2倍長く，ACTなどにてモニタリングができないという特徴を有する．また，**プロタミンでの拮抗が不十分であり，出血リスクの高い患者では未分画ヘパリン以上に危険な可能性があるという認識を持つ必要がある．** 投与量は，開始時に15〜20単位/kg静注し，その後は**約6〜10単位/kg/時**で持続投与する．

3. ナファモスタットメシル酸塩

タンパク分解酵素阻害作用により急性膵炎の薬として開発されたが，血液凝固も一連の酵素反応であることから凝固系各酵素の作用を抑制し，凝固の進行を阻止する．トロンビン・活性型凝固因子Ⅻa，Xa，Ⅶa，カリクレイン，プラスミン・補体・トリプシンなどのタンパク分解酵素を阻害するとともに，ホスホリパーゼA_2に対しても阻害作用を示す．特徴としては，血中半減期が8分と短く，分子量も539 Dと小さいため透析での除去率も高く，肝臓ですみやかに代謝されるため，体外循環回路内でのみ抗凝固作用を発揮するという点である．投与量は**20〜40 mg/時**で，出血傾向の患者や術後患者に推奨されている．ただし，高価なため出血リスクが改善した際には，その他の抗凝固薬へ戻すべきである．

4. アルガトロバン

選択的にトロンビンと競合することによって抗トロンビン作用を発揮する．半減期は30〜40分であり，AT-Ⅲを介さずに効果を発揮する特徴からAT-Ⅲ欠乏患者や，HIT，ヘパリンにアレルギー反応を示す患者に適応されるようになった．投与量は**透析開始前に10 mg，持続5〜40 mg/時**で使用する．

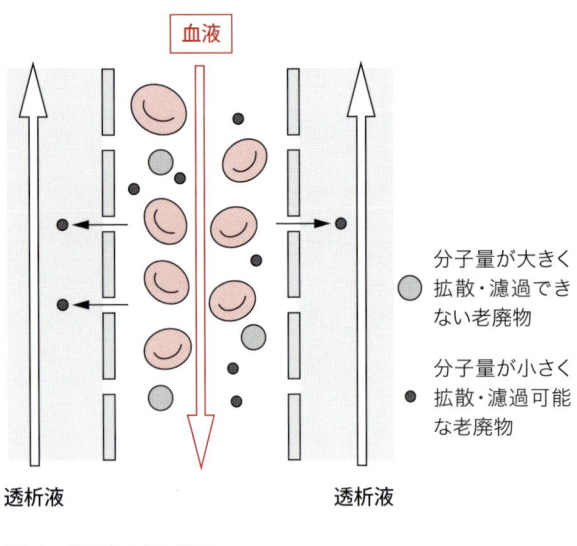

図4　透析の模式図

表2　各物質の分子量

物質名	分子量
尿素窒素	60
クレアチニン	113
尿酸	168
グルコース	180
β_2-ミクログロブリン	11,800
TNF-α	17,000
IL-6	21,000
アルブミン	66,000
ヘモグロビン	68,000
IgM	97,000
CRP	120,000
IgG	146,000～17,000

小分子量物質：分子量＜500 D
中分子量物質：500 D≦分子量＜5,000 D
大分子量物質；5,000 D＜分子量
※単位 D（ダルトン）

4）血液流量（Q_B），透析液流量（Q_D）

　血液透析における物質除去は，ダイアライザを介した血液側と透析液側の濃度差による拡散が主である（**図4**）．物質は濃度差によって自然に移動していくが，動きやすさに差があり，一般的に分子量の小さいものほど拡散しやすく，分子量の大きな物質は拡散されにくい（**表2**）．

1．血液流量（quantity of blood：Q_B）

　バスキュラーアクセスから血液ポンプによってダイアライザに導かれる1分間あたりの血液量を意味する．溶質除去能の指標として用いられるクリアランスは，主にQ_B・Q_D・ダイアライザの影響を受ける．さらに，尿素を用いた透析効率の指標として使用されているKt/V（K：クリアランス，t：時間，V：体内水分量）は，その式からわかるようにクリアランスに依存しており，透析効率を上げるためには，高いQ_Bが要求される．ただし，Q_B 200～250 mL/分まではQ_Bに比例してクリアランスも上昇するが，それ以上Q_Bを上げてもクリアランスは頭打ちになってしまうことがわかっているため，現在ではQ_Bは200 mL/分が一般的とされている．

2．透析液流量（quantity of dialysate fluid：Q_D）

　透析膜を介して血液と接触させる1分間あたりの透析液量を意味する．Q_Dの増加は，透析

液側の物質移動抵抗を下げることによって小分子量物質の除去を促進させる．Q_D も Q_B と同様，最大の透析効率を引き出すことができるように設定されるべきだが，維持血液透析患者における Q_D は 500 mL/分が一般的である．その根拠は，Q_B の約 3 倍の Q_D が理論上の最大溶質除去効率を達成できることを示し，臨床成績とも一致したとの報告による[6]．

透析における原則として「クリアランスは構成因子（Q_B，Q_D，ダイアライザの透過性能など）のなかの最も低い値を超えることはない」というものがある[7]．血液透析では，構成因子である Q_B（200 mL/分）が Q_D（500 mL/分）よりも低いため，Q_B の影響が大きくなる．ちなみに持続維持透析では Q_D は約 500 mL/**時**となるため，この場合は Q_D に依存することになる．

5）除水設定

除水の目標はドライウェイト（p.94 指導医レクチャー 1 参照）に向けた体重調節であり，ドライウェイトに対する体重増加量が目標除水量となる．しかし，実際には毎回ドライウェイトを目標に除水量が設定されることは少ない．特に，体重増加量が多い患者や心機能が低下した患者ではドライウェイトまでの除水が困難となることが多い．現実的には，透析中の安定した患者状態の維持が可能で，かつ除水不足による心不全のリスクを増強させない透析後体重が目標とされる．また，患者の状態（便秘，着衣変更）や，処置・手術の影響（胸・腹水ドレナージ，臓器摘出）も重要であり，その量や重さを確認し，調整する必要がある．

透析膜を介し血液中の水分を減少させることで除水は進行するが，除水中に減少した体液量は組織間液や細胞内から循環血液への水分移動により補われ，その速度は plasma refilling rate と呼ばれる．この速度が遅い場合でも，循環血液量の減少は末梢血管抵抗などにより代償され血圧は維持される．しかし，高齢者や糖尿病患者では動脈硬化や自律神経障害のため，血圧変化に対する反応が低下しており，血圧低下を招きやすくなる[3]．血圧低下に対しては，下肢挙上，生理食塩液の補液，除水停止などの昇圧処置が施されるが，さらに重度になると透析の中断・中止を余儀なくされる．その他にも，透析開始時の血圧，心胸比，BNP/ANP，浮腫，曜日，患者のこれまでの最大除水量などを参考にして除水量は決定される．

曜日：週の初めは中 2 日ということもあり，一般的に透析間の体重増加が多く，1 回でドライウェイトまで除水しきれないことも多い．その反面，週の終わりにはしっかりと除水しないと心不全のリスクとなる．

患者のこれまでの最大除水量：plasma refilling rate は人により異なっているため，各人のこれまでの最大除水量を参考にする必要がある．

文献

1) 日本透析医学会統計調査委員会:わが国の慢性透析療法の現況(2011年12月31日現在). 日本透析医学会, 2012
2) 日本透析医学会統計調査委員会:わが国の慢性透析療法の現況(2009年12月31日現在). 日本透析医学会, 2010
3) 政金生人 ほか:I. 治療法. 操作条件の選択基準(1〜7), 臨床透析, 25 (5), 551-604, 2009
4) 坂上貴光 ほか:なぜ血液透析の回数・時間は週3回・4時間が平均的なのか?. 透析ケア, 14 (10), 48-55, 2008
5) 「血液浄化療法ハンドブック改訂第3版」(透析療法合同専門委員会 編著), 協同医書出版社, 2004
6) 衣笠えり子 ほか:透析液流量の決め方. 「透析療法 専門医にきく最新の治療」(佐中 孜, 秋葉 隆 編), p.8-9, 中外医学社, 1997
7) Michaels, A. S. : Operating Parameters and performance criteria for hemodialyzers and other membrane-separation devices. Trans Am Soc Artif Intern Organs, 12 : 387-392, 1966

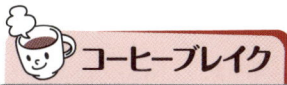

❶ 至適透析とは？

　至適透析とは，「死亡率や合併症の頻度を最低にする透析治療」と考えられ，生体内環境を可能な限り正常に近づけ，合併症をきたすことなく長期透析患者の生命予後を良好に保つ透析のことである．これを実現させるためには透析の技術的側面，原疾患や合併症の管理といった医学的側面や社会的側面からのアプローチが必要である．具体的には尿毒素などの溶質除去といった透析効率の改善，酸塩基平衡の維持，生体適合性に優れた透析液や透析器，透析液の清浄化，透析方法，良好な栄養状態の維持，腎性貧血や脂質代謝異常の管理，医療費の負担軽減，通院介護サービスの充実などがあげられる[1]．今後の透析医療においてはこのような至適透析を行うことが重要な課題となっている．

　至適透析の指標としては，尿毒症症状，浮腫，るい痩，血圧，電解質バランス，貧血，心拡大，尿毒素物質（小分子物質，中分子物質，蛋白結合尿毒素）[2]，尿素動態〔urea kinetics（Kt/V，PCR，TAC urea，など）〕，死亡率，合併症の発症率，入院率，生活の質（quality of life：QOL）などが用いられている．

　尿毒素物質（表）のなかでも，尿素の測定は容易であり，細胞内外の動きもsingle-pool variable volume modelが適応できるため計算も単純となる．このためurea kineticsから導き出された至適透析の指標が最も広く利用されている．このなかでも，Kt/V，PCR，TAC ureaが臨床によく用いられており，K/DOQIガイドラインでは，残存腎尿素クリアランス2 mL/分/1.73 m^{2}未満の週3回の透析患者では，single-pool variable volume modelを用いて測定したKt/V（spKt/V）で，少なくとも1.2，目標処方としては，spKt/V 1.4を確保することが推奨されている[3]．

〈島　芳憲〉

文　献

1) 日本透析医学会統計調査委員会：図説 わが国の慢性透析療法の現況（2008年12月31日現在）．日本透析医学会，43（1），1-35，2010
2) Vanholder, R., Smet, R, D., Glorieux, G., et al.：Review on uremic toxins；classification, concentration, and interindividual variability．Kidney Int, 63：1934-1943, 2003
3) The National Kidney Foundation Kidney Disease Outcomes Quality Initiative（NKF K/DOQI™）：http://www.kidney.org/professionals/kdoqi/

表　尿毒素物質と考えられる小分子物質，中分子物質およびタンパク結合尿毒素

小分子物質	中分子物質	タンパク結合尿毒素
非対称性ジメチルアルギニン	アドレノメデュリン	フランプロパン酸
βリポプロテイン	心房性ナトリウム利尿ペプチド	馬尿酸
クレアチニン	β$_2$-ミクログロブリン	ホモシステイン
グアニジン	補体D因子	インドール-3-酢酸
ヒポキサンチン	脱顆粒阻害タンパク	インドキシル硫酸
マロンジアルデヒド	エンドセリン	N-カルボキシメチルリジン
メチルグアニジン	ヒアルロン酸	p-クレゾール
シュウ酸	インターロイキン1β	ペントシジン
破骨細胞形成抑制因子	インターロイキン6	フェノール
対称性ジメチルアルギニン	レプチン	キノリン酸
尿素	副甲状腺ホルモン	スペルミジン
尿酸	レチノール結合タンパク質	
キサンチン	腫瘍壊死因子α	

文献2をもとに作成．

第1章 腎代替療法（RRT）

総論 腎代替療法を知ろう

4 バスキュラーアクセスの種類と管理

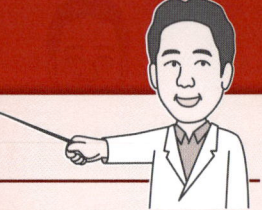

末木志奈，佐藤雄一

ポイント

①バスキュラーアクセスとは，体外循環を伴う血液浄化療法を行ううえで血液を取り出し返すための出入り口のことである．
②動静脈直接穿刺，短期・長期型バスキュラーカテーテル，自己血管内シャント，人工血管内シャント，表在化動脈とさまざまな種類があり，患者の状態と緊急度で決定する．
③適切な使用のため，作製したバスキュラーアクセスはメンテナンスが必要である．

はじめに

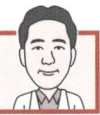

　透析を行う際には，必ず『アクセス』が必要となる．血液透析患者にとっても腹膜透析患者にとっても，アクセストラブルはQOLに大きく影響を与える．血液透析での穿刺に伴う苦痛は明らかであり，時には患者一医療者間の関係が悪化しうる．患者に適切なアクセスを選択し，早期にトラブルを対応することが，血液浄化療法に携わる人間として大切となる．

1）バスキュラーアクセスとは

　血液透析や特殊血液浄化の多くの方法では，150〜300 mL/分の血液を必要とし，血液を取り出し返血する出入り口が必要となる．その出入り口のことを，**バスキュラーアクセス（vascular access：VA）** と呼ぶ．
　VAはいろいろな形態のもの[1]があるが，透析医療にかかわることが少ない医療関係者はVAを総じて"シャント"と呼び，シャントという言葉が間違って多用されていることが多いため，注意が必要である．

2) バスキュラーアクセスの種類

　血液透析や特殊血液浄化は，緊急に必要な場合と，計画的に行われる場合がある．患者にあわせて医療者が適切なVAを選択する．

1. 緊急に必要な場合

　高カリウム血症など緊急血液透析を要する場合や，劇症肝炎で血漿交換を緊急で行う場合など，さまざまな場合がある．緊急時に使用できるVAは，動静脈の直接穿刺と短期型バスキュラーカテーテルの2種類である．

①動静脈直接穿刺

　上腕動脈や大腿動脈，大腿静脈や内頸静脈に17G程度の穿刺針を直接留置することによって，血液を取り出す方法である．この場合，他の静脈の穿刺によりに返血ラインを確保する必要がある．当院では主に上腕動脈での脱血を行っている．また，白血球吸着療法や顆粒球吸着療法では血流量が50 mL/分程度で十分であるので，著明な脱水がなければ肘部の静脈の穿刺で十分脱血が可能な場合もある．

　直接穿刺法は，**血液浄化療法の必要回数が数回のみで，その後は離脱可能と予想される場合**によい適応となる．穿刺するためには，治療開始前に穿刺する血管を診察し，一定期間脱血・返血できる血管があるかどうか確認しておくことが大切である．数回で離脱できないと考えられる場合はすみやかに短期型（もしくは長期型）バスキュラーカテーテルの留置を考える．

　上腕動脈穿刺時には血腫形成に十分注意すべきである．血栓の拡がりによりコンパートメント症候群を呈することがある．上腕動脈は上腕神経とともに筋膜内を走行しているため，血腫により局所的な組織圧の上昇を生じ神経障害をきたす．血腫形成後に圧迫しても止血困難になることが多いため，早期から十分止血し，止血確認後も安静を保つことが大切である．神経障害は不可逆的であるため，血腫が急速に増大する場合は外科的に血腫除去術（緊急止血術）を考慮する．

②短期型バスキュラーカテーテル

　血液透析や特殊血液浄化がしばらくの間必要である場合や，直接穿刺では維持困難な患者では，血液透析用の短期型バスキュラーカテーテルを留置する．留置する部位として，内頸静脈，大腿静脈を選択する．鎖骨下静脈の穿刺により狭窄をきたすと後の内シャント作製の際に問題となる可能性があるため，極力回避する．

　留置時の合併症としては，出血・血腫形成，動脈後穿刺による仮性動脈瘤形成，局所麻酔アレルギー，留置後としては，感染，血栓形成による肺塞栓症がある．内頸静脈穿刺時には血腫形成が多く，大腿静脈穿刺時には内頸静脈と比較して感染のリスクが上昇する[2]ため，患者に合わせて穿刺部位を選択する．また血液透析施行時に安定して血液がとれない場合（脱血不良）にはカテーテルを入れ替える必要がある．

2. 維持透析に使用する場合

　腎機能障害が進行し，近い将来腎代替療法が必要と考えられた時点で患者に情報提供を行い，治療法の選択を行う．療法選択を行う段階で心臓超音波検査などで心機能のチェックは行っておく．血液透析は循環動態に影響を与える治療であるため，心機能の評価は療法選択のためだけでなくVA選択のためにも非常に重要である．

　血液透析を選択した場合は可能な限り透析導入になる前にVAを作製しておく．

①自己血管内シャント

　動脈と静脈を吻合することによって短絡路をつくり，脱血できるように発達させた自己静脈のことを自己血管内シャントと呼ぶ．感染のリスクが他のVAと比較して少なく，自己血管内シャントをもつ患者は，他のVAをもつ患者と比較して生命予後が最もよいことが知られ[3]，**VAの第一選択である**．

　作製部位としては非利き手の橈骨動脈−橈側皮静脈が最も多い．その他尺骨動脈−尺側皮静脈，上腕動脈−肘正中皮静脈などで作製する．

　自己血管内シャントの問題点は①高拍出性心不全，②中枢の静脈狭窄によってシャント肢がむくみをきたす静脈高血圧，③手指の壊死をきたすスチール症候群，④シャント感染，⑤シャント狭窄・閉塞，⑥シャント瘤があげられる．

　特に問題となるのは高拍出性心不全による心負荷の増大であり，心機能が低下している患者では自己血管内シャントは作製できない．したがって術前に心機能の確認が必要となる．

②人工血管内シャント

　動脈と静脈を繋ぐこと自体は自己血管内シャントと変わりはないが，**動脈と静脈が離れている場合や，穿刺する表在の静脈が確保できない場合**には動脈と静脈の間を人工血管で繋ぐ．

　作製部位としてはさまざまなものがある（図）．人工血管の素材としては，expanded-polytetrafluoroethylene (e-PTFE)，ポリウレタン，polyolefin-elastomer-polyester (PEP) が用いられている．

　人工血管の最も注意すべき合併症はグラフト感染である．人工血管は異物であるため易感染性であるが，透析するためには週3回脱血側と返血側それぞれを穿刺しなければならない．血液を体外循環していることや末期腎不全であることも，感染が成立しやすい要因である．グラフトが感染すると容易に敗血症となり，死に至ることもある．

　また，e-PTFE人工血管特有の合併症として血清腫がある．人工血管壁面から血清成分が漏出して形成される瘤のことである．血流はないため増大傾向を認めない場合は経過観察でよい．しかし，増大し穿刺困難となる場合や日常生活に支障が出る場合には摘出する．

　その他自己血管内シャントと共通する合併症として，①高拍出性心不全，②静脈高血圧，③スチール症候群，④シャント感染，⑤シャント狭窄・閉塞，⑥シャント瘤（特に穿刺部瘤）がある．

③表在化動脈

　動脈表在化術は上腕動脈を筋膜上に持ち上げ穿刺を容易にする方法のことである．動脈は皮下に位置するため，頻回の穿刺により血腫を形成してもコンパートメント症候群をきたさ

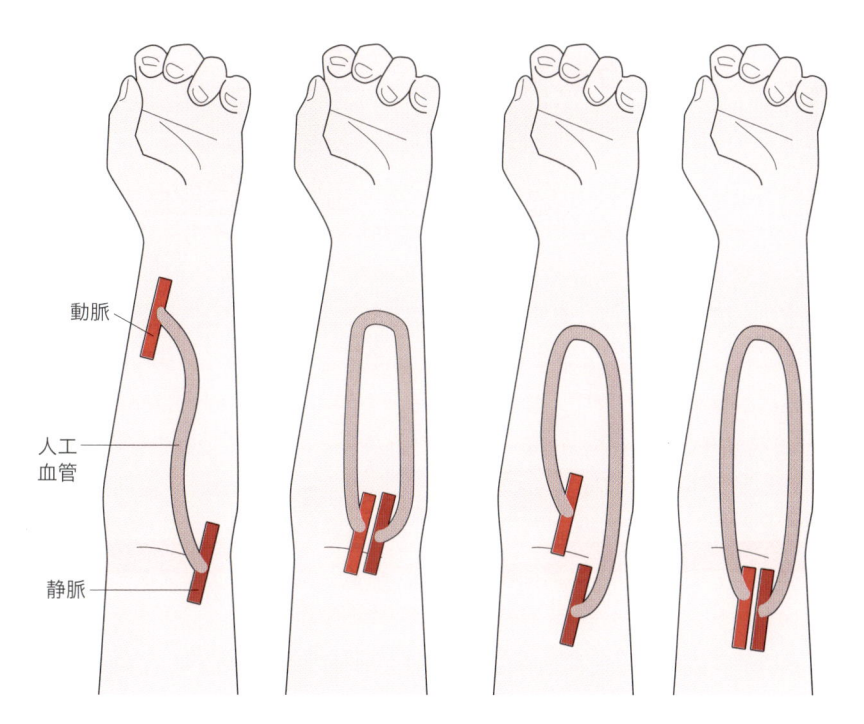

図　人工血管のさまざまな吻合法

ない．短絡路をつくる方法と異なり心負荷の増大がなく，**心機能低下患者のVAとして第一選択である**．表在化動脈では脱血しかできないため，返血するための静脈確保が必要となる．

主に上腕動脈を表在化するが，上腕動脈の表在化が何らかの要因で困難な場合は大腿動脈を表在化することもある．

表在化動脈は頻回穿刺することにより仮性瘤を形成することがある．瘤の隔壁は脆弱であり，出血するリスクが高い．皮下血腫を形成すると穿刺ができなくなったり，著明な疼痛のため緊急血腫除去を要する場合もあるため注意が必要である．

④**長期型バスキュラーカテーテル**

短期型バスキュラーカテーテルと形状は非常に似ているが，**血管内から出口部まで皮下トンネルを作成し，感染症のリスクを軽減する**利点がある．

感染のリスクは短期型バスキュラーカテーテルよりは低下するものの，やはり異物であり，感染のリスクは自己血管内シャントなどの他のVAと比較して高い．

主に他のVAが作製困難な症例（末期癌など全身状態不良症例や，血管の荒廃が著しい症例など）や，極度の穿刺痛を伴う患者で適応となる．最近はVA作製前に短期型バスキュラーカテーテルではなく長期型バスキュラーカテーテルで透析導入する方法[4]や，腎移植までのbridge useとして使用する方法もとられている．

3）バスキュラーアクセスの管理

　バスキュラーアクセスを長期間にわたり有効に使用するためには，メンテナンスが必要である．特に自己血管内シャントや人工血管内シャントは透析のために作製した非生理的なものであり，適切に使用しなければ透析効率にも影響し，メンテナンスしなければ閉塞してしまうリスクも上がる．

　モニタリング法としては，**まず第一に診察であり正しい診察法を習得する必要**がある．シャント音の聴取のみではなく，病歴聴取，視診，触診も重要となる．病歴聴取では止血困難があるか，脱血不良があるかなど，また透析チャートからは静脈圧の上昇があるかなど確認する．視診では浮腫や側副血行路の有無を，触診では狭窄やスリルや拍動の有無を確認する．診察でのスクリーニングとしてVAトラブルスコアリング（S.T.S）（**表1，2**）が頻用されている．

　他の方法として，超音波検査，血管撮影，クリットラインモニター，超音波流量計（HD02），クリアランス・ギャップ法，再循環率などがある．バスキュラーアクセス超音波は非侵襲的であり，比較的簡便に機能的・形態的な評価ができる[6]．超音波検査はメンテナンスのみならず，術前評価，エコー下PTAなどVA領域では使用頻度が上昇している．

　形態的評価として確実なのは**血管撮影**である．できればDSA（digital subtraction angiography：デジタルサブトラクション血管造影）で行うのがよい．その際は，被曝や造影剤アレルギーのリスクを考え施行するか決定する．

表1　シャントトラブルスコアリング（S.T.S.）第Ⅰ版
（Co-medical staffのために）

項目	点数
1）異常なし	0
2）狭窄音を聴取	1
3）狭窄部位を触知	3
4）静脈圧の上昇160 mmHg以上	（AVF：1，AVG：3）
5）止血時間の延長	2
6）脱血不良（開始時に逆行性に穿刺）	5
7）透析後半1時間での血流不全	1
8）シャント音の低下	（AVF：2，AVG：3）
9）ピロー部の圧の低下	2
10）不整脈	1

（3点以上でDSA or PTAを検討）
AVF：arteriovenous fistula（自己血管内シャント）
AVG：arteriovenous graft（人工血管内シャント）
DSA：digital subtraction angiography（デジタルサブトラクション血管造影）
PTA：percutaneous transluminal angioplasty（経皮経管的血管形成術）
文献5より引用．

4）バスキュラーアクセストラブル

アクセストラブルは，周術期，維持期によってトラブルの種類が異なる．またVAの種類によっても異なる．周術期では①出血，②感染，③局所麻酔アレルギーが多く，時に，自己血管内シャント，人工血管内シャント造設術後では術後1日以内の早期シャント閉塞が最も問題となる．

維持期で最も多いトラブルは狭窄・閉塞である．その際には血管内治療であるvascular access interventional therapy（VAIVT：バスキュラーアクセスインターベンション治療）や外科的再建術にて狭窄や閉塞を解除する．その他トラブルは前述したp.25 **第1章各論3**と，p.115 **コーヒーブレイク⑦**を参照されたい．

さいごに

VAは一般内科医にとって非常に踏み込みづらい領域である．しかし，VAトラブルは患者のQOLに大きく影響するため，血液浄化療法にかかわるのであれば，一定レベル以上の知識と経験をもつことが望まれる．

表2　シャントトラブルスコアリング（S.T.S.）第Ⅱ版（実地臨床医家向け案）

項目	点数
〈大項目〉 【絶対的早期PTA実施項目】	1）血流不全（血流200 mL/分以下） 2）再循環による透析効率の低下（10％以上）
〈小項目〉 【2項目以上でDSAの実施，3項目以上で早期（7日以内）DSA実施】	① 狭窄部位の触知（駆血にて触知） ② 狭窄音の聴取（高調音の聴取） ③ 静脈圧の上昇（グラフト留置時と比較して50 mmHgの上昇） ④ 止血時間の延長 ⑤ シャント音の低下（グラフト吻合部，AVF run off vein） ⑥ 不整脈 ⑦ ピロー部の圧の低下

文献5より引用．

文 献

1) 日本透析医学会：2011年度版慢性血液透析用バスキュラーアクセスの作製および修復に関するガイドライン，透析会誌，44（9）：855-937，2011
2) KDIGO Clinical Practice Guideline for Acute Kidney Injury, Kidney Int Suppl, 101-105, 2012
3) 日本透析医学会統計調査委員会：わが国の慢性透析療法の現況2008．64, 2008
4) 原田悦子ら：過去5年間の当院における短期型バスキュラーカテーテルの使用成績．腎と透析96，アクセス2010, 96-97, 2010
5) 池田 潔：インターベンション治療―適応範囲と新しい器材・技術の発展―．臨牀透析，21：1607-1611, 2005
6) 「バスキュラーアクセス超音波テキスト」（春口洋昭 編著），医歯薬出版，2011

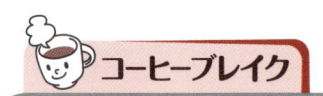

コーヒーブレイク

❷ アクセス穿刺のコツ

血管の走行を想像して，穿刺する

透析における穿刺を失敗しないためには，穿刺をする血管の状態を観察して，理解することが重要である．血管の走行を立体的に想像できるようになれば穿刺のイメージがつきやすく，失敗を減らすことができる．

1．穿刺血管の確認

穿刺前には必ず血管の状態を確認する．
① 血管の走行は？
　蛇行，潜行，分岐などはあるか→穿刺しやすい部位を確認する．
② 血流は保たれているか？
　駆血なしで吻合部近傍のスリルがあるか→十分な血流量があるかどうかを確認する．
③ 血管の狭窄の有無は？
　穿刺部の狭窄，静脈側の中枢の狭窄→穿刺部位を変える必要があるかを確認する．
④ 問題なければ，血管の穿刺部位を決める．

2．十分な駆血を行う

① 血管のふくらみや張りが十分でなければ駆血をやり直す．
② 穿刺前にもう一度，血管の走行をイメージする．

3．穿刺

簡単な血管は穿刺針のみで穿刺することも可能であるが，経験が少ない術者や血管が細いなど難しい症例では，穿刺針にシリンジをつけて逆流を確認しながら穿刺すると失敗を減らすことができる（図）．
① 約40〜45°の角度で皮膚を刺す．
② 逆流を認めたら（先端が血管に達したら），穿刺針を20〜30°くらいまで寝かせる．
③ 針を寝かせた状態で3〜5mm針を進め，再度シリンジで逆流（血管を貫いていないか）を確認する．
④ 内筒は動かさないように把持し，外筒のみ進める．
⑤ 外筒がある程度入ったら，内筒を抜く（内筒は外筒より数mm長い）．

最初から上手に穿刺ができる人はいないので，熟達したスタッフの穿刺をみて，自分でも率先して穿刺を実践することが上達の秘訣である．

このようなときは，どうしたらよいだろうか？

1．血管が逃げる（高齢者など）

少し皮膚を引っ張り，血管にテンションをかける．角度をつけて穿刺する（穿刺針を寝かせて刺すと血管は逃げやすい）．

2．血管の走行がわからない

スリルやシャント音にて血管の走行を確認し，駆血した際の血管の張りで血管の走行を確認する．それでも血管の走行がわからない場合は，超音波を使用して確認するのもよい．

3．特定の患者だけが，どうしても穿刺がうまくいかない

血管に特徴がある患者もいる．熟達したスタッフにその患者の血管の特徴を聞いてみることも重要である．それがわかると意外に簡単に刺せるようになる．

（山川 宙）

❶ 外筒 内筒
血管
血液の逆流あり

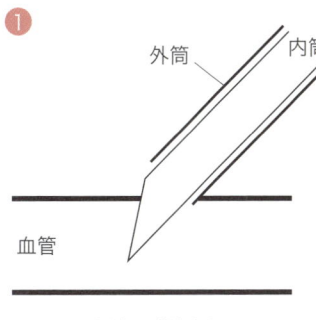

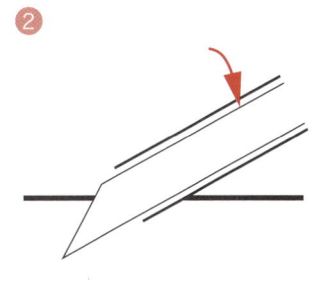

❷ 穿刺針を寝かせる(30°まで)

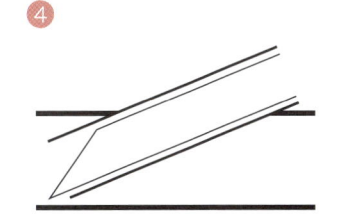

❸ 穿刺針を3〜5mm進める

❹ 内筒を動かないように持ち, 外筒を進める

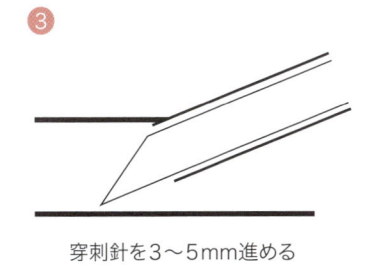

図　穿刺の手順

第1章 腎代替療法（RRT）

総論 腎代替療法を知ろう

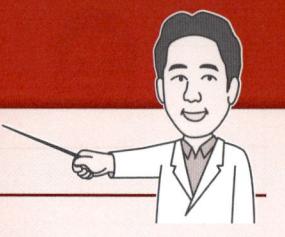

5 特殊浄化の種類と使い分け

座間味 亮，松井勝臣

ポイント

① 血液浄化法には血液透析だけでなくいくつか方法がある．
② それぞれの利点・欠点をふまえ，血液浄化法を選択していくことが重要である．

　血液浄化法には，拡散と限外濾過の原理を用いた血液透析（hemodialysis：HD）だけでなく，限外濾過の原理のみを用いた体外限外濾過法（extracorporeal ultrafiltration method：ECUM）や，限外濾過に補充液を併用する血液濾過（hemofiltration：HF）という方法がある．またHDとHFを併用した血液濾過透析（hemodiafiltration：HDF）や，それを24時間継続して行う持続的血液濾過透析（continuous hemodiafiltration：CHDF）という治療法もあり，シチュエーションに併せてどの血液浄化法を選択するか検討することとなる（**表**）．

　この項では，これら，HD以外の特殊浄化について概説する．

表　特殊浄化の種類と特徴

	原理	適応
血液濾過（HF）	限外濾過	透析困難症，透析アミロイドーシスの患者
血液濾過透析（HDF）	限外濾過＋拡散	心機能が悪く，循環動態が不安定になりやすい患者
持続的血液濾過透析（CHDF）	限外濾過＋拡散（24時間持続的に行う）	侵襲の大きい手術後，敗血症，膵炎，重症心不全，熱傷，多臓器不全，頭蓋内圧亢進の患者
体外限外濾過法（ECUM）	濾過	透析間体重増加の多い透析患者，薬剤不応性のうっ血性心不全患者

HF：hemofiltration，HDF：hemodiafiltration，CHDF：continuous hemodiafiltration，ECUM：extracorporeal ultrafiltration method

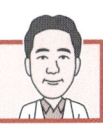

血液濾過（HF）（図1）

　血液濾過（hemofiltration：HF）とは，文字通り血液濾過器（ヘモフィルター）を用いて血液を濾過し，尿毒素を除去する方法である．まず血液からフィルターを用いて，アルブミンよりも小さい物質，すなわち小分子量物質，中分子量物質，そして低分子量タンパクを濾し出す．その濾し出された分子量の小さい物質を破棄することで尿毒素を除去する．そして濾し出されずにフィルター内に残った，濃縮された血球やアルブミンの含まれる血液に対して正常体液に近い組成の置換液を加え，希釈して体内に戻すことで血液を浄化する方法である．実際の糸球体と同様な機序で溶質除去を行っており，血液濾過における濾過量（≒置換液量）がそのまま糸球体濾過量に対応する．生体腎の糸球体機能を模した方法ではあるが，いわゆる尿細管機能がないため，電解質液とアルカリ化剤を含有した置換液の投与による電解質，酸塩基平衡の調整が行われる．

1）HFとHDの違い

　HFとHDとの大きな違いは，HFは中分子量領域以上の除去の効率がよく，低分子量領域は濾過量に限界があるため，マイルドに除去される点である（後述）．
　HDは透析液を使用し，主に拡散の原理を利用して尿毒素の除去を図っている．その際の除去効率は分子運動速度に依存しており，分子運動速度が速いほど膜との衝突回数が増え，除去される効率も増加する．小分子であるほど分子運動が速いため除去効率は大きいが，中〜大分子に関しては分子運動が遅く，除去効率が悪くなる．
　一方，HFでは拡散の原理は利用せず，限外濾過によって尿毒素の除去を行っている．そのため除去効率は分子運動には依存せず，分子の大きさのみに依存している．すなわち，ヘモフィルターの孔の大きさより小さい物質に関しては，ほぼ血漿と同じ濃度で除去される．

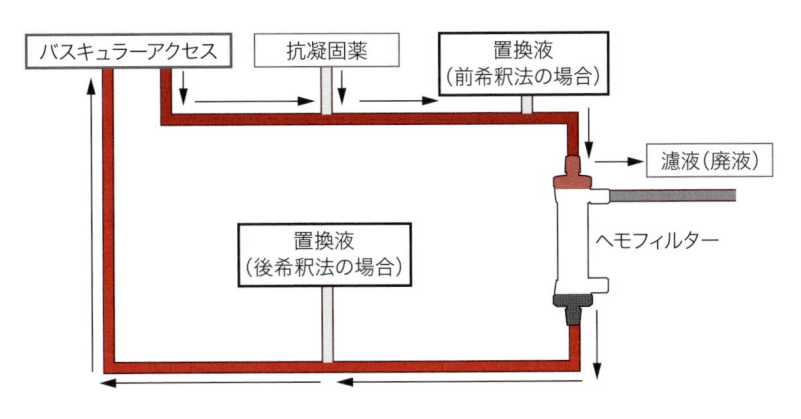

図1　血液濾過

第1章　総論　5　特殊浄化の種類と使い分け

この原理の違いが分子量別の効率の違い生み出しており，さらには臨床的にもそれが反映されている．

（血漿浸透圧）＝2×Na＋血中尿素窒素/2.8＋ブドウ糖/18 という概算式からもわかるように，血漿浸透圧はナトリウムと血中尿素窒素とブドウ糖といった小分子領域の分子に大きく依存している．したがって，小分子の除去は血漿浸透圧の低下をきたし，細胞外から細胞内への水分の移行を引き起こす．このためHDでの小分子量領域の急速な除去は，一時的な細胞外液量の低下をもたらし，透析中の血圧低下を起こす原因となることが予想される．また不均衡症候群も血液脳関門間での浸透圧ギャップが原因と考えられる．一方，HFはこのような浸透圧変化が少ないので，不均衡症候群を予防できる．さらに，HFでは中分子領域以上の物質の除去能が高いため，β_2-ミクログロブリンの除去能も高いことが知られている．

2）前希釈法と後希釈法

HFは置換液を入れる場所により前希釈法と後希釈法の2つに大別される．これはヘモフィルターの前に置換液を入れるか，後に置換液を入れるかの違いである．HFでは，血液が濾過されることで血液は濃縮するため，ヘモフィルター内では凝固が起こりやすい．そのため後希釈法ではヘモフィルターの凝固が問題となりやすく，濾液量が多くなると膜内での凝固が起こり，透析効率が悪くなる可能性がある．一方，前希釈法ではヘモフィルターの前で血液を希釈するため凝固は起こりにくくなるが，希釈した血液を濾過するため効率が落ち，後希釈法よりも大量の置換液（1回の治療で70L程度）を必要とする．このため，現在は後希釈法（1回の治療で20～25L程度）が一般的である．

3）実際の処方

実際の処方としては，濾過量（≒置換液量）がそのまま透析効率となるため，（目標Kt/V）×（体液量）が理想的な透析量となる．しかし，濾過速度は血流量（Q_B）に依存しており，Q_Bの20～30％程度が限界である．したがって，Q_B 200 mL/分とするとその20～30％，すなわち40～60 mL/分が濾過量の限界となるため，4時間の透析時間でも濾過量はせいぜい9.6～14.4 Lとなってしまう．したがって，後希釈法のHFでは高いQ_Bが必要となる．

実臨床においてHFが適応となる病態は，透析困難症と中～大分子量物質に起因する合併症（透析アミロイドーシスなど）がある．

血液濾過透析（HDF）（図2）

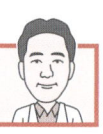

前述のHFは，中～大分子量物質の除去には優れているが，濾過のみでHDと同等の小分子量物質の除去能を得ることは困難である．そのため，小分子量物質除去能の向上のため，

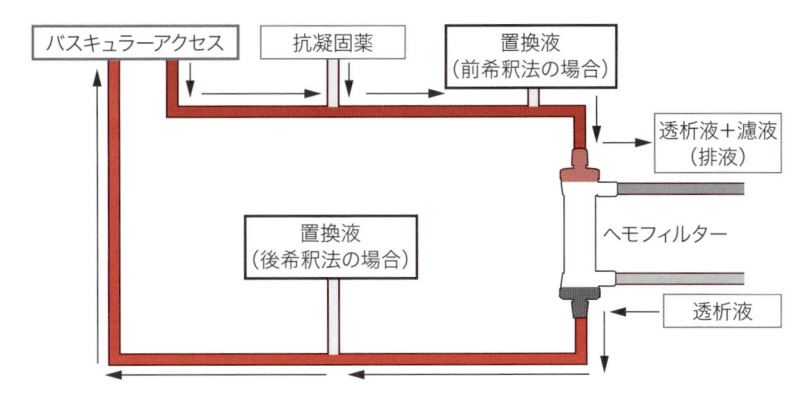

図2 血液濾過透析 (間欠・持続ともに同様)

HFに拡散を加えたのが血液濾過透析 (hemodiafiltration：HDF) である．HDFはHFのように中分子量領域以上の物質の透析効率を稼ぎつつ，HDによる小分子量領域の透析効率も増やす．HDFは，HDに比べ血漿中での小分子量領域の急激な低下がないため，透析中の血圧低下や不均衡症候群のリスクも減らす可能性があり，HFとHDの両者の利点を組み合わせた浄化法である．しかし，一般的なHDF (置換液量4～10 L) では，透析液流量 (Q_D) が500～700 mL/分とHDと同じである．したがって効率からみると通常のHDにHFを加えたものとなっており，小分子量物質の除去は急速であり，HFの効果としてあげられる不均衡症候群の予防はあまり期待できない．

ところで，HFでKt/V 1.2を目指そうと考えると，HFの透析効率は (目標Kt/V) × (体液量) であるため，50 kgの患者では1.2×（50×0.6）＝36 Lもの置換液が必要となる．これをQ_B 200 mL/分の30％の濾過量である60 mL/分で行うとすると10時間かかってしまう．しかしHDFではHDも加えるため，HFと同じ透析効率を得るための濾液量は減ずることが可能である．したがって，HFよりも短時間で血液浄化を行うことができ，さらに中分子量領域の透析効率向上，循環動態安定化を図ることができる．実臨床では，心機能が悪く，血液透析では循環動態が不安定になりやすい患者によい適応となる．

前述のとおり，HFはHDに比べβ_2-ミクログロブリン除去能が有意に高いことが知られている．β_2-ミクログロブリン濃度は血液透析患者の予後と相関することが知られており，HF，HDFは透析患者の予後を改善する可能性がある．しかし，HF，HDFのHDに対する優位性を検証したメタアナリシスによると，現時点ではHF，HDFがHDよりも死亡率や透析関連血圧低下，透析アミロイドーシスが減少するというエビデンスはない[1]．ただし，文献数の少なさがlimitationにあげられており，今後のエビデンスの蓄積が望まれる．

また，HDFの原理から考えられる利点を生かすため，大量の置換液を用いるon-line HDFや，ダイアライザ内で濾過と逆濾過をくり返すpush & pull HDFという方法がある．これらの方法は，透析液水質基準 (日本透析医学会) に則り，水道水を透析室内で加工し，透析液および置換液として使用する方法である．on-line HDFのメリットは大量の置換液を使用す

ることが可能となる点であり，置換液が多いほど透析効率は上昇する．

持続的血液濾過透析（CHDF）（図2）

1）CHDFの適応

　　持続的血液濾過透析（continuous hemodiafiltration：CHDF）とは，前述のHDFを24時間かけて持続的に行う方法である．間欠的なHDFと比較して，血行動態への影響が少ないことが最大のメリットである．緩徐な溶質除去が行われるため血漿浸透圧の変化が少なく，さらに24時間かけて緩徐な除水も可能なため，透析中の血圧低下は少ない．したがって，循環動態への影響が少なく，血圧が低い重症症例でよい適応となる．具体的には，開心術などの侵襲の大きい手術後，敗血症，膵炎，重症心不全，熱傷，多臓器不全などである．また血漿浸透圧の変化が少ないことは，頭蓋内圧に対する影響も少ないため，脳卒中などの頭蓋内圧の亢進している状況下でもよい適応である．

2）CHDFの透析効率

　　CHDFでは，Q_Dおよび濾液量（≒置換液量）の和が透析効率の規定因子となる．間欠的血液透析では十分なQ_D（一般的に500 mL/分）が使用されるため，透析効率はQ_Bや膜面積に依存するところが大きい．しかし，CHDFでは保険の縛りがあり，透析液および置換液は1日15～20 L（＝10～15 mL/分）までしか使えないため非常に緩徐な透析液の流れとなり，小分子量物質の濃度は血中と透析液中で平衡となってしまう．したがって透析液および置換液量の和が透析効率の規定因子となる．よってCHDFでは膜面積を大きくしたりQ_Bを増やすことは，透析効率の増加につながらない．また，Q_Bは少ない方が循環動態に与える影響は少ないはずであるが，一般的にはQ_B 80～120 mL/分程度で施行していることが多い．それは，Q_Bが少なくなると血漿流量も小さくなるため，濾過に対しては血液濃縮をきたしやすくなり，凝固により濾過器の寿命が短縮したり，濾過率が低くなるためである．

　　それでは，間欠的血液透析とCHDFとでは，どちらの透析効率がいいのか．間欠的血液透析は週3回，4時間が一般的であり，Kt/V 1.2が目標とされる．一方，CHDFは1日20 Lの透析液＋置換液量の場合，尿素の分布容積を40 L（体重約65 kgの場合）とすると，1日あたりのKt/Vは20/40＝0.5ということになる．よって，1日あたりの透析効率は間欠的透析が勝る．しかし，CHDFは毎日24時間通して行われる．1週間当たりで考えるとweekly Kt/V＝3.5となる．間欠的血液透析のweekly Kt/Vは3.6（1.2×3回/週）であるため，1週間で換算すると透析効率はほぼ同等である．ただし，CHDFにおけるKt/Vの目標値は明らかではなく，また間欠的血液透析の透析効率との単純比較はできない．

　　CHDFは基本的にはICU管理のような重症患者に行われることが多く，AKI症例に使用さ

れることが多い．しかし欠点として，患者が常に透析器につながれるため，体動が極端に抑制される．現時点でのsystematic reviewでは，AKIにおいてCHDFは間欠的血液透析より生命予後がいいというエビデンスは存在しないが，文献の少なさのため有意差が出ない可能性があり，今後のエビデンスが待たれるところである[2]．

CHDFは循環動態が不安定な患者においては有用であるが，24時間連続した治療であるため，夜間のマンパワーが少ない施設では施行困難である．そこで間欠的血液透析の透析量を半分程度に減らし，その一方で治療時間を8時間程度に延長した緩徐低効率透析（sustained low efficiency dialysis：SLED）も選択肢に入る．

また近年，腎代替療法としてではなくサイトカイン吸着や除去を狙った，いわゆるnon-renal indicationと呼ばれるCHDFが注目されている．具体的には，polymethylmethacrylate（ポリメチルメタクリレート，PMMA）膜を用いたサイトカイン吸着療法や，置換液量を40L/日程度に増量したhigh-volume hemofiltrationなどがある．いずれも一定した見解が得られておらず，今後のデータの蓄積が待たれるところである．

体外限外濾過法（ECUM）（図3）

ECUMとはextracorporeal ultrafiltration methodの略であり，直訳すると体外限外濾過法ということになる．すなわち血液を濾過して必要量の体液除去を行う方法であり，体液除去のみを目的としている．濾過の原理を用いて等張性に除水を行うため，血漿浸透圧変化がきわめて少なく，血圧が不安定な状態でも比較的安全に行うことができる．

ECUMが臨床上多く使用される機会としては，維持透析患者の透析間体重増加が多い場合である．維持血液透析は1日4時間，週3回で行われることが多く，決まった時間内で除水を行おうとすると，血圧低下することが多い．そのような場合，血圧の低下しにくいECUMを組み合わせて除水を行う場合がある．また，薬剤不応性のうっ血性心不全もよい適応であ

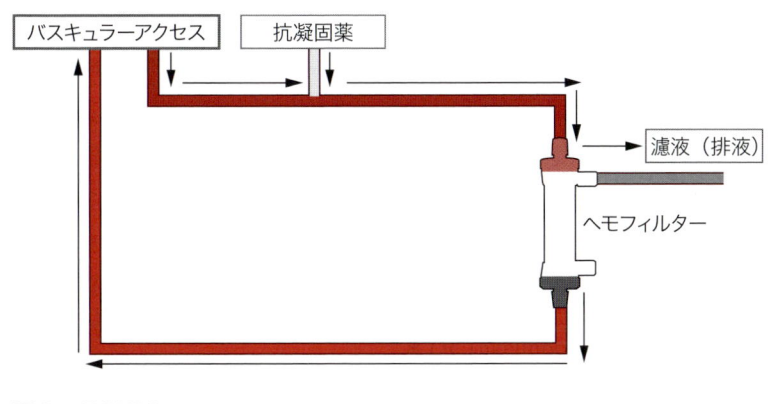

図3 ECUM

り，2007年にMariaらが急性非代償性心不全に対し，利尿薬による治療とECUMを行った無作為比較試験によると，ECUM群で治療開始48時間後に有意に体重減少を認め，さらに腎機能悪化も有意差なく安全に行えたという結果であった[3]．しかし，より最近発表されたRCTでは，AKIを伴う非代償性心不全患者においてECUM群と利尿薬群に割りつけられた結果，96時間後の体液コントロールも同等であったにもかかわらずECUM群でクレアチニン上昇例が有意に多く，ECUM群で合併症が多いという結果であった[5]．したがって非代償性心不全患者におけるECUMの有用性は一定していない．

文　献

1) Rabindranath, K., S. et al.：Haemodiafiltration, haemofiltration and haemodialysis for end-stage kidney disease. Cochrane Database Syst Rev, 18 (4)：1-55, 2006
2) Neesh Pannu：Renal Replacement Therapy in Patients With Acute Renal Failure. JAMA, 299 (7)：793-805, 2008
3) Maria Rosa Costanzo：Ultrafiltration Versus Intravenous Diuretics for Patients Hospitalized fo Acute Decompensated heart Failure. JACC Col, 49 (6)：675-683, 2007
4) 「臨床透析ハンドブック 第4版」（John T. Daugirdas著，飯田喜俊 監訳）．メディカル・サイエンス・インターナショナル，pp.210-218, 2009
5) Bradley, A.：Ultrafiltration in Decompensated Heart Failure with Cardiorenal Syndrome. N Engl J Med, 6：1-9, 2012

第1章 腎代替療法（RRT）

総論 腎代替療法を知ろう

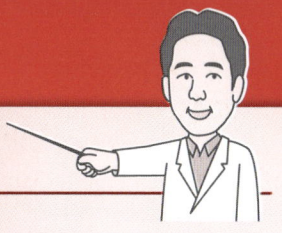

6 腹膜透析
～原理，適応と種類

小板橋賢一郎

ポイント

①PDの適応は，1）社会生活との両立，2）へき地での透析，3）身体活動性の低い患者への在宅透析である．

②PDの利点は残存腎機能保持に秀でている点である．

③PDは透析膜として腹膜を使用するため，5～8年程度でHDや併用療法，腎移植などに移行していく治療法である．

　腹膜透析（peritoneal dialysis：PD）は患者自ら（場合によっては介助者）が自宅で行う透析であり，ライフスタイルに合わせることができるため高いQOLを期待できる透析療法といえる．

1) PDの原理

　腹膜に囲まれた腹腔内に透析液を一定時間貯留させ，腹膜を介して血中の不要な尿毒症物質と体液を除去する透析である（図1）．そのために透析液の出し入れ（注排液）を行うカテーテルを腹腔内に留置する手術が必要となる．PDにおける物質移動の基本原理は拡散と浸透である．

　PDでの溶質の除去は拡散の原理で行われる．腹腔内に透析液を貯留することにより，腹膜の毛細血管内の血液と透析液との間で拡散が生じる．血液中から除去したい溶質は透析液濃度を低くする（あるいは溶質を配合しない）ことによって，血液から腹膜を介して透析液へ移行させ除去する．PDによる水分の除去は浸透の原理で行われる．透析液に含まれる浸透圧物質（ブドウ糖やイコデキストリン）によって過剰な水分は血液から透析液へ移行し除去される．PDの基本操作は，カテーテルを介して透析液を腹腔内に注入し，一定時間貯留させ同液を排出することである．この操作をくり返すことでPD患者は体液恒常性を維持することができる．

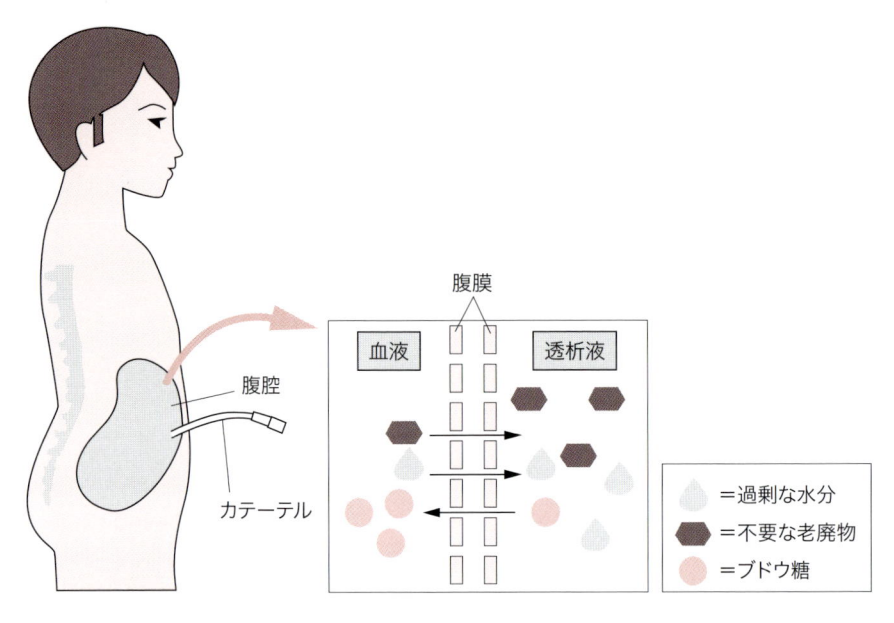

図1　腹膜透析の原理

2）適応

　PDの適応には以下の3つのパターンがある[1]．
①社会生活との両立：身体活動性の高い患者が適応となる．
②へき地での透析：地理的要因で透析施設への通院に支障のある患者が適応となる．
③身体活動性の低い患者への在宅透析：在宅血液透析に比べて技術習得が容易であり，介助者のサポートがあれば適応となる．

　PDの選択に影響を与える因子を**表1**に示す．しかし，これら因子を有しており，PDの選択が困難に思える患者でもPDの実施は十分可能である．PDの絶対的禁忌としては，①高度な腹膜癒着によりカテーテル挿入が困難あるいはPDを行うための十分な腹腔容積が得られない場合，②著しい換気障害を合併している場合，③炎症性腸疾患を合併している場合，④家族や患者が拒否する場合である[2]．

3）利点と欠点

　PDと血液透析（hemodialysis：HD）の利点と欠点に関する比較を**表2**に示す[3]．主なPDの利点は残存腎機能の保持に秀でている点[4]である．しかし，PDによる溶質除去は主に残存腎機能に依存しているため，残存腎機能が失われた（尿量100 mL/日未満）場合，PD単独での溶質除去が困難となることが多い．

表1　PDの選択に影響を与える因子

医学的な要因	心理社会的な要因
年齢	患者自身の選択
虚血性心疾患の既往	患者の意欲
糖尿病の有無	患者のコンプライアンス
腎移植の予定	家族のサポート
広範な腹部手術の既往	施設から自宅への距離
視力	職業
重度の肺疾患の既往	body imageに対する懸念
末梢血管疾患の既往	旅行の希望
腰部椎間板疾患の既往	
広範な憩室炎の既往	

表2　PDとHDを比較した際の利点と欠点

長所	短所
1．体液の恒常性が維持できる	1．PDカテーテルの挿入が必要
2．不均衡症候群が起こらない	2．腹膜炎の危険性がある
3．心血管系への負担が少ない	3．出口部・皮下トンネルの感染の危険性がある
4．残存腎機能が維持される	4．腹膜機能や残腎機能により治療方法を変更する必要がある
5．血液の損失がない	5．患者の自己管理能力（技術，栄養管理など）が透析の成功を左右する
6．シャントが不要，穿刺の疼痛がない	6．腹壁ヘルニアを生じる可能性がある
7．抗凝固薬が不要	7．腰痛が増強されることがある
8．社会復帰が容易	8．腹腔胸腔交通症により胸水を生じる可能性がある
9．Kについては食事制限が緩い（Naについては同等の制限が必要）	9．患者自身・家族の精神的負担となりうる
10．治療に要する設備・材料が簡素である	10．清潔なバッグ交換場所が必要である
	11．バッグ保管に広い場所を要する
	12．取り扱っている医療機関が少ない

文献3をもとに作成．

4）治療方法

　　PDにはさまざまな治療法があり，患者の生活スタイルや残存腎機能，腹膜機能に合わせて最良の方法を選択すべきである．代表的なものを以下に示す（図2）．

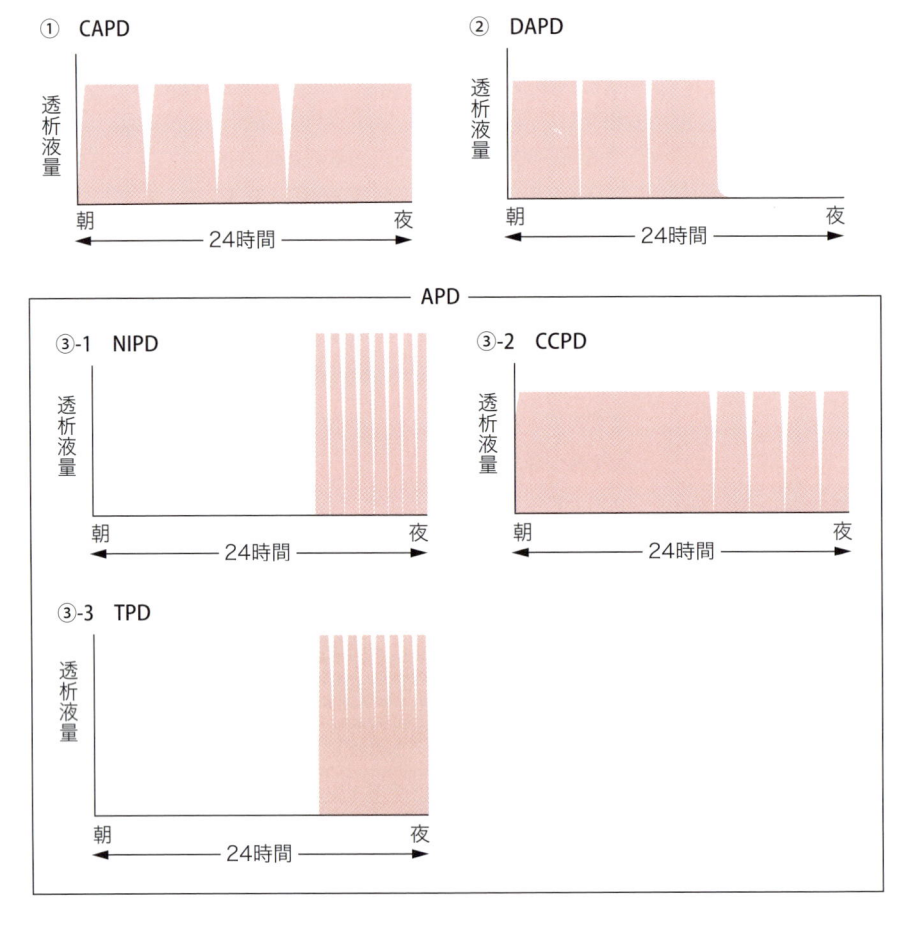

図2　腹膜透析のバッグ交換パターン

1. 連続携行式腹膜透析（continuous ambulatory peritoneal dialysis：CAPD）

　　24時間腹腔内に透析液を貯留する方法であり，1日3〜4回のバッグ交換を行うPDの基本型である．

2. 昼間携行式腹膜透析（daytime ambulatory peritoneal dialysis：DAPD）

　　残存腎機能を有しており，1日の透析液量が少なくても十分な溶質除去が得られる症例で適応される．昼間のみ貯留を行い，夜間は空の状態とする．これにより貯留時間が長くなることを防ぎ，透析液の吸収による除水のマイナスバランスを防止できる．

3. 自動腹膜透析（automated peritoneal dialysis：APD）

　　機械（サイクラー）を使用する方法で，睡眠中に自動頻回バッグ交換が可能となる．APDには以下の方法がある．

①夜間間欠的腹膜透析（nocturnal intermittent peritoneal dialysis：NIPD）

　　サイクラーを用いて夜間のみバッグ交換を行う方法であり，短時間交換のため除水量の増加が期待できる．しかし，睡眠時間は個人差があり，交換回数が制限される場合には透析効率と除水量が低下する．

②連続周期的腹膜透析（continuous cycling peritoneal dialysis：CCPD）

　　NIPDに日中の透析液貯留を加えることで，透析効率を増やす方法である．日中の長時間貯留では，除水量がマイナスバランスとなるため，長時間透析が可能なイコデキストリン含有透析液（エクストラニール）を用いることもできる．

③タイダル腹膜透析（tidal peritoneal dialysis：TPD）

　　排液時の疼痛を軽減させるために腹腔内に透析液を一部残存させ，この状態で，次のサイクルの注液を行う方法である．

5）合併症

　　PD合併症の代表的なものはPD関連腹膜炎である．腹膜炎の症状は排液混濁と腹痛がほぼ必発で，悪心・吐気，発熱，嘔吐，悪寒などの症状の発現頻度が高い[5]．他にもPDカテーテル出口部感染症管理にも注意が必要である．これらには抗菌薬治療が必要であり，ISPD（国際腹膜透析学会）ガイドライン2010[6]を参考にするとよい．

　　また，長期PD患者の合併症として被囊性腹膜硬化症（encapsulating peritoneal sclerosis：EPS）には注意が必要である．EPSはびまん性に肥厚した腹膜の広範囲な癒着により，間欠的あるいは反復性に腸閉塞症状を呈する症候群である．その発症にはPD継続期間だけでなく，難治性腹膜炎や高濃度のブドウ糖を含有する透析液など複数の要因が関与している．一度発症すると経口摂取が困難となり，手術の侵襲も大きいため，発症を回避する管理を心がけなければならない．

　　わが国ではPD患者の透析不足に対する独特の治療スタイルとして，PDとHDの併用療法が行われている[7, 8]．これによりPDを実施しない日が設けられ，腹膜休息の面からも有用であると考えられる．この場合の一般的な治療方法は，週に5〜6日のPDと週1回のHD（4〜5時間，high flux透析器を使用）である．また，併用療法はPDによって確保されていた患者のQOLを維持する面でも有益と考えられる．

　　PDは透析膜として生体の腹膜を使用するため腹膜劣化の問題と，残存腎機能低下の問題から恒久的に継続可能な治療ではなく，5〜8年程度でHDや併用療法，腎移植などに移行していく治療法であることを認識しておく必要がある．

文 献

1) 中井 滋：在宅透析の 2 つの方法 – その利点と欠点．透析ケア，14（2）：48-51, 2008
2) Nolph and Gokal's Textbook of Peritoneal Dialysis（Khanna, Ramesh. & Krediet, Raymond., T.）, Springer, 2009
3) 大平整爾：HD と CAPD 療法．泌尿器外科，15（12）：1271-1277, 2002
4) Jansen, M., A. et al.：Predictors of the rate of decline of residual renal function in incident dialysis patients. Kidney Int, 62：1046–53, 2002
5) Fenton, S., et al.：Clinical aspects of peritonitis in patients on CAPD. Perit dial bull, 1：s4-s7, 1981
6) Li, P., K. et al.：Peritoneal dialysis-related infections recommendations：2010 update. Perit Dial Int, 31（5）：393–423, 2010
7) Kawanishi, H. et al.：Fiveyears' experience of combination therapy：peritoneal dialysis with hemodialysis. Adv Perit Dial, 18：62-67, 2002
8) Fukui, H. et al.：PD+HD Combination Therapy Study Group：Review of combination of peritoneal dialysis and hemodialysis as a modality of treatment for end-stage renal disease. Ther Apher Dial, 8：56-61, 2004
9) 「PD ハンドブック」（木村健二郎ら 監訳），東京医学社，2012

第1章 腎代替療法（RRT）

総論 腎代替療法を知ろう

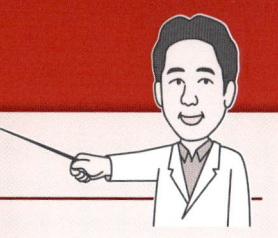

7 在宅血液透析
～メリット，デメリットと今後の展望

佐々木 彰

ポイント

①「患者宅」で「患者の手」で行う血液透析を在宅血液透析（home hemodialysis：HHD）という．
②わが国での在宅血液透析患者はまだ少ないが，その需要は高まってきている．
③在宅血液透析では，通院透析と比べ，生命予後や患者QOLが改善する可能性がある．
④在宅血液透析では，透析関連の手技の大部分を，患者自身が行う必要がある．
⑤患者，家族，医療者，業者の間での良好なチームワークづくりが重要である．

在宅血液透析（HHD）とは？

　2010年に日本透析医学会が作成した在宅血液透析管理マニュアル[1]では，「在宅血液透析は，患者および介助者が，医療施設において十分な教育訓練を受けたうえで，医療施設の指示に従い，1人に対して1台患者居宅に設置された透析機器を用い，患者居宅で行う血液透析である．穿刺は自己穿刺を条件とし，代行するものとしても医師等の有資格者とする．（中略）医療従事者が患者居宅で行う治療は，在宅血液透析と一線を画する．」と定義されている．つまり，誤解を恐れずに要約すると**「患者宅で（主に）患者自身の手で行う血液透析」**といえる．
　HHDは，厳密に分類すると，短時間頻回血液透析（short daily hemodialysis：SDHD，1日2～3.5時間の透析を週4～7日施行）と夜間血液透析（nocturnal hemodialysis：NHD，1日6～8時間の透析を週3～7日施行）に分けられるが，本稿ではまとめてHHDと表記することとする．
　このHHDであるが，実はわが国でも30年以上前から行われている比較的歴史のある治療法である．総患者数は全国で200人を超える程度と，未だ少ないのが現状であるが，近年，わが国のみならず国際的にも，その重要性が見直されてきている．その背景にあるのが，こ

こ数年で複数報告されている「頻回・長時間の血液透析」，「連日の（間隔を空けない）血液透析」が生命予後の改善に関連するというランダム化試験や大規模臨床試験の結果である[2〜4]．

在宅血液透析のメリットは？

　　HHDの最大のメリットとなりうるのが，生命予後の改善である．これまでに複数の大規模観察研究で，HHD患者の死亡率が，週3回の通院透析（in-center conventional hemodialysis：in-center CHD）の患者に比べ優れることが示されてきた（HR 0.36〜0.87）[5〜8]．未だ，ランダム化試験は存在せず，選択バイアスや測定できない交絡因子の関与の可能性が拭いきれないなどの問題はあるが，一貫して生命予後の改善が示されている点で，その効果が期待される．

　　その他にも，HHDのin-center CHDと比べての優位性を示した報告は多く，患者のQOL改善[9〜10]，降圧薬の必要量の減少[9]，左室肥大の改善[10〜11]，リンのコントロールの改善[9, 12]などがある．

　　特に患者のQOL改善については，腎移植をしない限りは，半永久的に治療を継続する必要がある維持透析療法において，非常に重要なアウトカムといえる．HHD患者におけるQOLの改善は，患者個人のライフスタイルに合わせた透析（1回の透析時間の短縮や，睡眠中の透析施行など）が実現可能となったこと，（頻回または長時間透析による透析効率の改善や，頻回透析による1回あたりの除水量の減少で）倦怠感などの自覚症状が改善したことが，患者の満足につながった結果であるものと推測できる．

　　以上のように，HHDは今後の透析療法において多くの可能性を秘めている治療法である．しかし，現在，HHDの有用性を示す報告のほとんどが観察研究である点は，今後の課題である．ランダム化試験を含めたさらなる知見の集積が待たれる．

在宅血液透析のデメリットは？

　　HHDの主なデメリットについて（表）にあげた．これらの多くが，導入期の課題となるが，そのうち，患者にとって高いハードルとなりうるのが，技術面の問題である．このなかには，プライミング・自己穿刺・返血・トラブルシューティングなど一定のトレーニングを要する項目が多数含まれており，実際に教育する医療者側にも高い水準の指導力が求められる．

　　また，透析を行う場所が自宅であるため，環境面の整備も重要である．透析機器を一般の住居に配置する場合，スペースはもちろん，電気・水道システムを含めた改築が必要となるため，個人差はあるが患者負担による初期投資は，ほぼ必須となる．その反面，HHD維持期の医療費（年単位）を，その他の透析療法と比較検討した欧米（カナダ，オーストラリア，イギリス）のコホート研究においては，HHDで，頻回透析に伴う費用（ダイアライザ，回

表　在宅血液透析のメリットとデメリット

		メリット	デメリット
患者側		生命予後が良い	経済的負担（改築費用，水道代，電気代）
		時間的制約が少ない	患者の技術負担（トレーニング，自己穿刺など）
		透析合併症（短期・長期）が少ない	介助者の負担
		QOLが改善する	一部の合併症の増加（シャント不全など）
医療者側		透析中の医療者の負担が少ない	管理システムの構築が必要
		医療費の削減？	患者および介助者の初期教育が必要

文献15をもとに作成．

路，透析液など）は増加するものの，透析以外の医療費（合併症での入院費用，薬剤にかかる費用など）および人件費が削減でき，結果として医療費は，in-center CHD などよりもむしろ安価となる傾向にあることが示されている．物価や保険制度の違いなどを加味しても，HHD が非経済的であるという誤解は避けるべきである[13]．

さらに，自宅で透析を行う場合，介助者（多くの場合，家族やパートナーなど）が必要となる点にも配慮が必要である．実際に，欧米で行われたアンケート調査によると57％の介助者が無償で介助を行っており，その大部分が介助を重荷に思っていると答えている[14]．患者と医療者には，"Care the caregiver !!（介助者を介助せよ）"の精神が求められる．

これらのさまざまなハードルは，患者・家族・医師・看護師・臨床工学技士などが継続的に協力することで，初めて越えうるものであり，よいシステムを基礎としたチームワークが最も重要と言っても過言ではない．

在宅血液透析の課題と今後の展望

前述のように，HHD は高い可能性をもった治療法であるが，わが国のみならず国際的にもその認知は不十分である．患者数も未だ少なく，その影響もあってかメタ解析やランダム化試験に裏打ちされたようなエビデンスも十分とはいえない．このような状況に至った一因として，医療者間での HHD の知識不足や，HHD を施行する環境の不備があげられる．今後は，患者のみならず医療者も対象とした教育システムを構築することや，学会のみならず行政も巻き込んだ環境整備が重要となると考えられる．

また，現在，すでにわが国でも学会が主導したレジストリーが作成されており，近い将来，その結果の発表に伴い，HHD を取り巻く現状が浮き彫りになるものと予想される．その結果を踏まえ，問題点の改善や疑問点の解決を試みることで，より HHD 周辺が活性化することが望まれる．

文 献

1) 在宅血液透析管理マニュアル —日本透析医会：www.touseki-ikai.or.jp/htm/07.../20100226_zaitaku_touseki.pdf（2013年3月閲覧）
2) Saran, R., et al.：Longer treatment time and slower ultrafiltration in hemodialysis：associations with reduced mortality in the DOPPS. Kidney Int, 69 (7)：1222-1228, 2006
3) FHN Trial Group, et al.：In-center hemodialysis six times per week versus three times per week. N Engl J Med, 363 (24)：2287-2300, 2010
4) Foley, R., N. et al.：Long interdialytic interval and mortality among patients receiving hemodialysis. N Engl J Med, 365 (12)：1099-1107, 2011
5) Marshall, M., R. et al.：Home hemodialysis and mortality risk in Australian and New Zealand populations. Am J Kidney Dis, 58 (5)：782-793, 2011
6) Johansen, K., L. et al.：Survival and hospitalization among patients using nocturnal and short daily compared to conventional hemodialysis：a USRDS study. Kidney int, 76 (9)：984-990, 2009
7) Nesrallah, G., E. et al.：Intensive hemodialysis associates with improved survival compared with conventional hemodialysis. J Am Soc Nephrol, 23 (4)：696-705, 2012
8) Weinhandl, E., D. et al.：Survival in daily home hemodialysis and matched thrice-weekly in-center hemodialysis patients. J Am Soc Nephrol, 23 (5)：895-904, 2012
9) Rocco, M., V. et al.：The effects of frequent nocturnal home hemodialysis：the Frequent Hemodialysis Network Nocturnal Trial. Kidney Int, 80 (10)：1080-1091, 2011
10) Jaber, B., L. et al.：Effect of daily hemodialysis on depressive symptoms and postdialysis recovery time：interim report from the FREEDOM (Following Rehabilitation, Economics and Everyday-Dialysis Outcome Measurements) Study. Am J Kidney Dis, 56 (3)：531-539, 2010
11) Culleton, B., F. et al.：Effect of frequent nocturnal hemodialysis vs conventional hemodialysis on left ventricular mass and quality of life：a randomized controlled trial. JAMA, 298 (11)：1291-1299, 2007
12) Walsh, M. et al.：The effects of nocturnal compared with conventional hemodialysis on mineral metabolism：A randomized-controlled trial. Hemodial Int, 14 (2)：174-181, 2010
13) Komenda, P. et al.：An economic assessment model for in-center, conventional home, and more frequent home hemodialysis. Kidney Int, 81 (3)：307-313, 2012
14) Rutkowski, B. et al.：Daily hemodialysis and caregivers burden. Nephrol. Dial. Transplant, 26 (7)：2074-2076, 2011
15) 中本雅彦, 成清武文：在宅血液透析のすすめ 第1版. pp.14-25, 東京医学社, 2009

●演習問題●

第1章総論

1 以下の状態では，どの血液浄化療法が適切か？不適切な組み合わせを答えよ．
①高血圧性心不全—限外濾過，ECUM（extracorporeal ultrafiltration method）
②高カリウム血症—血液透析
③敗血症性ショック—持続的血液透析濾過
④原発性アミロイドーシス—血液濾過

2 透析の原理について，間違っているものを1つ選べ．
①透析療法の主な原理は拡散，限外濾過，吸着の3つである．
②ダイアライザを介した拡散による溶質の移動は，ダイアライザの面積，濾過係数，溶質の濃度勾配が関係する．
③限外濾過の効率はダイアライザの透水性，膜間圧力差に影響され，ダイアライザの孔の大きさがふるいとしての特徴を決定する．
④ダイアライザは長時間の使用による効率の変化はない．

3 在宅血液透析（home hemodialysis：HHD）に関する事項で，正しいものを1つ選べ．
①在宅血液透析は頻回の血液透析を特徴としているため，医療経済的には通常の通院血液透析に比べて高価になる．
②在宅血液透析は患者自身の手で行う血液透析だが，介助者の協力を必要とし，介助者への配慮も重要である．
③在宅血液透析は，血圧，リン管理の改善の結果，生命予後改善につながる一方で，患者自身の負担が大きく，QOL（quality of life）を大きく損なう．
④在宅血液透析の利点は広く医療従事者には認識されており，全世界的に，そしてわが国においても年々大幅に増加傾向にある．

4 透析量は患者に合わせて決定するが，透析量を上げる必要があると思われる状態を1つ選べ．
①体格が小さく，筋肉量が多くない女性患者
②残存腎機能が保たれている患者
③食事療法を厳守し，透析日と透析日の間の体重の増加が少ない患者
④エリスロポエチン抵抗性の貧血，全身掻痒，食欲低下，restless leg syndromeの増悪を認める患者

5 以下で間違っている組み合わせはどれか？
①水処理装置—水道水に含まれるさまざまな溶解物質を除去するための装置
②透析液供給装置—所定の比率にて希釈混合された透析液を作製し，透析用監視装置に供給する装置
③透析用監視装置—透析液供給装置より透析液の供給を受け，血液透析を行う透析液

59

中央供給システムの端末装置
　　④個人用透析装置―透析液希釈，供給部と患者監視装置を併せもち，透析用水の供給がなくても，単独運転が可能な装置

6 以下で間違っている組み合わせはどれか？
①透析液カリウム濃度は血清より低く調整されている
②透析液マグネシウム濃度は血清より低く調整されている
③透析液ブドウ糖濃度はほぼゼロに調整されている
④透析液ナトリウム濃度は血清より同等またはやや高めに調整されている

7 以下について誤っているものを選べ．
①合成高分子系ダイアライザは透水性・生体適合性に優れ，除去性能が高いものの，分子量の大きいアルブミンは漏出しない．
②透析アミロイドーシスの原因物質として，中分子量物質であるβ_2-ミクログロブリン（β_2-MG）が同定されており，ダイアライザはβ_2-MGの除去能を基準にⅠ～Ⅴ型の5種類に分類されている．
③抗凝固薬の選択は出血のリスクで判断し，出血のリスクのある患者ではナファモスタットメシル酸塩，出血のリスクがない患者は未分画ヘパリンを使用する．
④血液流量とは，血液ポンプにて導き出される1分間あたりの血液量であり，ある程度までは高いほど透析効率がいい．

8 バスキュラーアクセス（vascular access：VA）について誤っているものを1つ選べ．
①慢性血液透析用VAは開存性・抗感染性・各種合併症の発生などの観点からみて，できうる限り内シャントを第一選択とすることが推奨される．
②VA作成部位は前腕末梢が勧められ，その利点は将来の内シャント作成に際してより多くの静脈を温存できること，中枢での再建が可能であること，穿刺できる静脈が長いことなどがあげられる．
③吻合する適切な皮静脈がない場合は，人工血管作製，または動脈表在化を検討するが，心機能が特に悪い場合は動脈表在化を選択する．
④カテーテル感染は，出口部感染，トンネル感染，カテーテル内感染に区別されるが，治療法に差はない．

●解答と解説●

1 正解：④
①× 適切　高血圧性心不全の病態で特に腎不全が合併している例では，体液過剰が要因の1つであることが多く，体液の浄化よりは，体液の除去が重要となる．ECUMでは透析液や置換液は使用せず，限外濾過による，血管内・循環動態からの直接的体液除去となる．

②× 適切　血液中の小分子量物質を最も効率よく除去するのは，拡散の原理を用いた透析である．

③× 適切　敗血症性ショックを代表とする循環動態が不安定な状態では，持続的血液透析濾過による緩徐な血液浄化が必要となる．

④○ 不適切　腎不全による二次性のアミロイドーシス（主にβ_2-ミクログロブリン：β_2-MG）の除去にはβ_2-MG吸着カラムを使用することもある．また，β_2-MG除去目的で中分子除去に優れる血液濾過が使用されることがあるが，原発性アミロイドーシスに対する適応はない．

2 正解：④

正しくない．長時間の使用にて徐々に目詰まり（ファウリング）し，効率は落ちていく．実際の透析では透析器（ダイアライザ）の中で透析膜を介した透析液と血液の流れは反対方向である．これを対向流といい，ダイアライザのどの部位でも，血液と透析液間の老廃物の濃度差を最大にし，クリアランスの効率を高めている．

⇒p.14 第1章総論1参照

3 正解：②

①頻回透析に伴う費用（ダイアライザ，回路，透析液など）は増加するものの，透析以外の医療費（合併症での入院費用，薬剤にかかる費用など）および人件費が削減でき，結果として医療費は，in-center HDなどよりもむしろ安価となる傾向になる可能性が示されており，物価や保険制度の違いなどを加味しても，HHDが非経済的であるという誤解は避けるべきである．

②正しい．"Care the caregiver !!（介助者を介助せよ）"．これらのさまざまなハードルを越えるには，患者・家族・医師・看護師・臨床工学技士・業者などが継続的に協力することが重要である．

③生命予後や心血管合併症などの身体的改善のみならず，QOL改善の報告も多く認められている．

④在宅血液透析の利点は近年多く報告され，その認知は増加傾向ではあるものの広く認識されているとは言いがたく，入念な準備や患者教育が必要であることを考慮すると普及には時間がかかると思われる．わが国では地域による偏在はあるものの，透析人口の増加とともに，在宅血液透析も年々増加傾向ではある（2009年末229名；0.1％，2010年末279名；0.1％，2011年末327名；0.1％．％は全透析人口に占める在宅血液透析の割合）．

⇒p.55 第1章総論7参照

4 正解：④

これらの所見，症状は透析不足を示唆するものであり，透析量を上げることを検討するべきである．

⇒p.25 第1章総論3参照

5 正解：④

個人用透析装置—透析液希釈，供給部と患者監視装置を併せもつ．透析用水の供給は必要だが，透析装置ごとに透析原液を用意するため，各患者の病態に合わせた透析処方が可能で，単独運転が可能．

⇒p.18 第1章総論2参照

6 正解：③

透析液ブドウ糖濃度は100 mg/dLまたは150 mg/dLの生理的な濃度に調整されている．血清マグネシウム，カリウムは腎不全で蓄積することが多いため，低く調整されている．

⇒p.18 1章総論2参照

7 正解：①

合成高分子系ダイアライザは透水性・生体適合性に優れ，除去性能が高いが，分子量の大きいアルブミンは漏出しやすい．よって，低栄養や高齢による低アルブミン血症を認める患者ではセルロース膜を選ぶこともある．

⇒p.18 第1章総論2参照

8 正解：④

カテーテル感染は，出口部感染，トンネル感染，カテーテル内感染に区別され，治療法にいくつかの選択がある．出口部感染では消毒，抗菌薬治療で対処しうる．トンネル感染ではカフ近くまでアンルーフィング，抗菌薬投与やカテーテル抜去が検討される．カテーテル内感染においては抗菌薬投与，カテーテル抜去・交換が検討される．

⇒p.34 第1章総論4参照

【問題作成：河原崎宏雄】

第1章 腎代替療法（RRT）

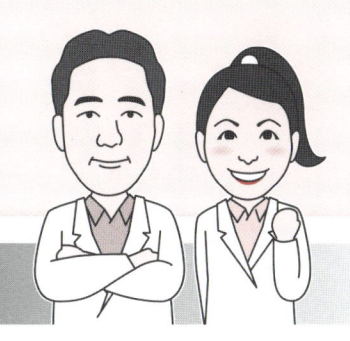

各論

ケースで学ぶ，導入・管理・トラブル対応

1. どのように維持血液透析を導入するのですか？ ... 64
2. 透析中に意識が下がりました！先生，指示お願いします！ ... 80
- 指導医レクチャー① ドライウェイトとは？ 血圧管理の難しさ ... 94
- 指導医レクチャー② 透析時トラブル・アクシデントの原因と対処法 ... 98
3. シャント音が弱いのですが，どうすればいいですか？ ... 101
- 指導医レクチャー③ アクセス管理および作製時の注意点 ... 116
4. 透析患者の肺炎でもこの投与量でいいのですか？ ... 120
5. 食事が摂れない血液透析患者さんがいます．どうしたらよいですか？ ... 128
6. 冠動脈バイパス術後に乏尿となった患者さんがいます！血圧が低いですが，透析はどうしたらよいですか？ ... 145
- 指導医レクチャー④ 急性腎障害（AKI）の概念とその予防に関する最近の考え方 ... 160
7. 高齢で認知症を合併した腎不全患者さんです．透析を導入すべきでしょうか？ ... 164

● 演習問題 ● ... 182

第1章 腎代替療法（RRT）

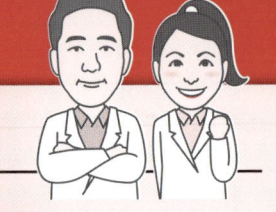

各論 ケースで学ぶ，導入・管理・トラブル対応

1 どのように維持血液透析を導入するのですか？
～慢性腎臓病から維持血液透析導入へ

久道三佳子，河原崎宏雄

ポイント

① 慢性腎臓病は患者の生活環境に影響を与える疾患であり，精神・社会面を含めた多職種による総合的診療，サポートが必要となる．
② 血液透析導入のタイミングは体液量，カリウム，尿毒症物質のコントロールや，これらに付随する臨床症状で決定する．推定糸球体濾過量（eGFR）の経過も参考になるが，緊急性のある所見を見逃さず対応することも重要である．
③ バスキュラーアクセスは透析導入が必要になると思われる1カ月前には作製する．
④ 導入時にはダイアライザ・抗凝固薬へのアレルギー，不均衡症候群の発症に注意を払う．また，残存腎機能を維持する試みも重要である．
⑤ 透析導入までの腎不全管理が，導入後の予後に影響することを理解する．

研修医：今日から腎臓内科で研修させていただきます．よろしくお願いします！さっそくですが先生，透析の導入はどのような過程を経ていくのですか？

指導医：こちらこそよろしくお願いします．それではさっそく計画的透析導入についてみていきましょう！

計画的透析導入の概略

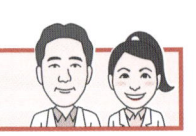

1）腎臓内科医としての心得，介入，サポート

指導医：まず慢性腎臓病は"完治する疾患"ではなく，"透析療法とともに生きていく疾患"であることを，医療者，患者さんともに理解しておくことが必要ですね．透析療法が確立していなかった頃は，慢性腎臓病は進行すれば死に至る病気だったのだけれど，透析療法が発達した今日では，進行した慢性腎臓病でも生きることができる病

気に変わったのですよ．したがって，慢性腎臓病から末期腎不全に至ってからも継続的な治療的介入，サポート，そして自己管理が重要となります．しかし，知っての通り，特に透析療法は患者さんに大きな生活の変化をもたらします．それは生活リズム，生活様式，生活習慣の広範囲にわたり，患者さんによっては180°方向転換を強いられることがあります．当然，180°も生活の方向転換を求められたら抵抗する人がいることはわかりますよね．ですから**慢性腎臓病から末期腎不全に至るまで計画的かつ継続的介入，サポートをして腎不全生活，透析生活を受け入れながら，腎不全とともに主体的に生活し続けてもらうようにすることが重要なのです**（図1）．

研修医：なるほど．

ワンポイント！

慢性腎臓病患者さんに対するサポート（図1）

身体的介入：血圧，血液検査，尿検査，薬物療法

精神・社会的介入：
- 腎障害に応じた患者教育（食事・運動など）
- 看護師，ソーシャルワーカー，心理士，管理栄養士など多職種でのサポート

→これらが腎予後，生命予後を左右するという報告が数多くある[1]．

研修医：慢性腎臓病について知識を得て，受け入れていく過程が重要で，それがあって初めて透析導入の話が出るわけですね．

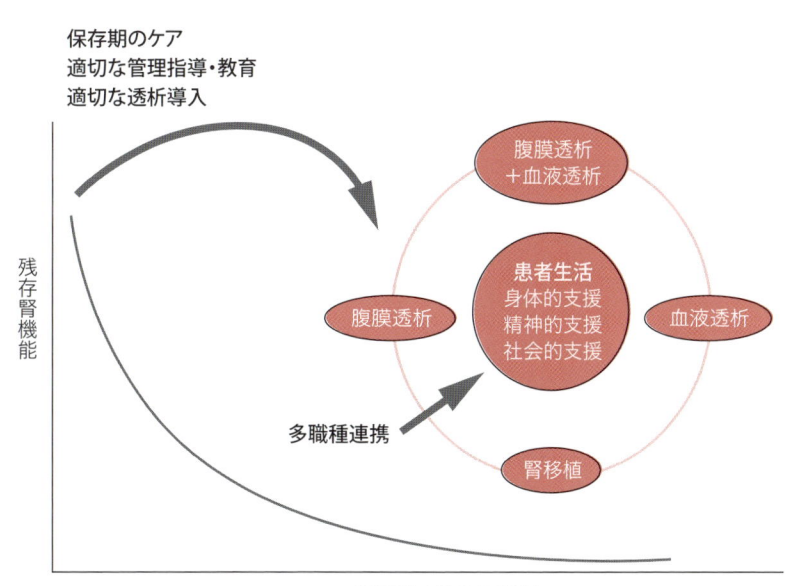

図1　腎不全患者のサポート

指導医：その通りです．その一連の腎不全治療の流れのなかで，腎代替療法の選択，血液透析ならバスキュラーアクセスといった話が出てくるのです．簡単に腎代替療法の選択についてそれぞれの短所・長所をみてみましょう（表）．今回は現在最も多く行われている血液透析について話を進めましょう．

2) 透析導入のタイミングとバスキュラーアクセスの準備

研修医：先生，質問です．外来で少しずつ腎機能が低下していく慢性腎臓病患者さんのバスキュラーアクセス作製についてですが，どのようなタイミングで作製すればいいのでしょうか？

指導医：では慢性腎不全の緩徐な進行から透析導入へのあらすじを説明しましょう．

ワンポイント！

腎機能低下・体液貯留の予測

腎機能：クレアチニン逆数プロットによる経時的腎機能評価（図2）

- 透析が必要になる時期は血清クレアチニンの逆数あるいはeGFRで経時的に腎機能評価を行う．具体的には10 mL/分の線の交点を目安とすることが多い．
- 新たな腎障害進行因子（薬剤・脱水・造影剤の使用など）の影響がわかる
- 慢性腎臓病（chronic kidney disease：CKD）の自然経過，慢性腎臓病の急性増悪（acute-on-chronic kidney injury）あるいは急性腎障害（acute kidney injury：AKI）の鑑別が可能

表　腎代替療法の選択（血液透析，腹膜透析，腎移植）

	血液透析	腹膜透析	腎移植
利点	・透析効率がよい ・頻回診療	・心血管系の負担が少ない ・拘束や食事制限が少ない ・残存腎機能が比較的維持される	・優れた生存率 ・時間的制約・制限が少ない ・社会復帰に適している
欠点	・心臓への負担大 ・時間的拘束 ・食事制限がやや厳しい ・循環動態への影響が大 ・残存腎機能は短時間で荒廃	・手技への習熟の必要性 ・腹圧のかかる運動や水泳はできない	・免疫抑制薬を飲み続ける必要がある
適応外・禁忌	・重篤な心血管疾患 ・アクセス造設困難	・腹膜癒着 ・腹膜線維化 ・悪性腫瘍	・重症の心血管合併症 ・服薬コンプライアンスの悪い人
合併症	・シャントによる心不全 ・不均衡症候群 ・アクセス感染症	・腹膜炎のリスク ・被囊性腹膜硬化症 ・腹膜の癒着/線維化	・拒絶反応 ・免疫抑制薬による易感染性 ・悪性腫瘍
長期予後	・数十年施行している人もいる	・腹膜が数年しかもたない（腹膜の劣化）	・現在の透析の標準よりも優れた生存率

体液貯留：リスクの高い患者（糖尿病・ネフローゼ症候群・アドヒアランスが低い患者など）では毎日体重測定してもらう

研修医：なるほど．このように腎機能低下の予測をしつつ，透析導入のタイミングをはかるのですね．
指導医：では，バスキュラーアクセスの作製はいつ頃にすればよいかというと…．

ワンポイント！

バスキュラーアクセス作製の戦略

バスキュラーアクセス作製の優先順位：

1. 内シャント（arteriovenous fistula：AVF）
2. 人工血管（arteriovenous graft：AVG）
3. 動脈表在化（subcutaneously fixed superficial artery）
4. 長期型ダブルルーメンカテーテル（permanent double lumen catheter）

バスキュラーアクセスの作製は，心機能や作製可能な表在自己静脈による．（詳細はp.116 **指導医レクチャー3**参照）
透析導入する1カ月前くらいに内シャントを作製する．ただし，アメリカのK/DOQIガイドラインの推奨は透析導入6カ月前[2]，日本透析医学会のバスキュラーアクセスガイドライン[3] はeGFR 15 mL/分/1.73m² 以下と臨床症状を考慮して初回穿刺より2～4週前に作製するように推奨している．なお，溢水傾向の患者はより早期の作製が望ましい．

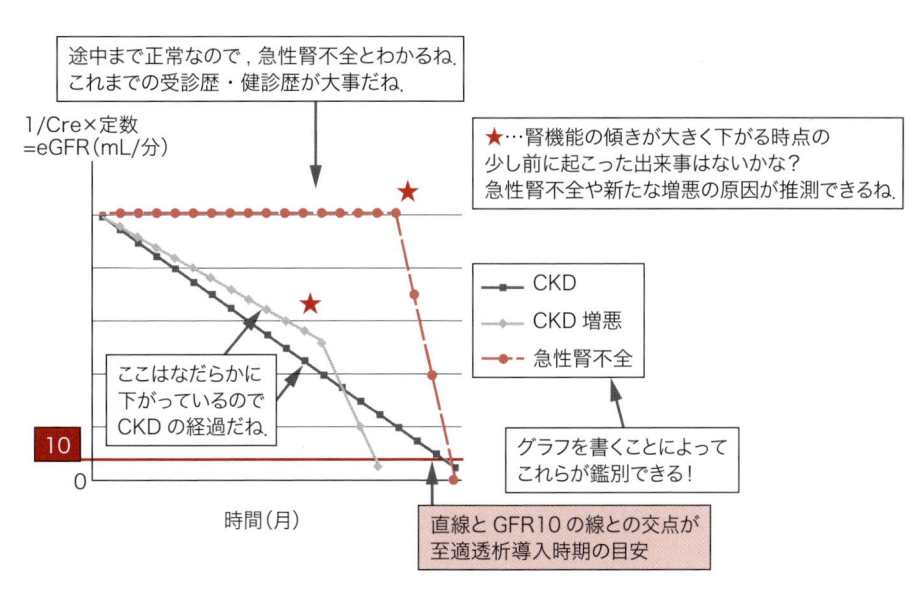

図2　1/Creのグラフ

3）透析導入の具体的なタイミング

研修医：では，バスキュラーアクセスが作製されたとして，実際に血液透析導入するタイミングはどうするのですか？

指導医：大雑把な考え方として，腎代替療法は腎臓の働きが不十分となったときに始めます．

> **ワンポイント！**
>
> **透析導入のタイミング**
>
> **老廃物貯留：**
> ・尿毒症症状（図3）が出現している場合
> ・貧血，アシドーシス，カリウムなどのコントロールが困難である場合
>
> **体液貯留**：肺うっ血，心不全，高度の浮腫を認める場合

指導医：上記の問題を呈する前にeGFRを参考に透析導入することもあります．そのeGFRはCreのみならず年齢・性別の影響を受けます．**最適な透析導入タイミングは日本**

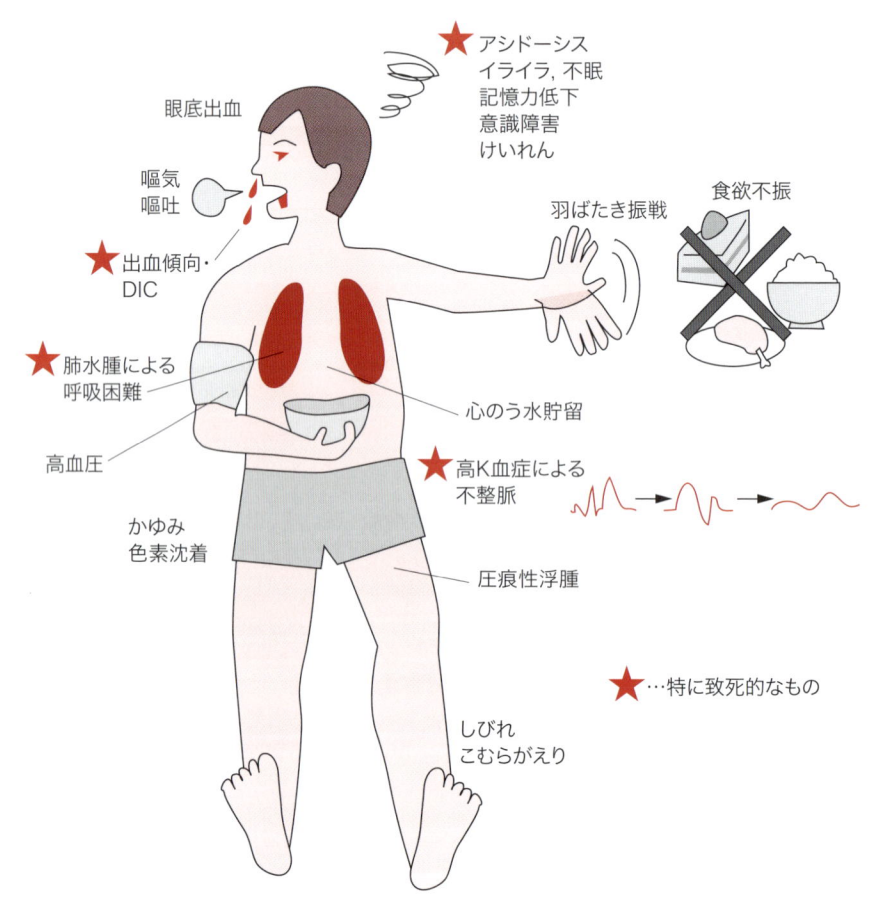

図3 尿毒症の症状

透析医学会が発表している観察データをみると，eGFRが低すぎでも，高すぎてもよくないようで，eGFR 5 mL/分/1.73m² を中心にU字状の生命予後を示しています[5]．また，日本の透析導入基準についても現在再考する動きがあるようですよ（コーヒーブレイク③参照）．

研修医：不思議ですね．eGFRが低すぎて透析導入すると問題なのは想像がつきますが，高くてもよくないのですね．ぎりぎりまで粘ったほうがいいのでしょうか？

指導医：腎臓の働きは多彩で，eGFRだけでは表現できません．eGFRが5 mL/分/1.73m²に達するその前に尿毒症症状が現れる人や，溢水がコントロールできない人もいます．そしてeGFRが十分に低下するまで透析導入を待てた患者は，それだけ状態が

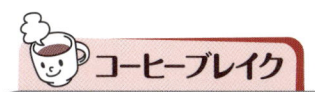

コーヒーブレイク

❸ わが国の透析導入基準を再考する

わが国の透析導入基準は，1991年度旧厚生科学研究・腎不全医療研究班の基準である[1]．これは腎不全による重篤な合併症や緊急導入を回避し，非専門医でも広く利用できるよう作成された．この基準に基づいて透析を導入された患者の追跡調査では，導入時の点数が90～100点の患者は導入後に高い死亡率と有病率を示し，80点以下の患者はより高い社会復帰率を示したと報告している[2]．この事実から，晩期の透析導入は，その後の生命予後を悪化させるだけでなく，社会復帰をも妨げることが示唆された．

しかし，透析を導入した患者の原疾患の第一位は，1998年を境に慢性糸球体腎炎から糖尿病性腎症に移行しており，透析導入年齢の高齢化も相まって腎硬化症も徐々に増加している．血清クレアチニン値が低値であっても体液過剰徴候を示しやすい糖尿病性腎症では，10点の加算があるものの，臨床症状，腎機能，日常生活障害度による点数が60点未満で導入が避けられない症例も経験する．また，高齢者の腎硬化症では高度認知機能障害を合併している症例も多く，導入すべきかどうかを躊躇する症例も経験する．近年では，ダルベポエチンやエポエチンベータ ペゴルなどの新たなESA（erythropoiesis stimulating agents）製剤の登場により，保存期腎不全患者の腎性貧血の管理が容易になったため，腎不全に伴う症状が顕在化しにくいという問題もある．さらに，これまでの基準では腎機能の評価として血清クレアチニンあるいはクレアチニンクリアランスが用いられていたが，現在では主に推定糸球体濾過量（estimated glomerular filtration rate：eGFR）が用いられている．また，本基準の点数の重み付けが臨床的な観点から妥当でないとの理由から，この基準を透析導入に用いている医師は36％のみであったとの報告もある[3]．

わが国における腹膜透析の導入基準は，2009年のガイドラインで初めて提示された[4]．これに引き続いて血液透析の導入基準の見直しが行われるようになり，20年の年月を経て日本透析医学会より慢性血液透析ガイドラインが検討され，慢性血液透析への導入基準が公開される予定となっている．また，ガイドラインにはこれまで触れられなかった透析非導入・中止についても言及されており，より臨床現場に即したものとなっている．欧米では定期的なガイドラインの見直しが行われているように，今後わが国においても策定後の定期的なガイドラインの見直しが望まれる．

（櫻田 勉）

文 献

1) 川口良人 ほか：透析導入ガイドラインの作成に関する研究，平成3年度厚生科学研究・腎不全医療研究事業報告書．125-132，1992
2) 川口良人 ほか：慢性透析の導入基準と追跡調査による妥当性の検討，平成6年度厚生科学研究・腎不全医療研究事業報告書．84-87，1995
3) 土井俊樹 ほか：透析導入基準（旧厚生省研究班作成）を透析医はいかに使用し，また評価しているか？．透析会誌，42：879-884，2009
4) 「腹膜透析ガイドライン（2009年版）」（日本透析医学会 編）．透析会誌，42：285-315，2009

よいことを反映し，導入後の生命予後が良好であることを示しているのです．**つまり，導入するまでの管理も大切**なのです．そして状態がいいというのは身体的側面だけでなく，精神・社会的側面をも反映していると考えられます．早期透析導入に関しては重要な検討課題だから休憩中にでも説明しましょう（**コーヒーブレイク④**参照）．

研修医：先生，慢性腎臓病の患者さんで比較的急激に調子が悪くなった方が外来に来られたのですが，一緒に診てもらっていいですか？

指導医：わかりました，一緒に診に行きましょう．

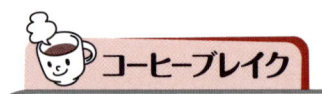

コーヒーブレイク

❹ 計画導入が望ましい

　透析導入となった症例での検討より，腎臓専門医への紹介のタイミングは，導入直前と比べより早期であるほど導入後の予後が良いことが知られている[1]．この要因には，早期の紹介により適切に管理され全身状態が良いことや合併症がコントロールされていること，さらに適切な時期に内シャント作成やPDカテーテルの植込が行われ，緊急的な一時留置カテーテルの使用に伴う合併症が少ないことなどがあげられている．

　このような背景から，導入後の生命予後のみならず，QOLや患者満足度を高めるための計画導入が行われるようになってきている．具体的な内容は，①保存期腎不全の進行を遅延させ，全身状態を良好に保つための医師，看護師，栄養士，薬剤師，そして理学療法士による患者および家族・介護者への説明と教育，②ソーシャルワーカや臨床工学技士も加わった腎代替療法（血液透析・腹膜透析・腎移植）の実際と利点・欠点の説明による患者の生活スタイルや嗜好に合わせた選択，③導入準備教育が十分に行える時間的余裕のある時期での内シャント作成やPDカテーテルの植込，④適切な時期での代替療法の開始である．

　このような多職種による透析導入前教育プログラムを含んだ計画導入により，生命予後のみならず，入院期間の短縮や導入後の患者QOL向上の可能性も示されてきている．腎不全および透析医療に携わる医療スタッフすべてがかかわる計画導入は，外来および短期間の教育入院で行われている．透析準備のための手術を行うまでの説明期間は平均4カ月程度とされていること，さらにPDを選択した場合にはその後の手技の習得までの期間を考え合わせると，具体的な導入準備には少なくとも6カ月程度の期間が必要である．このため計画導入を開始する時期としては，腎機能障害の進行速度はさまざまであるが，一般にCKDステージ4の段階からとされている[2]．しかしながら，教育プログラムは腎機能障害の進行遅延や全身状態を良好に保つことも目的としているため，日本腎臓学会「CKD診療ガイド2012」[3]にある腎臓専門医への紹介基準により紹介が行われた時点から開始されるものと思われる．

　教育プログラムを含んだ計画導入はチーム医療が必要であるため，それぞれの施設において施設に適した手順が作成され運用されていくことが望まれる．

（安田　隆）

文　献

1) Smart, N. A., Titus, T. T. : Outcomes of early versus late nephrology referral in chronic kidney disease: A systematic review. Am J Med, 124:1073-1080, 2011
2) 「CKD診療ガイド2009」（日本腎臓学会 編），東京医学社，2009
3) 「CKD診療ガイド2012」（日本腎臓学会 編），東京医学社，2012

緊急透析の開始

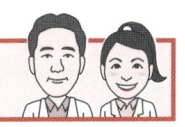

【症例】74歳，男性
主訴：呼吸困難
現病歴と透析までの経過：50歳代より高尿酸血症，腎結石による右の無機能腎，高血圧で近医に通院加療していた．徐々に腎機能が低下し，70歳時にCre 5 mg/dL台となり透析導入を勧められていたが，定期受診を中断し無治療となっていた．73歳時より尿量低下を自覚するようになった．
入院1カ月前より労作時の息切れが出現し，その後安静でも息切れが出現するようになった．さらに気分不快，食欲低下，嘔気・嘔吐も出現，徐々にADL低下し，ベッドから動けなくなり，午後1時に救命センターに搬送となった．
バイタル：JCS I -1, 呼吸数 24/分；Kussmaul様，SpO$_2$ 88 %（room air），血圧 119/94 mmHg, 脈拍 111回/分，体温 34.9 ℃

1）まず緊急的処置の必要性を判断する

研修医：○○さーん．わかりますか？まず，バイタルを確認して…．えーっと，採血とX線，そうそう心電図もとらないと．
指導医：いい調子ですよ．先生落ち着いて診ていきましょうね．まず緊急対応するべき状態の把握をしましょう．

ワンポイント！
緊急透析の適応

尿量	12時間で＜200 mLの乏尿
Cre	＞4 mg/dL かつ 0.5 mg/dL/日以上の上昇
K	＞6 mEq/L．内科的治療に反応しないもの．心電図異常を伴うもの
酸塩基平衡	pH＜7.2, HCO$_3^-$＜15 mEq/L
溢水	呼吸不全を伴う肺水腫
尿毒症症状	重度の症状　特に出血傾向，心外膜炎，中枢神経症状など

文献4をもとに作成．
注）緊急透析の適応は総合判断であり，絶対的適応基準はない．

指導医：腎不全が既往にあって呼吸困難があるのであれば肺水腫を疑いますが，それ以外に注意しないといけないこともありますね．
研修医：ほかに注意することといえば…カリウムですか？

> **ワンポイント！**
>
> **高カリウム血症の原因と対応**
>
> **リスク因子**：糖尿病患者（Ⅳ型アシドーシス），食事療法のコンプライアンスの不良な患者，ACE阻害薬/ARBあるいは抗アルドステロン薬（スピロノラクトン，エプレレノン）を内服している患者
>
> **症状**：不整脈……テント状T波，徐脈，P波の消失，QRS波の拡大と変形，心室頻拍，心室細動に至って，心停止となる
>
> **対応**：
>
> ①モニターをつける
>
> ②12誘導をとる
>
> ③心電図異常があるなら
>
> ⅰ）カルチコール1Aを静注
>
> ⅱ）グルコースインスリン療法〔グルコース10 g（＝50％ Glu 20 mL）に対しインスリン2単位を静注し，以降はその比率で維持輸液を投与する〕
>
> ⅲ）アシドーシス補正（重炭酸ナトリウムを1回に約1 mEq/kg点滴する ※ただしナトリウム負荷となるため注意）
>
> ⅳ）カリウム吸着薬の内服（効果の発現が遅いため第一選択ではない）
>
> ⅴ）状況に応じて緊急血液透析

指導医：この患者さんは（橈骨動脈を触れて，モニター心電図を確認しながら）モニター上は明らかなテント状T波はないですね．あとで12誘導でも確認しておきましょう．P波はしっかり確認できているので洞性頻脈ですね．末梢も暖かいし循環不全はないようですね．あとは…内シャントは作製していないようですね．そのほかに身体所見上の異常はありませんか？

研修医：眼瞼結膜は蒼白で貧血が疑われます．頸静脈は怒張しています．呼吸はやや促迫で呼吸音は両側肺底部で湿性ラ音を聴取します．心音は整で，動脈弁領域から両頸部にかけて収縮期雑音を認めます．腹部の血管雑音は認めません．中等度の圧痕性の下肢浮腫を認めます．

指導医：そうですか．この患者さんの全身状態を先生はどう解釈しますか？

研修医：慢性腎臓病の既往があるのでうっ血性心不全による呼吸促迫・呼吸困難が出現したのだと思います．

指導医：採血で何を調べますか？

研修医：貧血があるので血液検査（血算）と腎機能の状態や電解質異常をみるのに生化学検査を提出します．あとは呼吸状態と代謝性アシドーシスの状態を把握するために動脈血による血液ガス分析をオーダーします．また，心不全の原因が体液過剰によるものかどうかわからないので，虚血なども考えて，12誘導心電図と心臓超音波検査も施行します．腎後性腎不全の否定するために腹部超音波検査を施行します．場合

により，腹部CTを施行すべきかと思います．
指導医：素晴らしいですね！ それでは検査結果を待つ間に，家族から経過についてさらに聴取しましょう．

2）透析の必要性を判断する

研修医：先生，結果が出ました．

【検査データ】
血液検査：WBC 5,800/μL, Hb 7.8 g/dL, Hct 24.2％, Plt 35万/μL
生化学検査：Cre 9.6 mg/dL, BUN 79.2 mg/dL, Na 141 mEq/L, K 4.1 mEq/L, Cl 109 mEq/L, Ca 7.5 mg/dL, Pi 6.8 mg/dL, UA 9.4 mg/dL
動脈血液ガス分析：pH7.29, PaO_2 70 Torr, $PaCO_2$ 40 Torr, HCO_3^- 11 mEq/L
胸部X線検査：CTR 57％, CPA dull, 肺血管陰影の増強あり
腹部超音波検査：IVC拡張，両側腎臓萎縮，水腎症なし，膀胱内液体貯留軽度．
心臓超音波検査：左室壁肥厚あり，壁運動低下なし，EF65％, 大動脈弁石灰化あり

研修医：この患者さんはすぐに透析した方がいいのでしょうか？
指導医：焦らなくていいよ．酸素を投与して呼吸も安定しているみたいだから順序立てて考えてみようか．まずは，さっき話に出た緊急透析の適応にあてはめて考えてみましょう．
研修医：はい．えーっと．高カリウム血症はありませんが，肺うっ血はあります．利尿薬の投与だけでも改善するかもしれませんが…．あと高度なAG（アニオンギャップ）開大性の代謝性アシドーシスとAG非開大性の代謝性アシドーシスの混在を認めます．さらに呼吸代償していないので，呼吸性アシドーシスも認めます．肺うっ血によるものでしょうか．
指導医：そうですね．透析する適応はそうなると？
研修医：うーん．してもいいとは思うのですが，利尿薬とか，メイロン®投与など，まだできることはある気がして，今すぐ透析が必要かどうか正直判断できないです…．
指導医：先生のいう通り，使用できる治療薬はありそうだね．では薬物療法でこの人が透析をいつまで延期できると思いますか？
研修医：正直そう長くはないと思います．
指導医：総合的に考えるとこの患者さんにとって，今はもう透析導入のタイミングと考えていいと思いますよ．透析を始めるタイミングは，現在の状態，現在に至るまでの経過と，その後の経過の予想も関係します．どのくらい緊急性があるかですが，それは多少施設によっても緊急透析の対応体制は違うので，わからなければ周りの医療スタッフと相談しましょう．この時間なら臨床工学技士や看護師も透析室にいるので，お願いしてみましょうか．

研修医：わかりました．では電話してみます．……先生，透析室のベッドも空いているので，対応できるとのことです．

3）初回透析処方の流れ

指導医：では，透析の準備をしよう．まず患者さんに説明をしようか．
研修医：○○さん，わかりますか？ 腎臓の働きが低下して透析が必要です．これから血液透析を始めますが，そのためには透析用のカテーテルを首か足の付け根に入れる必要があります．了承いただけますか？ ご家族には先ほど説明をさせてもらいました．同意書にサインをお願いできますでしょうか？

　　　～その後，処置室にて右内頸静脈よりダブルルーメンカテーテルを挿入した～

指導医：初回透析を始めるにあたって**不均衡症候群**に気をつけなければなりませんね．
研修医：不均衡症候群とは何ですか？

> **ワンポイント！**
>
> **不均衡症候群とは**
>
> **メカニズム**：透析により血液から体の老廃物である溶質が除去されるが，脳には血液脳関門があるために脳組織の溶質は除去されにくく，相対的に浸透圧が高くなり，脳浮腫が起こる．
> **症状**：頭痛，嘔気・嘔吐，血圧上昇・低下，視力障害，興奮・錯乱，痙攣，昏睡などさまざま．一般的に回数を経るごとに症状は出なくなる．
> **予防方法**：透析量を小さくする（初回透析は短時間で膜面積の小さなダイアライザを使用し，少ない血流量で行う）
> **治療**：予防しても症状が出現するときは，生食，グリセオール，マンニトールを投与しながら，透析を行う．

指導医：導入時に透析量や除水量を多くしないのには，もう1つ理由があります．それは残存腎機能を保つためで，除水量が多いと尿量が急激に減少します．血液透析患者では徐々に尿量が減っていきますが，残存腎からも透析で除去される物質の排泄があり，透析では排除できない物質の除去にも多少役立っているのです．
研修医：なるほど．この患者さんではどのように透析をしたらよいのですか？
指導医：例えば，まずダイアライザの膜面積は1.1 m^{2}くらいにして，血流量（Q_B）は120 mL/分から，透析時間はなるべく短い時間として3時間から始めてみましょう．ダイアライザや抗凝固薬でアナフィラキシーを起こすこともあるから，患者さんの状態の変化には気をつけましょう（p.25 **第1章総論3**を参照）．

74　血液浄化療法に強くなる

4）透析導入までの状態と予後

指導医：この患者さんの現段階で予想される予後はどう思いますか？

研修医：計画導入された患者さんと比べたら，おそらくよくないのでは…．

指導医：そうですね．外来で適切なタイミングで腎不全教育を受け，自身の身体的・社会的状態を受け入れ，シャントをあらかじめ作製して，合併症を予防していた患者さんと比べたらよくないことが予想されますね．当然それは透析導入後のQOLにも影響するわけです．

研修医：計画導入された患者さんでは，eGFRが低くてもその後の予後はいいということですね．それに比べて今回の患者さんのように教育も心の準備もなく，合併症を起こして導入されたeGFRの低い患者さんは予後不良になりうるということですね．

指導医：先を読まれましたね．その通りです．

研修医：透析導入後の予後は，透析導入前にすでにある程度決まってしまうということですね．当然，透析導入後の経過も，その先の経過に影響を与えるのですね．

> **ワンポイント！**
>
> **透析導入時の予後決定因子**
>
> 透析導入前の十分な教育，腎臓内科の介入
>
> アクセスの準備
>
> カルシウム・リン酸，Hb，血圧，Alb，CRP
>
> 低心機能
>
> （文献5〜8）より引用）

5）透析開始時の副作用や注意点

指導医：透析を開始した患者さんの状態は透析中に数回確かめに行こう．**多くの透析合併症は透析導入の初期に生じます**．年間死亡率も透析導入の最初の年が一番高い（約20％）ことがわかっています．死亡の原因は心臓・脳・血管障害が一番多く，次いで感染症があり，当然，緊急透析となるような患者さんは，全身状態が不安定なことが多く，心電図・酸素化モニターを付けてバイタルの変動がないかチェックしないといけません．

研修医：わかりました．

○○さん，安全に透析が開始できていますからね．何か具合が悪かったらいってくださいよ．

> **ワンポイント！**
>
> **透析開始時の副作用や注意点**
>
> **循環動態の変化によるもの**
>
> 低血圧
>
> 脳虚血–意識障害
>
> 心筋虚血，不整脈（発作性心房細動など）–胸部症状
>
> 消化管虚血–消化管症状
>
> 四肢循環障害（虚血，静脈うっ滞）–四肢の痛み，血管痛
>
> **溶質除去によるもの**
>
> 不均衡症候群
>
> 電解質異常（透析前の血清カリウム，リンが低値の場合は透析後さらに低値になることがある）
>
> **その他（回路，抗凝固薬の使用によるもの）**
>
> アレルギー・アナフィラキシー
>
> 出血（血管穿刺部，眼底，脳など）

研修医：先生．この透析の記録はどのようにみればいいのですか？ 血圧の経過が記載されているのはわかるのですが，理解しておくべきところはどこでしょうか？

指導医：透析チャートの見かたですね．この患者さんのチャート（図4）を参考に確認しておくべき点をみてみましょう．

Q_B は導入時 100〜120 mL/分で，徐々に 200 mL/分まで上げていきます．

①**｛除水したい量＋プライミング量（0.1〜0.2 L）｝÷透析時間** で時間あたりの除水量の目標を計算してみましょう．ただ，これは，血圧などをみながら変更していくものです．

②にあるように，血圧が低下して除水が困難となったときはECUM（extracorporeal ultrafiltration method：体外限外濾過法）を併用することもあります．

③注意することは，ドライウェイト（dry weight：DW）と前回後体重は違うということです．順調にDWまで引けている場合もあれば，いつも多く残ってしまうような除水困難な例もあります．基本的に患者さんには，透析間の体重増加が多くならないように（中1日3％，中2日5％までが目安）指導します．

④のように体重計算のときは必ず身に着けているものを数えていないか確認して差引する必要があります．

⑤透析中に状態の変化が認められた場合や，内服や条件変更を行った場合には時間とともに記録を行います．

このような透析記録は上のタイプで統一されているわけではなくて，病院によっていろいろな形式があります．図4の記録は横軸が時間経過，縦軸が血圧，というようになっていますが，縦軸を時間経過にして横に血圧を書いていく方式もあります．

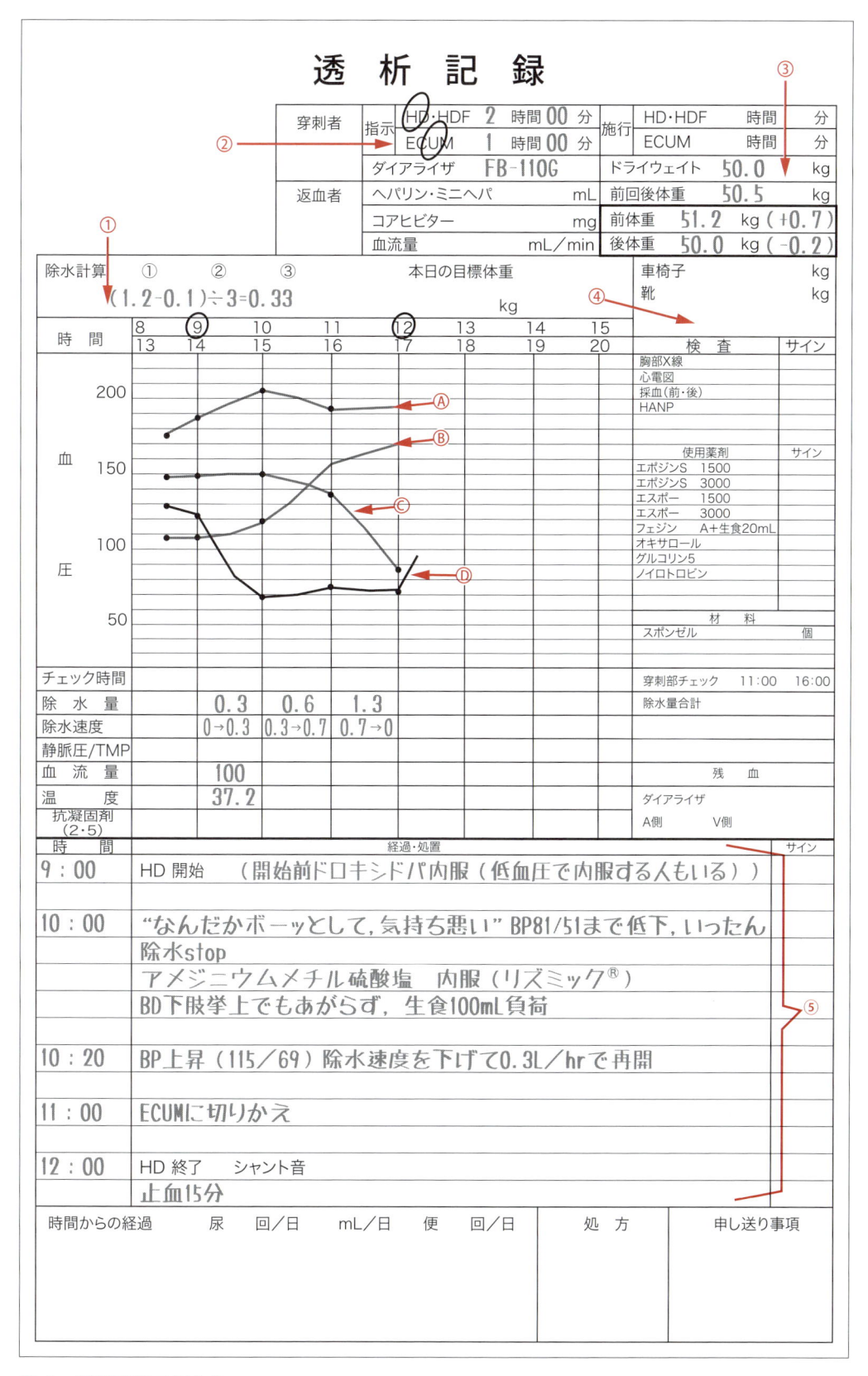

図4 透析記録の見かた

そのようなタイプだと，血圧とイベント・介入がよりわかりやすいというメリットもあります．

血圧の推移も大切で，基本的には除水をするため，透析中は血圧は徐々に下がってくるのですが，下記のⒶ～Ⓓのような場合もあるから参考にしてください．

> Ⓐ：透析を通じて血圧が明らかに高いときは，除水不足つまり体液過剰を鑑別にあげる．
> Ⓑ：体外循環によって交感神経系，レニン・アンジオテンシン系が刺激され，透析中の血圧が上昇する症例もある．
> Ⓒ：後半で下がるときは，DWが厳格すぎる可能性がある．
> Ⓓ：透析の前半で血圧が下がるときは除水速度が速すぎる可能性がある．

透析中に血圧が低下する患者さんでは除水量・透析終了時体重が適切なのかを評価しないといけません．体液量に問題がないと判断されれば，昇圧薬の内服や点滴を

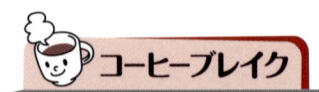

☕ コーヒーブレイク

❺ 看護師の透析導入患者とのかかわり方

看護師は，多様な問題を抱える慢性腎臓病（chronic kidney disease：CKD）患者がよりよい療養生活を維持，継続できるように支援（指導，相談，指示）する役割を担っている．患者1人1人が抱える身体的な問題のみならず，心の問題や生活環境の問題まで深く理解したうえで，患者の不安，混乱，迷いなどを受け止め，患者自身が自ら疾患に向き合い，積極的に生きていくための支援を行う．また，CKD患者が治療を継続し，自らの生活を自立して行っていけるように支援するためには，多くの医療者の連携が不可欠である．特に，患者中心のチーム医療を実践するためには，医療者と患者間の調整をする看護師の役割は大きい[1]．

血液透析を導入された患者は，さまざまな物的あるいは精神的喪失を経験し，不安に襲われる．多くは，「透析患者になってしまった」という負い目や引け目，自尊心の低下から，自身の健康に関して自信を喪失する．そのため，患者や家族が透析治療を受容し適応していく過程で支援を行うことも，重要な看護師の役割である[2]．透析の受容過程には，否認・怒り・抑うつなどの言動が現れることがある．看護師は常に患者の反応を注意深く観察し，受容状況を把握し，段階に応じた援助を行う必要がある．今までの生活状況や腎不全に至るまでの経緯，病気に対する捉え方，価値観，家族状況などを知ることは，患者の不安を軽減し，自立した生活を送れるように支援するうえで不可欠である．患者が透析を受容できていない場合は，感情をありのまま受け止め，理解的態度で接し，自分の気持ちを吐き出せるよう，何度でも話を聞く必要がある．患者の感情に合わせて共感的態度で接することで，透析に対する不安感や恐怖感が軽減され，冷静に物事を考えられるようになり，徐々に受容できるようになっていく[3]．その後も，看護師は患者が透析治療を受けながら，自分らしく生活できるよう支援していくことが重要である．

（神山明子）

文献
1) 「腎不全看護」（日本腎不全看護学会 編），医学書院，2009
2) 田中順也：導入期の不安．透析ケア，17（5）：42-43，2011
3) 青木栄子：患者さんが透析を受け入れられていない．透析ケア2012年冬季増刊号，286-287，2012

検討することもあります．

研修医：なるほど，よくわかりました．これで明日から注意して透析をみていける気がします．ご指導ありがとうございました．

【透析後の簡単な経過】

初回透析後，呼吸状態は著明に改善，pH 7.29→7.41，HCO_3^- 11 mEq/L→24.7 mEq/L，BUN 51.5 mg/dLまで改善した．第9病日にシャントを作製，2週間経って内シャントを穿刺して透析を行えるようになり，退院後は透析クリニックで通院透析することになった．

文献

1) Curtis, B. M., Ravani, P., Malberti, F. et al.: The short-and long-term impact of multidisciplinary clinics in addition to standard nephrology care on patient outcomes. Nephrol Dial Transplant, 20：147-154, 2005
2) National Kidney Foundation. KDOQI Clinical Practice Guidelines and Clinical Practice Recommendations for 2006 Updates: Hemodialysis Adequacy, Peritoneal Dialysis Adequacy and Vascular Access. Am J Kidney Dis 48:S1-S322（suppl 1），2006
3) バスキュラーアクセスガイドライン改訂・ワーキンググループ委員会：慢性血液透析用バスキュラーアクセスの作製および修復に関するガイドライン2011年版．透析会誌，4：855-937, 2011
4) Clark, E., Wald, R., Walsh, M. et al.: Timing of initiation of renal replacement therapy for acute kidney injury: a survey of nephrologists and intensivists in Canada. Nephrol Dial Transplant, 27：2761-2767, 2012
5) 日本透析医学会統計調査委員会：図説 わが国の慢性透析療法の現況（2008年12月31日現在）．p.54-78，日本透析医学会，2009
6) Slinin, Y., Guo, H., Gilbertson, D. T. et al.: Prehemodialysis care by dietitians and first-year mortality after initiation of hemodialysis. Am J Kidney Dis, 58：583-590. 2011
7) Lorenzo, V., Martn, M., Rufino, M. et al.: Predialysis nephrologic care and a functioning arteriovenous fistula at entry are associated with better survival in incident hemodialysis patients: an observational cohort study. Am J Kidney Dis, 43：999-1007.2004
8) Yamada, S., Ishii, H., Takahashi, H. et al.: Prognostic value of reduced left ventricular ejection fraction at start of hemodialysis therapy on cardiovascular and all-cause mortality in end-stage renal disease patients. Clin J Am Soc Nephrol, 5：1793-1798.2010

第1章 腎代替療法（RRT）

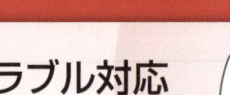

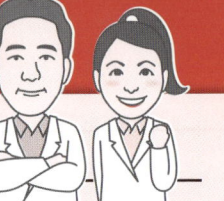

各論 ケースで学ぶ，導入・管理・トラブル対応

2 透析中に意識が下がりました！先生，指示お願いします！
～透析中の急変

永澤元規，今野雄介

ポイント

① 血液透析中の急変は血圧低下に起因するものが多い．血圧低下を認めた場合には呼吸，循環動態をチェックしながら，除水を中止し，血流量を低下させ，適宜補液，昇圧薬を使用する．

② 血液透析中にショック状態を認めた場合には，ショックの一般的な鑑別疾患に加えて，血液透析患者特有の合併症も原因として考慮する必要がある．

③ 血液透析患者は虚血性心疾患のリスクが非常に高いため，胸部症状の出現には常に注意が必要である．

④ 脳血管疾患も頻度が高く，疑わしいときは透析を中止しCTなどの画像検査を行う必要がある．特に脳梗塞の場合は，早期発見により予後が大きく異なるため，迅速な対応が重要である．

指導医：透析導入について勉強したところで，患者さんが透析中に急変したときの対応について一緒に考えていきましょう．

研修医：よろしくお願いします．

血液透析中の急変

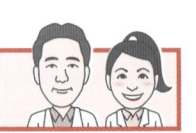

指導医：血液透析施行中の急変では，どのようなことが起こると思いますか？

研修医：そうですね．急変といえば**心肺停止**，**ショック**，**意識障害**などがあると思います．

指導医：そのとおりです．血液透析施行時の急変では，まず呼吸や循環動態をチェックします．そして，心肺停止の場合には，直ちに透析を中止して，ACLS（advanced cardiovascular life support）に沿って蘇生を行う必要があります．2010年AHA（American Heart Association）のガイドラインでは，**CPR（心肺蘇生）**がA-B-C（気道，呼吸，胸骨圧迫）からC-A-B（胸骨圧迫，気道，呼吸）に変更となり，胸骨圧迫から行うことになったので覚えておきましょう[1]．ここまでは，透析患者，非

透析患者にかかわらず対応は一緒です．この他に急変といえば，確かにショック，意識障害などがあります．これらについても透析患者の特殊性を理解し，きちんと対応できないといけません．

研修医：蘇生時の対応は，てっきりA–B–Cだと思っていました…．救急医学の領域も日々変化しているのですね．血液透析中という特殊な状況下での急変だと，戸惑うことが多いと思います．

指導医：透析は，他の診療科ではなかなかかかわる機会がないのでリハビリのような治療と認識している先生もいます．しかし，透析は体外循環という高度医療であり，短時間で体の中の組成を変化させる治療であるため患者の体の負担は大きいのです．そのため急変を起こしやすい治療と考えてよいでしょう．まずは，そのなかでも頻度の高い血圧低下について触れたいと思います．

血圧低下

1）血圧低下の原因

研修医：以前血液透析で除水が行われると，徐々に血圧が下がっていくと教わりました．どのようなときに急変と考えればよいのでしょうか？

指導医：そうですね．実際，透析中の血圧低下は多くの患者さんでみられます．血液透析に伴う血圧低下が最も多いのですが，著明で急激な血圧低下やショック状態となった場合には，一般的なショックをきたす病態の鑑別が必要ですね．胸痛や動悸といった胸部症状を合併すれば，冠動脈疾患や不整脈の可能性があるので，すぐに心電図をチェックします．感染症を合併している場合には敗血症性ショックを疑います．また，血液透析に特異的な血圧低下の原因として**ダイアライザや抗凝固薬によるアナフィラキシーショックも考えておく必要があります**．

研修医：まずは一般的なショックの鑑別を行っていくことが重要なのですね．それに加えて血液透析に特異的な合併症も鑑別しなければならないとは…．大変ですね…．

指導医：そうですね．これらの緊急対応が必要な病態を除外したら，次に血液透析特有の血圧低下について考えていきます．透析時低血圧には定義はいろいろありますが，K/DOQI（The National Kidney Foundation Disease Outcomes Quality Initiative）のガイドラインでは，透析開始時と比較して収縮期血圧が20 mmHg以上低下するか，または平均血圧が10 mmHg以上低下して，腹部不快感，嘔気・嘔吐，筋痙攣，あくび等の症状を伴う状態と定義されています[2]．

研修医：血液透析は体外循環を行う治療なので，血圧が下がりやすいということは何となくわかります．

指導医：この他にも，人為的なミスにより血圧が低下していることもあります．例えば，過

剰な除水量の設定や，急速な除水，透析液の誤調整，血液回路からの失血などにも気をつけないといけません．またACE阻害薬を服用している患者に，polyacrylonitrile（PAN）膜やLDL吸着で使用する陰性荷電膜を用いると，陰性荷電で活性化された**ブラジキニンの不活性化がACE阻害薬によって遅延するためショック症状を示すことがあります**[3]．腎不全患者は高血圧の合併が少なくないため，忘れずにチェックする必要がありますね．

> **ワンポイント！**
>
> **透析時低血圧の原因**[4]
>
> **1）心拍出量の減少**
>
> ①循環血液量の減少
>   a）過剰な除水
>   b）急速な除水
>   c）不適切なドライウェイト（DW）の設定
>
> ②心機能低下
>   a）冠動脈疾患
>   b）不整脈
>   c）左室肥大に伴う拡張，収縮能障害
>   d）コントロール不良な貧血
>
> **2）末梢血管抵抗の低下**
>   a）患者背景：高齢，糖尿病性神経障害
>   b）動脈硬化
>   c）不適切な降圧薬の投与

研修医：さまざまな原因があるのですね．いろいろなことに注意しないといけないですね．

2）血圧低下時の実際の対応

研修医：では，実際に血圧が低下したときにはどのように対応すればよいでしょうか？

指導医：まずは意識状態やバイタルサインを確認しながら，下肢を挙上し，限外濾過による除水を停止し，血液ポンプの回転速度を下げて血液流量（Q_B）を落とすといった方法で血圧の上昇を図ります．それでも血圧が上昇しない場合は，生理食塩液を100～200 mL程度血液透析回路から補液を行い，次いで必要に応じて昇圧薬の使用を検討することになります．これらの対策を行いながら，同時並行で血圧低下の原因検索を行い血液透析を継続するか中断するかを判断していくことが必要になりますね．

研修医：難しいですね．よくある原因は何でしょうか？

指導医：一般的にはドライウェイト（DW）が必要以上に低く設定されていたり，過剰な除水により循環血液量が急速に減少するために血圧が低下することが多いです．通常，循環血液量が減少すると，交感神経を介して血管が収縮し末梢血管抵抗が増加して血圧が保たれます．しかし透析患者では，動脈硬化や，内因性カテコラミン分泌の低下，間質から血管内への水の移動（plasma refilling）が遅れるといった理由により血圧が保たれず低下してしまうことが多いのです[5]．また，糖尿病患者では，自律神経障害の結果，血圧低下に対して交感神経系が十分に活性化しない，ということもあります．透析低血圧に対するアプローチをまとめておきましょう．

ワンポイント！

透析低血圧の診療ガイドライン[6]

1) First-line approach
   - DWの再評価
   - 塩分，水分制限
   - 降圧薬用量，服用時間の検討
   - 透析液温の評価

2) Second-line approach
   - 心機能の評価
   - 透析時間延長，頻回透析

3) Third-line approach
   - 昇圧薬の使用
   - 血液濾過透析，限外濾過の利用

研修医：なるほど，わかりました．

血圧低下患者の実例

指導医：さっそく，透析中に意識レベルが低下した患者さんがいるとの連絡がきたので一緒に透析室に行ってみましょう．

〜透析室にて〜
看護師：先生，血圧が低下して，意識レベルが下がっています！
指導医：では，まずどのように対処していきますか？

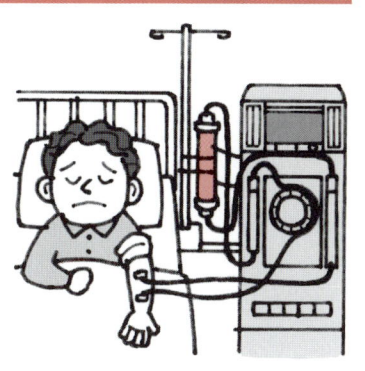

研修医：患者の状態を把握することが大事です．最初に循環動態を確認して，次に呼吸状態…でしたね．

指導医：そうですね．まずは，バイタルサインの安定を優先しましょう．患者のバイタルサインはどうですか？

【患者のバイタルサイン】
意識レベル：E3V4M5，呼吸数：25回/分，血圧：85/40 mmHg，脈拍：95回/分 整，体温：36.5℃，呼吸数：25回/分，SpO$_2$：92％（room air）

研修医：軽度の意識障害と血圧低下，呼吸数の増加を認めます．ショックから意識障害をきたしている可能性もあると思います．ショック，意識障害の原因は何でしょう…．身体所見をとりたいと思いますが…．

指導医：うーん，そうですね．鑑別も大事ですけれど，実際に患者さんがショックバイタルのときには，まずは血圧を上げるための処置が先決です．下肢を挙上し，除水を停止し，血流量（Q$_B$）を下げて，補液も行いましょう．それでも血圧が上昇しなければ透析を中断し，意識障害について検査をしなければなりません．患者のレビューを行いましょうか．

【症例】75歳，男性
病歴と透析経過：50歳頃より糖尿病を指摘されており，糖尿病性腎症による腎機能障害が徐々に悪化．74歳で血液透析導入となった．既往には狭心症があり，72歳で経皮的冠動脈形成術（PCI）を施行している．心機能は1カ月前の心エコーでEF 55％，壁運動の低下は認めず，弁膜症も認めない．最近の透析では終了前に血圧低下傾向にあったが，収縮期血圧100 mmHg未満となることはなかった．DW 65.0 kgであり，体重増加は普段から多く中1日で3～4 kg，中2日で4～5 kg程度であった．本日も，透析前体重は中2日で4.8 kg増加していた．1週間前の胸部X線写真ではCTR 50％であった．普段の血圧は朝夕ともに収縮期血圧160 mmHg前後で推移している．

指導医：患者の身体所見を含めて，まずどのように考えますか．

研修医：患者は，軽度の意識障害を認めますが，呼びかけには応じます．明らかな麻痺はなさそうですし，瞳孔の左右差を含め脳神経所見は異常ないようです．ショックの原因に関しては，発熱も頻脈もないので，敗血症性ショックはなさそうですし，明らかな下血もなく，簡易検査のHctも下がっていないので出血性ショックも否定的です．また，皮疹もなく，そのほかのアレルギー症状もないのでアナフィラキシーショックもなさそうです．以上より，循環動態の変化に伴った病態の可能性が最も高いと考えられます．

指導医：実に素晴らしいですね．では，次にどのような検査を行いましょうか．

研修医：そうですね．糖尿病患者ですから無痛性心筋梗塞に伴う心原性ショックは否定したいので，心電図変化をみたいです．

心電図：脈拍102回/分 洞性頻脈，明らかなST変化はなし．

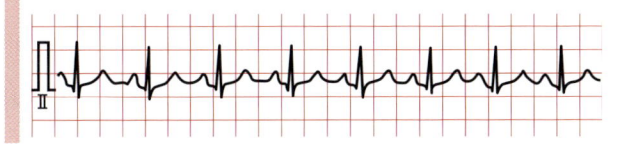

指導医：明らかな心電図変化はないですね．先ほどの処置のおかげで徐々に血圧が上昇していますし，意識障害も改善していますね．意識障害の原因は，一時的な血圧低下によるものでよさそうですね．それでは，なぜ血圧が低下したのかを考えてみましょう．

研修医：先ほどの透析時低血圧の原因のなかで考えると，過剰な除水量が原因だと思います．実際には，透析間の体重増加量はどの程度まで許容されるのですか．

指導医：透析間の体重増加については，**中1日でDWの3％，中2日で5％以内が1つの目安になっています**．この患者に当てはめてみると，中1日では2kg以内，中2日では3.2kg以内となりますので，今回の体重増加はかなり多いといってよいでしょう．さらに長期にわたる糖尿病の既往があり，動脈硬化も高度であるという点を考慮すると，血圧が下がりやすい要素が多い患者ということになりますね．さて，この患者さんはどのように管理すればよいのでしょうか？

研修医：それは，やはり透析間の体重増加を減らしてもらうことが大事なのではないでしょうか．

指導医：はい！ それが一番大事ですね．しかし，これが現実的には難しいことでもあります．患者さんには体重を増やすことのリスクを十分認識してもらい，また，家族にも食事などの面で協力してもらうことが重要です．くり返し粘り強く，水分制限と塩分制限の必要性を説明して，実践してもらう必要がありますからね．加えて，もう一度DWを見直すことも必要です．**浮腫もなく心拡大も認めなければhANP（atrial natriuretic peptide：心房性ナトリウム利尿ペプチド）測定や，超音波検査で下大静脈径の測定などを行いDWが適切かどうか確認**をしましょう．降圧薬を使用している場合には，投与量や内服の方法（投与時間）の調整を検討する必要もありますね．

研修医：いろいろな指標があるのですね．

1）虚血性心疾患のポイント

指導医：今回の患者さんでは心電図変化がありませんでしたが，例えば透析中に胸痛や，冷汗などがあり，さらに心電図でST変化があればどのように考えますか？

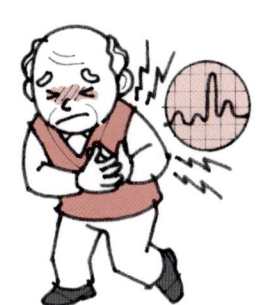

研修医：もちろん狭心症発作や急性心筋梗塞の発症を考えます．

指導医：そうですね．ただし，**透析患者では胸痛などの症状を認めない症例も多く，突然の心不全で発症することも多いのです**[7]．維持血液透析患者では，定期的に心電図検査が行われているので，以前の心電図と比較して新たなST変化があれば虚血性心疾患を疑うべきです．ただし，透析患者は左室肥大を高率に合併していますから，ST変化の判読が困難な例も多いため注意が必要です．虚血性心疾患の発症が疑わしければ，心筋虚血のバイオマーカーや心臓超音波検査よる局所壁運動の低下の有無を評価します．バイオマーカーには，心筋トロポニンT，心筋トロポニンI，心筋型脂肪酸結合タンパク（H-FABP），CK-MB分画などがありますが，このうちで**心筋トロポニンIは，感度，特異度ともに高く，透析患者でも診断に有用と考えられています**．しかし，測定できる施設が少なく，簡易検査がないので臨床応用は難しいのが現状です[8]．また，透析患者では心筋トロポニンT，H-FABPは偽陽性を示すことが多く，CK-MBも特異度は高くないので総合的な判断が必要です[9]．

研修医：透析患者の虚血性心疾患の特徴を教えてください．

指導医：まず，高齢，高血圧，糖尿病，脂質代謝異常，腎性貧血などの危険因子を伴っていることが多く，無症候性でも導入期にすでに冠動脈疾患を有していることが多いことが知られています．また，シャントによる心拍出量の増加は心負荷を増大させ，透析時の除水による急激な循環血漿量の減少や血圧降下といった冠動脈血液量を減少させる要因も狭心症を誘発します．実際，透析導入1～2年以内に発症する場合が多く，生命予後も非常に悪いことが特徴ですね[10]．

研修医：透析患者の死亡率は心不全が第1位であると習いました．それだけ虚血性心疾患も多いということですね．治療は一般患者と同じように行うのでしょうか？

指導医：基本的には同じです．透析中であれば透析を中止し，酸素投与，硝酸薬，アスピリンの投与を行います．ただし，低血圧を認めるときは，硝酸薬の投与は禁忌であり注意が必要です．すみやかに冠血流の再開と虚血性心筋の保護を行うことが重要で，発症急性期には経皮的冠動脈インターベンション治療（percutaneous coronary intervention：PCI）が第一選択となります．責任病変が左冠動脈主幹部であったり，技術的にPCIが困難な部位の場合には，待機的に冠動脈バイパス術を行います．血栓溶解療法は出血性合併症のリスクが高いため慎重な判断が必要ですね．薬物療法としては，PCI後，早期よりACE阻害薬/ARB，スタチン，抗血小板薬，β遮断薬を併用します．もちろん，こうした専門的治療を正しく行っていくためには，循環器専門医へのコンサルトが大切になってきますね．冠動脈疾患の診断・治療フローチャートを示します（図）．

研修医：透析時の急変時には虚血性心疾患を見逃さないことが重要なのですね．

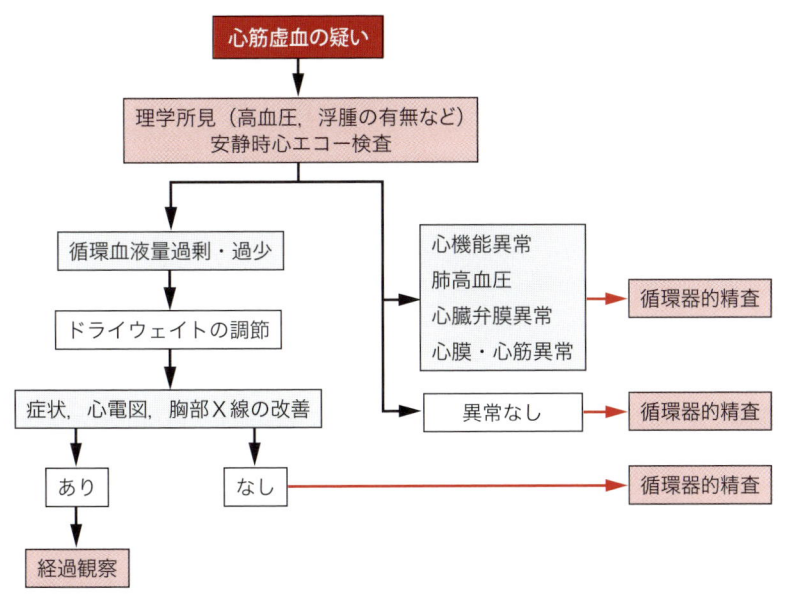

図　透析時患者における虚血性心疾患診断のすすめ方
文献11より転載.

意識障害

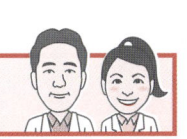

指導医：では，次に透析中に意識障害を認めた場合どのように考えますか．

研修医：救急外来では優先順位を考えてAIUEOTIPS[12]で鑑別すると習いましたが，透析中の対応は違うのでしょうか．

1）意識障害のポイント

ワンポイント！

意識障害の鑑別

A	Alcohol	急性，慢性アルコール中毒など
I	Infection	髄膜炎，肺炎，敗血症など
U	Uremia	尿毒症，その他の代謝性異常
E	Encephalopathy	脳卒中，脳炎など
	Electrolyte	電解質異常
O	Opiates	薬物中毒，COなど他の中毒物質
	Oxygen	低酸素血症など

T	Trauma	外傷，慢性硬膜下血腫など
	Temperature	体温異常
I	Insulin	糖尿病性昏睡，低血糖性昏睡など
P	Psychiatric	ヒステリー，せん妄など
	Pharmacology	薬剤性
S	Syncope	失神，てんかん
	Shock	ショック
	Seizure	痙攣

指導医：基本的には同じように対応していきます．まずは循環動態と呼吸状態をチェックし，心肺停止の場合は，直ちに透析を中止してACLSに従って蘇生を行います．これは非常に大事なことですから再度確認しましょう．

研修医：心肺停止でない場合はどうでしょうか．

指導医：まず，意識障害の程度をJCS（Japan Coma Scale）やGCS（Glasgow Coma Scale）を用いて評価します．そして意識障害の原因となる鑑別を考えていくのですが，特に透析中に起こる病態はどのようなことがあげられますか．

研修医：低血糖はすぐに除外したいので，救急外来で血糖を測定します．

指導医：素晴らしいですね．現在日本では，透析導入原疾患で最も多いのは糖尿病性腎症です．**低血糖の有無は必ずチェック**しましょう．低血糖であればブドウ糖を投与すれば意識障害は改善するので，すぐに判断できますね．低血糖以外だと，先ほど言った血圧低下も透析では非常に多く，しばしば意識障害を伴う場合があるから注意しないといけません．その他に，透析患者で意識障害の原因として多いのは何だと思いますか？

研修医：透析患者は動脈硬化が強いという話がありましたが，脳血管障害も心疾患と同様に多いのではないでしょうか．

2）脳血管障害のポイント

指導医：鋭い指摘ですね．脳血管障害については次頁に示したNINDS（National Institute of Neurological Disorders and Stroke）の分類が有名です．脳卒中は大きく虚血性脳血管障害と出血性脳血管障害に分類されます．透析患者では，高血圧，脂質異常症，糖尿病などの一般的な危険因子に加え，貧血や栄養障害，さらに透析療法に伴う循環動態の変動や抗凝固薬の影響があります．また，多発性嚢胞腎（polycystic kidney disease：PKD）の患者は高率に脳動脈瘤を合併することがありますので，くも膜下出血のリスクが高いことは知っておいてください．

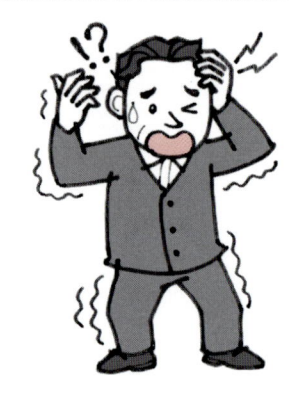

> **ワンポイント！**
>
> **脳血管障害の分類（NINDS：米国立神経疾患・脳卒中研究所）**
> 1. 無症候性
> 2. 局所性脳障害
>   1) 一過性脳虚血発作（TIA）
>   2) 脳卒中
>   病型分類
>   1. 脳出血
>   2. くも膜下出血
>   3. 脳動脈奇形からの頭蓋内出血
>   4. 脳梗塞
>   A. 機序による分類
>   ① 血栓性
>   ② 塞栓性
>   ③ 血行力学性
>   B. 臨床病型による分類
>   ① アテローム血栓症
>   ② 心原性脳塞栓症
>   ③ ラクナ梗塞
> 3. 血管性認知症
> 4. 高血圧性脳症

研修医：実際どのようなときに脳血管障害を疑うのですか？

指導医：意識障害のときは当然ですが，他にも突然の片麻痺，呂律困難，眼球運動異常などがあれば可能性は高くなります．早期に診断することが大事ですから，**疑った場合には透析を中止して，頭部CTを施行しないといけません**．脳出血であれば，頭部CTにより確定診断が可能で，出血部位，出血量，意識障害の程度によって手術が考慮されますので早期診断が大切です．一般的に，再出血予防，脳浮腫防止，脳ヘルニア予防のため，積極的な降圧が必要となります．脳出血患者の透析に関する注意点として，持続血液透析濾過や腹膜透析など循環動態に影響の少ない透析療法を選択し，抗凝固薬としてナファモスタットメシル酸塩を用いることが推奨されています[11]．また，透析患者ではグリセロールの尿排泄が認められないため，グリセロールは透析中に投与する方がよいでしょう．さらに出血後24時間以内には血腫増大のリスクが高まるため，高カリウム血症や著しい体液過剰がなければ，透析の続きは翌日あるいは翌々日に延期すべきですね．

1. 透析患者における脳梗塞の治療

研修医：いろいろな注意点があるのですね．では脳梗塞の治療はどのようになりますか？

指導医：透析患者では心房細動の罹患率が高いことが知られています[13]．そのためワルファリンを投与されている患者も多いのですが，出血性合併症のリスクもあり近年ではPT-INR（プロトロンビン時間国際標準比）＜2.0に維持することが推奨されています[14]．脳梗塞の急性期治療で最も有効な方法は脳梗塞完成前の再開通療法です[15]．再開通療法として，発症3時間以内であれば血栓溶解療法である組織プラスミノゲンアクチベーター（t-PA）を第一に考慮すべきであり，脳卒中治療ガイドラインにおいてもグレードAとして位置づけられています[16]．ただし，透析患者は梗塞後出血のリスクが高く慎重に判断する必要があります．また，AHA（American Heart Association）ガイドラインでは，過去48時間以内にヘパリンの投与を受けて活性化トロンボプラスチン時間が正常上限を超えていると血栓溶解療法の適応外となってしまいます．この基準では血液透析患者の多くが除外されますから，K/DOQIガイドラインでは「出血の危険をよく評価したうえで個々の症例について検討すること」となっています[2]．短時間にt-PAの適応を見極めることは難しいので，透析クリニックで発症した場合は，いち早く脳卒中専門施設へ搬送することが大事ですね．

研修医：治療までの時間が限られており，出血のリスクが高いことが血液透析患者の特徴なのですね．

指導医：そうですね．透析患者では，脳血管障害に対して使用できる薬剤が限られており，**アテローム血栓性脳梗塞患者では選択的トロンビン阻害薬であるアルガトロバン，非心原性脳梗塞患者ではトロンボキサンA_2合成酵素阻害薬であるオザグレルナトリウム，心原性脳梗塞患者ではヘパリンを使用する**のが一般的です．透析患者では，オザグレルナトリウムは通常量の半量で投与するので注意が必要です．また，脳浮腫を伴う脳梗塞の場合にはグリセロールを使用しますが，投与すると循環血漿量が増加するので，緩徐で持続的な除水を行うことが前提となります．脳血流を維持するためには過度の血圧低下を防止，安定した血圧を維持することが望ましいため，血液浄化療法そのものも，血液透析（HD）ではなくて，血液濾過（HF），持続的血液濾過（CHF），持続的血液透析濾過（CHDF），透析効率を低くとどめた短時間連日透析などに切り替えることも検討する必要があります[5]．

研修医：透析患者では，禁忌の薬剤も多いと習いました．使える薬剤が少ないので，気をつけないといけませんね．また，透析療法の工夫も必要だということは知りませんでした．

2. 一過性脳虚血発作に対する考え方

指導医：さらに，最近では一過性脳虚血発作（transient cerebral ischemia：TIA）の考え方が変わっているようです．脳梗塞を生じた50％の症例に，発症の48時間以内にTIAを認めたという報告もあり，TIA後早期に脳梗塞を発症することが強調されて

います[17]．TIA後の脳梗塞発症の危険度予測には，ABCD^2 score〔A＝age，B＝blood pressure，C＝clinical features（weakness/speech disturbance），D＝duration of symptoms, diabetes〕が有用であるという報告がありますが，透析患者では高血圧，糖尿病，高齢者も多くリスクが高いことがわかりますね[18]．TIAを疑った場合は，発症機序を確定して予防のための治療を開始することが脳卒中ガイドラインで推奨されています[16]．

研修医：TIA発症後は症状消失していますが，症状がないから安心ではないのですね．

指導医：そうですね．早期に治療することが大事です．TIA後の脳梗塞予防では抗血小板薬としてアスピリンとクロピドグレルがグレードA，シロスタゾールとチクロピジンがグレードBで推奨されています[16]．特に透析患者ではリスクが高いので，TIAを疑う症状があれば，症状の悪化がないことを確認するために入院を勧める必要がありますね．

研修医：わかりました．

指導医：透析患者の急変の原因や対処法についておおまかに話してきましたが，透析患者の急変時には一般的な対応に加えて，透析に関連する要因も考慮しなければいけません．また，心血管疾患や脳血管疾患の治療などについてもトレンドを理解しておくことが重要です．先生は研修が始まったばかりですから，徐々に知識と経験を積んでいきましょう．

研修医：ありがとうございました．

文 献

1) Mary, F. H., John, M., F. et al.：2010 American Heart Association guideline for CPR and ECC, American Heart Association, 2010
2) National Kidney Foundation：K/DOQI clinical practice guidelines for cardiovascular disease in dialysis patients. Am J Kid Dis, 45：1-154, 2005
3) Ebo, D. G., Bosmans, J. L. et al.：Hemodaialysis-associated anaphylactic and anaphylacotid reactions. Allergy, 61：211-220, 2006
4) 「透析患者の病態へのアプローチ」（深川雅史 編），金芳堂，2011
5) 「透析療法マニュアル（改訂第7版）」（信楽園病院腎センター 編，鈴木正司 監修），日本メディカルセンター，2010
6) Kooman, J., Basci, A. et al.：EBPG guideline on hemodynamic instability. Nephrol Dial Transplant, 22：22-44, 2007
7) Herzog, C. A. et al.：Clinical characteristics of dialysis patients with acute myocardial infarction in the United States：a collaborative project of the United States Renal Data System and the National Registry of Myocardial Infarction. Circulation, 116：1465-1472, 2007
8) Martin, G. S., Becker, B. N. et al.：Cardiac troponin-I accurately predicts myocardial injury in renal failure. Nephrol Dial Transplant, 14：1030-1031, 1999
9) Korkmaz, H., Sasak, G. et al.：The comparison of cardiac biomarkers positivity in hemodialysis patients. Ren Fail, 33：578-581, 2011
10) Iseki, K., Fukuyama, K.：Long-term prognosis and incidence of acute myocardial infarction in patients on chronic hemodialysis. Am J Kidney Dis, 36：820-825, 2000

11) 平方秀樹ほか：日本透析医学会：血液透析患者における心血管合併症の評価と治療に関するガイドライン．透析会誌，44：337-425，2011
12) 「研修医当直御法度（第3版）」（寺沢秀一 ほか 著），三輪書店，2002
13) Sanchez-Perales, C. et al.：Ischemic stroke in incident dialysis patients. Nephrol Dial Transplant, 25：3343-3348, 2010
14) Chan, K. E. et al.：Warfarin use associate with increased risk for stroke in hemodialysis patients with atrial fibrillation. J Am Soc Nephrol, 20：2223-2233, 2009
15) Rha, J. H., Saver, J. L.：The impact of recanalization of ischemic stroke outcome：A meta-analysis. Stroke, 38：967-973, 2007
16) 「脳卒中治療ガイドライン2009」（篠原幸人 ほか 編），協和企画，2010
17) Lisabeth, L. D., Ireland. et al.：Stroke risk after transient ischemic attack in a population-based setting. Stroke, 35：1842-1846, 2004
18) Jonston, S. C., Rothwell, P. M. et al.：Validation and refinement of score to predict very early stroke risk after transient ischemic attack. Lancet, 369：283-292, 2007

コーヒーブレイク

❻ 透析低血圧の病態と予防

血液透析（hemodialysis：HD）中に著明な血圧低下（intradialytic hypotension：IDH）を起こす患者や，透析終了後に起立性低血圧を起こす患者の**生命予後は不良**であることが知られている[1]．IDHに対して経口昇圧薬（表）がしばしば用いられるが，内服困難または経口昇圧薬での対応が困難な場合には，ドパミンやノルアドレナリンなどの持続静注が行われることもある．**昇圧薬は交感神経作動薬なので，使用に際しては心負荷の増大や末梢循環の悪化に注意し，漫然と使用すべきではない**．また，HD中には無症候性の心筋虚血により左室壁運動異常が生じることが報告されている（図）[2]．心筋虚血と左室壁運動異常はHD後に回復するが，このような一過性の心筋虚血をくり返すことにより持続的な左室機能障害が惹起され，さらにIDHに至るという悪循環を形成する可能性が指摘されている[3]．

また，37℃の透析液を使用したHDと比較し，35℃の透析液を使用したHDでは，体温上昇が抑制され末梢血管抵抗が上昇することによりIDHが減少する．さらに，左室壁運動異常の頻度も低下すると報告されている[4]．**低温透析**によるIDH予防が長期的予後を改善するか否かは今のところ不明であるが，HD中の一過性心筋虚血のくり返しが，その後の心機能低下を惹起する可能性を考慮すると，IDHを防ぐことは長期にわたるHDをより安全に行うために重要と考えられる．このように，IDHに対しては，昇圧薬だけでなく透析液の温度に注目することも大切である．ただし，低温透析により寒気や不快を感じる患者もいるため，一律に温度を設定するのではなく，患者と相談して決める必要がある．

（山内淳司）

文献

1) Shoji, T. et al.：Hemodialysis-associated hypotension as an independent risk factor for two-year mortality in hemodialysis patients. Kidney International, 66：1212-1220, 2004
2) McIntyre, C. W. et al.：Hemodialysis-Induced Cardiac Dysfunction Is Associated with an Acute Reduction in Global and Segmental Myocardial Blood Flow. CJASN, 3：19-26, 2008
3) Burton, J. O. et al.：Hemodialysis-Induced Repetitive Myocardial Injury Results in Global and Segmental Reduction in Systolic Cardiac Function. CJASN, 4：1925-1931, 2008
4) Selby, N. M. et al.：Dialysis-Induced Regional Left Ventricular Dysfunction Is Ameliorated by Cooling the Dialysate. CJASN, 1：1216-1225, 2006

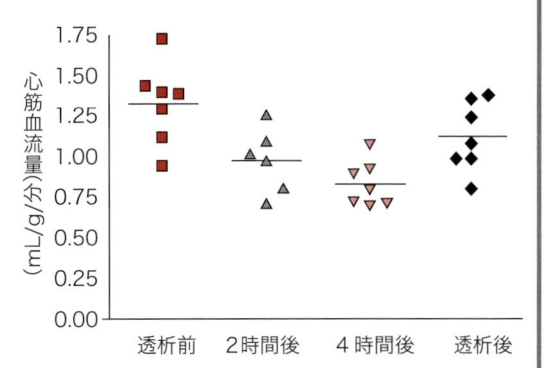

図　血液透析に伴う心筋血流量の変化
文献2より引用．

表　主な経口昇圧薬

薬剤／投与方法	特徴
アメジニウムメチル硫酸塩 10〜20 mg 透析開始前内服	ノルアドレナリンと競合して末梢の神経終末に取り込まれ，ノルアドレナリンの神経終末への再取り込みを抑制するとともに，神経終末において不活性化を抑制する．効果の発現，消失が比較的すみやかである
ドロキシドパ 200〜400 mg 透析開始前内服	生体内に広く分布する芳香族L-アミノ酸脱炭酸酵素によりL-ノルアドレナリンに変換される．効果の持続時間が長く，適応は血液透析患者の起立性低血圧であるがIDHにも有効である．透析開始30分から1時間前に内服する
ミドドリン塩酸塩 2〜4 mg 透析開始前内服	選択的交感神経α1受容体刺激作用により血管平滑筋を収縮させて血圧を上昇させる．IDHに対してK/DOQIガイドラインで推奨されている昇圧薬であるが，わが国ではIDHに対する適応はない（適応は本態性低血圧，起立性低血圧のみ）

指導医レクチャー ①

ドライウェイトとは？ 血圧管理の難しさ

横山 健

> **ポイント**
> ① DWとは「体液量が適正で，透析中に過度の血圧低下を生ずることなく，かつ長期的にも心血管系への負担が少ない最低体重」で定義される．
> ② 浮腫，血圧，心胸比ばかりだけでなく，客観的な指標も参考にしてDWを決定する．
> ③ 血圧が高い場合は，まずDWが本当に適切か再評価する．

　健常者は，痩せれば自然と体重が減少し，太れば自然と体重が増加する．しかし，血液透析患者は残存腎機能がほとんどなく，体液バランスの恒常性を保てないため，患者が適応できる最低の体重であるドライウェイト（dry weight：DW）の設定により体液バランスを維持する．DWは担当医が設定するため，透析患者がいくら痩せても，担当医のDW変更の指示がない限り，同一の目標体重が維持されることとなる．そうなると，筋肉量などが減少しているのにDWが下がらないため，体液量が増加してしまうことになる．DW設定が甘くなってしまう（体液量過剰）と，高血圧，浮腫，心不全の原因となり，反対に，DWの設定がきつい（体液量過少）と，透析後半の血圧低下，下肢攣り，さらに，ショック状態や起立性低血圧などが生じてしまう．このように，不適切なDW設定は透析患者の生命予後やQOLに影響するため，DWの決定は適切に行わなければならない．ここでは，主にDWの設定方法について解説する．

1. DWとは？

　DWの定義は，現在も不明瞭で，さまざまな定義が存在する．日本透析医学会のガイドラインでは，「体液量が適正で，透析中に過度の血圧低下を生ずることなく，かつ長期的にも心血管系への負担が少ない体重」と定義されている[1]．実際には，患者が適応できる最低体重，言いかえると，**これ以上体内の水分を除去すると血圧低下をきたす限界の体重**」をDWとして設定することが多い．

2. DWはさまざまな項目を参考に総合的に決める

　古典的には，浮腫の有無や心胸比，透析中の血圧の推移などを参考に設定されてきた．しかし，透析患者は，臨床的に体液量過剰を示唆する所見が明らかでなくても，実際は体液量が過

剰であることが多い（silent overhydration）．例えば，浮腫の出現は正常間質液量の30％程度もの増加を意味する．したがって，浮腫を認めなくても，体液過剰がないとはいえず，浮腫は体液量の判断基準としては曖昧である．また，心胸比や透析中の血圧の推移には個人差があるため，個々の経時的変化は参考になるものの，絶対的基準は設定できない．そのため，近年，客観性に優れ，直接的または間接的に細胞外液量を評価しDWを設定する方法が検討されてきた．代表的な項目として，血液量モニター（blood volume monitor：BVM），下大静脈径（inferior vena cava：IVC），心房性ナトリウム利尿ペプチド（atrial natriuretic peptide：ANP），生体電気インピーダンス法（bioelectric impedance analysis：BIA）があげられるが，いずれも利点と欠点を有する（表）．現状では，前述の古典的な項目と，表に紹介する項目で測定できるものを組み合わせてDWを検討することが標準的な方法である．

　上記の検討の結果を踏まえ，DWを変更する際は，透析ごとに0.3～0.5 kg程度を徐々に変更していき，新しいDWを設定していく．

3. 血圧が高い場合は，まずドライウェイトを再評価する

　2011年の透析患者の死亡原因において，心血管イベント（心不全，脳血管障害）が約30％を占めている．心血管イベントの危険因子として高血圧があげられるが，透析患者においても血圧管理はそれらの発症予防のために最も重要とされている．

表　代表的なDW設定のための項目

	DW設定	基準値	利点	欠点
血液量モニター	あまい	体重1％除水による循環血液量減少が1.5％以下	簡単，非侵襲的その場でわかる血液量（血漿コンパートメント），refillingを正確に測定できる	装置が必要，価格が高い細胞外液量をみているわけではないplasma refilling rateは年齢や糖尿病の有無により個人差が生じるvascular access再循環，体位の影響を受ける ΔBWが少ない症例では評価が困難
	きつい	体重1％除水による循環血液量減少が5％以上		
下大静脈径	あまい	IVC最大径＞11 mm/m^2，または，CI＜40％	簡単，非侵襲的その場でわかる	装置が必要，価格が高い測定者の技量により結果に差異が生じる個人差がある右心系の器質的疾患の影響を受ける
	きつい	IVC最大径＜8 mm/m^2，または，CI＞75％		
心房性ナトリウム利尿ペプチド	あまい	透析後ANP＞60 pg/mL	採血でわかる	結果がでるまで数日かかる左房負荷をきたす疾患の影響を受ける体液量減少の指標となるかどうかは不明
	きつい			
生体電気インピーダンス法	あまい	浮腫率（ECF/TBW）＞0.35	簡単，非侵襲的その場でわかる細胞外液量を測定できる	装置が必要，価格が高いペースメーカー患者は測定できない体幹の細胞外液量を過少評価性，年齢，人種により差異が生じる
	きつい			

＊CI：collapsible index．CI＝（呼気時IVC径－吸気時IVC径）／呼気時IVC径（×100％）
＊ECF：extracellular fluid，細胞外液量
＊TBW：total body water，体水分量

透析導入時には80％以上が高血圧を合併しているが，透析導入後に適切なDWを設定し体液量過剰を是正することで，数カ月後には大半が正常血圧となる[2]．透析患者の血圧は，このように基本的に体液量に依存している．そのため，日本透析医学会ガイドラインにおける透析患者の高血圧治療アルゴリズム（図）では，第一にDWの適正化をあげている[1]．米国腎臓財団（national kidney foundation：NKF）K/DOQIガイドラインでも同様の位置づけでDWの重要性を強調している[3]．

また，血圧管理のためには適切なDW設定だけでなく，透析間の体重増加の管理，つまりは塩分制限が重要である．透析間の体重増加が多いと予後不良であることが明らかにされている．そのため，透析間体重増加は，中2日はDWの5％未満，中1日はDWの3％未満が推奨されている．NKF K/DOQIガイドラインでは5 g/日以下の塩分制限を推奨しているが[4]，塩分制限が強いあまりに食欲低下，低栄養になることには注意しなければならない．

DW調整により目標血圧に到達するまで，4～12週間の時間差（lag phenomenon）があることが指摘されている[5]．そのため，DWに到達しても血圧が改善しないからといって，すぐに降圧薬を追加するのではなく，注意深く経過観察することが重要である．

一方，透析後半に血圧が低下する場合は，安易にDWを上げるのではなく，降圧薬の減量・中止や，時間除水量・透析時間の検討などをまず行い，DW増量は最終手段とすべきである．

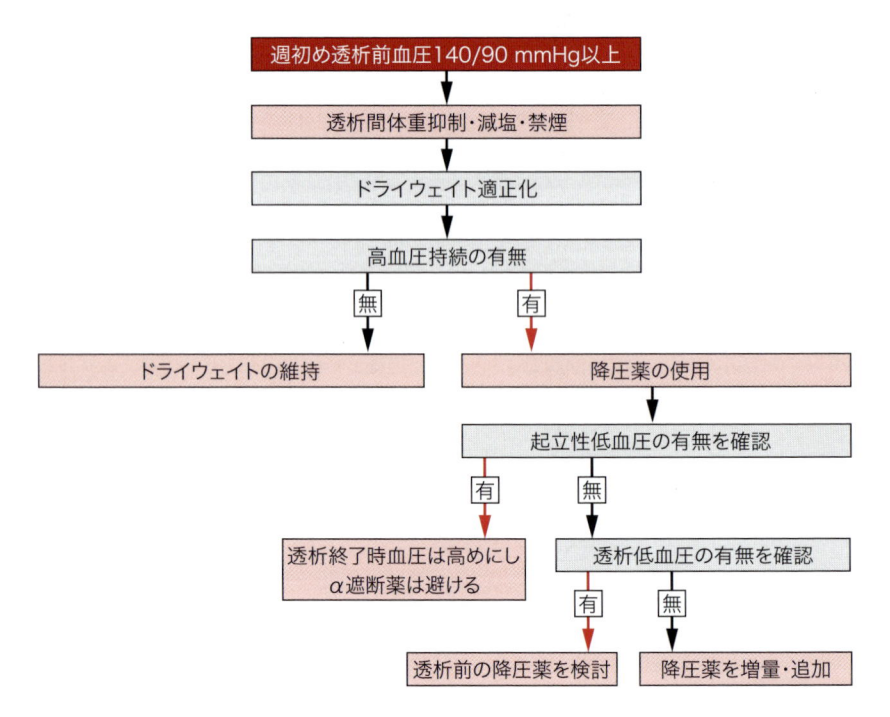

図　高血圧治療のアルゴリズム
文献1より転載．

なお，維持透析患者において，DWを減量や増量する際，患者本人より否定的・拒否的な発言がみられることもある．DW減量で透析後の倦怠感が出現したり，DW増量で体重を増やすことに嫌悪感を抱いたりなど，患者の同意が得られず，なかなかDW変更をできない場合がある．客観的な指標を示したうえで，コメディカルも交えて十分な説明を行い，患者本人に必要性を理解してもらうことが重要である．

文　献
1) 日本透析医学会：血液透析患者における心血管合併症の評価と治療に関するガイドライン．透析会誌，44（5），337-425，2011
2) Agarwal, R. et al.：Dryweight reduction in hypertensive patients（DRIP）. A randomized, controlled trial. Hypertension, 53：500-507, 2009
3) K/DOQI Workgroup：K/DOQI clinical practice guidelines for cardiovascular disease in dialysis patients. Am J kidney Dis, 45, S1-135, 2005
4) Hemodialysis Adequacy 2006 Work Group：clinical practice guidelines for hemodialysis adequacy, update 2006. Am J Kidney Dis, 48, S2-90, 2006
5) Charra, B. et al.：Blood pressure control in dialysis patients：importance of the lag phenomenon. Am J Kidney Dis, 32：720-724, 1998

指導医レクチャー ❷

透析時トラブル・アクシデントの原因と対処法

金城永幸

> **ポイント**
> ①空気誤入は回路内のどこからでも起こりうるが，各接続部をテープで補強するなどして予防に努める．
> ②出血の早期発見のためには，穿刺部と静脈圧の定期的な観察が重要である．
> ③回路内凝固の予防のためには，抗凝固薬の量が適切か，プライミング時に気泡の残留がないかに気をつける．

　血液透析治療を行うには，水処理装置，透析液供給装置，ベッドサイドコンソールなどの多くの関連機器が必要で，事故防止のためそれぞれに種々の監視装置が取り付けられている．血液透析時の事故は，これら機器の故障やヒューマンエラーなど多くの要因が複雑に関与しており，100％防ぐことは不可能である．しかし，血液透析中は小さなミスでも患者の生命にかかわる重篤な合併症にまで発展する可能性もある．このため，事故を極力減らすために常日頃から努力し，仮に事故が起きた場合でも，早急に対処することが重要である[1]．さらに，再度同様の事故を起こさないような対策をとることが常に必要である．
　透析医療事故のほとんどは，透析医療事故A〜Fの6項目に分類される[2]．以下，空気誤入，出血，回路内凝固（血液凝固）について解説していく．

　A：空気誤入（air contamination）
　B：出血（bleeding）
　C：血液凝固（coagulation）
　D：透析液異常（dialysate disorder）
　E：装置の故障（equipment breakdown）
　F：除水異常（fluid removal failure）

1．空気誤入

　血管内に65〜125 mLの空気が誤入すると，意識障害や咳などさまざまな症状が出現すると報告されているが[3]，誤入する空気の量がこれより少なくても，それが急速であると死亡する可能性がある．そのため空気誤入は多少にかかわらず，特に注意しなければならない事故の1つである．現在，回路内には気泡感知器が付いているため，以前よりも事故件数は減少してい

ると考えられるが，空気誤入は回路内のどこからでも起こりうる事故である．穿刺針と回路の接続部，抗凝固薬注入部，各モニターライン，点滴ラインなど，ルートすべての部位で起こりうる．特に血液ポンプより手前では陰圧となり，大量の空気が誤入してしまうため注意を要する．予防のため，各接続部はテープで補強し，静脈ラインからの点滴はボトルではなくエアー針のいらないプラスチックバッグにて行い，動脈ラインから点滴が必要な場合は，輸液ポンプなどを使用する．一番空気誤入が起こりやすいのは血液回収時で，エアー返血法は空気誤入の危険が高いため，生理食塩液返血法に統一することが必要である．

透析患者の場合，静脈系より空気が侵入するため，空気誤入の症状はそのときの姿勢により異なる．坐位の場合，前腕内シャントより鎖骨下静脈を通り，逆行性に内頸静脈，脳静脈へと入り，細静脈を閉塞し脳細胞障害を起こす．そのため意識障害，痙攣，さらには死亡する場合もみられる．臥位の場合，空気は鎖骨下静脈→上大静脈→右房より右室へ入り，右室拍出量低下をきたす．右側臥位の場合には，さらに肺静脈へ侵入し，肺高血圧症をきたす．症状としては，咳，胸部不快感，呼吸困難，チアノーゼ，血圧低下，意識障害がみられる．大量の空気誤入の場合は，肺から左心系へ侵入して，動脈系の空気塞栓を起こし，不整脈や神経系の症状もきたしうる．また先天性心疾患のために右左シャントのある症例では，少量の空気誤入でも動脈系の空気塞栓が起こる．

これらの症状が出現した場合あるいは空気誤入を感知した場合，すぐに静脈回路を遮断し，患者をTrendelenburg体位で（頭を低く，足を挙上），かつ左側臥位とする．これは流入した空気を右心房の先端に取り込み，空気が肺動脈に移行しないようにするためである．さらに酸素投与を開始し，必要に応じて気道確保，昇圧薬投与を行う．誤入量が多い場合は，右心室への経皮的直接穿刺による空気吸引や高圧酸素療法などを行う．

高圧酸素が有効な理由としては，高圧酸素療法下では血漿に溶け込む酸素の量が増え，気泡に伴う肺の細動脈の閉塞による虚血部位により多くの酸素が届けられるようになり，さらに高圧下では体内のすべての部位の圧が高くなるので，気泡が圧縮・縮小され，虚血部位の面積が少なくなるためである．

2．出血

出血は，穿刺針と回路の接続不良や穿刺部に起こりやすく，穿刺部出血は穿刺に成功した場合も起こりうる．ほとんどは圧迫で止血可能であるが，穿刺部周囲のタバコ縫合が必要になることもある．また，モニターラインや抗凝固薬注入部など，どこからでも出血は起こりうる．そのため接続部はスリップイン型よりはルアーロック型の使用が望ましく，さらにテープで補強するとともに，穿刺部は定期的に観察する必要がある．

出血の早期発見のためには静脈圧の下限設定が重要である．特に意識レベルの低下した患者や視力障害のある患者では，自分で出血を確認できない場合もあり，静脈圧の定期的な観察は穿刺部と同様に常に必要である．

3．回路内凝固（血液凝固）

　　回路内凝固は，体外循環治療中に常時起こりうる事故である．血液は回路やダイアライザなどの異物と接触すると，凝固反応が惹起されるため，通常透析中は抗凝固薬が用いられる．血液透析中に回路内凝固が起こる原因としては，病態自体，すなわち重症感染症による凝固系亢進状態，出血性病変発症時，侵襲の大きい手術直後などが原因となる場合と，透析が原因となる場合（ダイアライザ，透析液，抗凝固薬不足など）がある．

　　ダイアライザ内凝固の原因として，血液と透析膜の接触に伴って内因系凝固機序と血小板が活性化され，次に補体系・単球が活性化し，最終的に外因系凝固機序が活性化されることが関与すると考えられている．

　　次に，透析液による回路内凝固の原因としては，カルシウムイオン補給が凝固能を高めるためと考えられている．最後に，抗凝固薬不足による回路内凝固の原因としては，単に使用している抗凝固薬量が適量ではないというだけでなく，輸血時や抗凝固薬の吸着が起こるダイアライザの使用が関与すると考えられている（ナファモスタットメシル酸塩のPAN膜およびPMMA膜への吸着）．そのため透析時の状況，ダイアライザの特性を十分に把握して，透析時の抗凝固薬量を決める必要がある[4]．

　　その他，プライミング時にダイアライザ内に気泡が残留していると凝固しやすくなるため，プライミング時には気泡の残留がないように注意する．また，ナファモスタットメシル酸塩による透析や無ヘパリン透析施行時には，凝固の有無の確認や凝固予防のためリンス液を用いて定期的に回路内洗浄するのも1つの方法である．

文　献

1) 厚生科学特別研究事業平成12年度報告書：透析医療事故防止のための標準的操作マニュアル．2001
2) 篠田俊雄：事故と対策．平成21年度透析療法従事職員研修テキスト，pp.257-265, 日本腎臓財団，2009
3) Wesley, A. S.：Air embolism during hemodialysis, Dial Transplant 2：14, 1972
4) 岩城良太郎ほか：ハイパフォーマンス膜におけるFUT-175の吸着性と透析性に関する基礎的検討．腎と透析「別冊　ハイパフォーマンス・メンブレン90」，49-52，1990

第1章 腎代替療法（RRT）

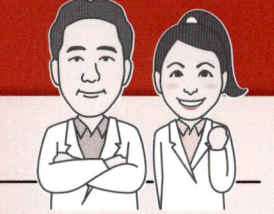

各論 ケースで学ぶ，導入・管理・トラブル対応

3 シャント音が弱いのですが，どうすればいいですか？
～バスキュラーアクセストラブルへの対応

花田昌也，清水さやか

ポイント

① シャントの診察の基本は「視る」，「聴く」，「触る」である．
② バスキュラーアクセスに関連する合併症には，狭窄・閉塞，感染，瘤，静脈高血圧，スチール症候群などがある．
③ バスキュラーアクセスの合併症を理解し，定期的な評価を行い，合併症を予防することが重要である．

研修医：透析患者さんといえば，シャントが一般的ですよね．でも，どのように診察していいかわからないのですが…．

指導医：シャントに代表される，血液透析を行うための血液の出入り口を「バスキュラーアクセス」と呼びます．バスキュラーアクセスは，透析治療を続けるために必要不可欠なものであり，まさに「命綱」といえます．ただ命綱であるがゆえに透析患者にとって「アキレス腱」にもなるのです．

研修医：そうですよね，何か起きたら透析できなくなりますからね．

指導医：血液透析に携わる医師としては，しっかり管理できるようにならないといけません．今日はバスキュラーアクセスの診察の仕方，トラブルの種類とその診断法，治療法について学びましょう！

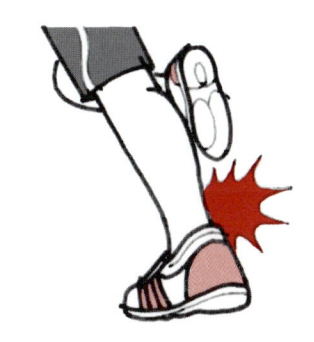

バスキュラーアクセスの診察

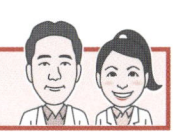

指導医：診察の前に，まずは問診をしましょう．最近針刺しはうまくできていますか？透析中にアラームが鳴ることはありませんか？透析終了後に血が止まりにくいことはあ

りませんか？ などと患者さんに質問するのがよいでしょう．専門用語で聞いても患者さんはわかりませんからね．

研修医：血が止まりにくい状況はどんなときに起きるのですか？

指導医：抗凝固薬の投与量が多い場合などにも起こりますが，一般的にはシャントの狭窄が原因であることが多いですね．狭窄の手前の血管内の圧力が高くなっているので，抜針後の止血に時間がかかってしまいます．他にもトラブルの種類に応じた問診事項がありますが，それは後述しましょう．

> **ワンポイント！**
>
> **基本的な問診事項はこれだ！**
>
> Question1　「最近針刺しはうまくできていますか？」→シャント狭窄がないかどうか．
>
> Question2　「透析中にアラームが鳴ることはありませんか？」→脱血不良があるのか，静脈圧が上昇しているのか．
> ー透析記録があれば，予定通りの血流量で最後まで透析できているかを確認する．
>
> Question3　「透析終了後に血が止まりにくいことはありませんか？」→静脈圧上昇がないか．
> ー透析記録があれば，静脈圧の推移を確認する．
>
> Question4　「透析中に手が痛くなることはありませんか？」→スチール症候群がないかどうか．

指導医：次に診察．**「視る」，「聴く」，「触る」，これが基本です**．一番出会うことの多い自己血管での内シャントを重点的にみていきましょう．

　まず吻合部を見つけることから始まります．術創部を見つけるか，術創部がたくさんある場合は，手術記録をみたり，患者さんに聞いたりするのが確実ですね．吻合部を見つけたら，血流に沿って中枢に向かって診察していきます．シャントは，人工的に動脈と静脈を吻合して血流を迂回させています．これにより乱流が起き，聴診で"ゴーゴー"というシャント音が聞かれます．触診では，スリルとしてビリビリとした振動を触れます．シャント音とスリルは診察の基本です．診察するうえで大事なポイントを**表1**にまとめておきましょう．

表1　バスキュラーアクセスの診察

① 視る：指先〜肩・前胸部まで上肢全体を観察する

- 全体
  - 浮腫，側副血行路の有無（静脈高血圧）
  - 例）前胸部や肩部の静脈が怒張している症例では中心静脈などの狭窄が疑われ，早急な処置を要する
  - 例）前腕1/2の部分で橈側皮静脈が途絶（chronic total obstruction：CTO）し，中手背静脈を介して末梢に流れ，手の腫脹をきたしている
  - 発赤（感染や静脈炎），排膿，紫斑，湿疹・掻破痕（テープかぶれなど）
  - 手指，爪床の色，潰瘍形成（スチール症候群）

- 吻合部を見つける

- 血管の走行はどうなっているか？
  - 蛇行，分岐，途絶，瘤の有無

- 上肢を拳上しての視診
  - 虚脱の程度は？

② 聴く：吻合部から中枢までシャント音を聴く

- 音の有無（閉塞）

- 音の聞こえる範囲
  - 以前に比べて狭くなっていないか？（狭窄）

- 音の質
  - 『ゴーゴー，ザーザー』などの低調の連続音が基本
  - 狭窄では，『ピューピュー，ヒュンヒュン』などの高調音，断続音が混じる
  - 高度狭窄〜閉塞では，『ドッドッ』などの断続音（拍動音）になる

- 上肢を拳上しての聴診
  - 音の質が変化しないか？
  - 高調音があっても，弁や過剰血流による相対的狭窄が影響していることもあり，必ずしも有意な狭窄とは限らない

③ 触る：吻合部から中枢まで触診する

- スリルの最強点はどこか？
  - 最強点は吻合部にあるのが基本
  - 最強点の他にもスリルが増強しているところはないか？（狭窄部の可能性がある）
  - 吻合部より狭い狭窄部があると，そこ（を抜けたところ）がスリルの最強点になる
    そこまでは拍動調になる

- 拍動の部分はないか？（中枢側に狭窄，閉塞が疑われる．p.105 図1 参照）

- 血管の張り具合，太さ，深さ，血管壁の厚さ・軟らかさ（狭窄，穿刺困難）

- 血管内部の硬結（血栓性閉塞や石灰化）

- 手指の冷感はないか？（スチール症候群）

研修医：いろいろと知らない言葉がありますね．シャント音がなくなっていたら，詰まっていると思うので大変なのはわかりますが…高調音？ 拍動？ 混乱してきました．

指導医：次のアクセストラブルを理解すればわかるようになりますよ．

バスキュラーアクセストラブルの種類

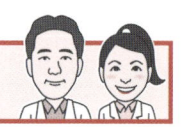

指導医：アクセストラブルの種類を**表2**に示します．

研修医：たくさんありますね…．

指導医：まず，1つずつみていきましょう．

1) 狭窄

指導医：まずは最も多い合併症である狭窄を考えてみましょう．通常は，動脈圧は拡張期でもゼロにはなりません．だからシャントへの血流は拡張期でも流れており，シャント音は連続音になります．スリルも同様に連続的に触れます．また，狭窄がなければスリルの最強点は吻合部にあります．

研修医：狭窄があると…．

指導医："ヒュン，ヒュン"という高い音（高調音）になります．狭窄の程度が強いと血流量が落ちるので，拡張期の流れが弱くなり，"ザッ…ザッ"という断続音になるのです．触診上は，**図1**のように狭窄の中枢側でスリルを触れ，それより末梢側ではドクン，ドクンと拍動を触れるようになります．血液がうっ滞して血管内の圧が高くなるせいです．

研修医：詳細な診察で，どこが狭窄しているのか目星をつけられるのですね．

指導医：そうですね．先ほど少し触れましたが，上肢を挙上した状態での診察は非常に大事です（**図2**）．通常上肢を挙上すると，重力の関係でシャント血管は少し虚脱します．狭窄がある場合，挙上すると狭窄より末梢が怒張して，中枢側は強く虚脱します．吻合部に狭窄がある場合には静脈全体が虚脱します．聴診での異常も，挙上す

表2　バスキュラーアクセストラブルの種類

①狭窄
②閉塞，閉塞後の血栓性静脈炎
③感染
④シャント瘤，動脈瘤
⑤静脈高血圧
⑥スチール症候群

ることでより鋭くとらえることができるのです．

研修医：なるほど．少しわかってきました．

指導医：狭窄だけに限りませんが，アクセストラブルはゆっくりと進行してきます．**1回1回の診察だけでなく経時的な変化も重要**ですよ．

研修医：そうですか…でも気づけるかどうか自信がないです…．

指導医：最近では個々の患者さんで経時的に客観的な評価を行うために，p.34**第1章総論4**の**表1，2**に示すようなシャントトラブルスコアリングというものも推奨されています．

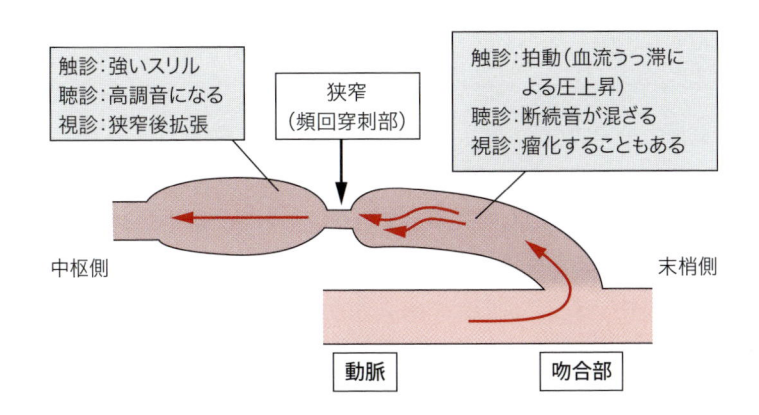

図1　シャント狭窄の診察所見（頻回穿刺部の狭窄）
吻合部から近位へ連続的に触診をすると拍動からスリルに変化するのがわかる．

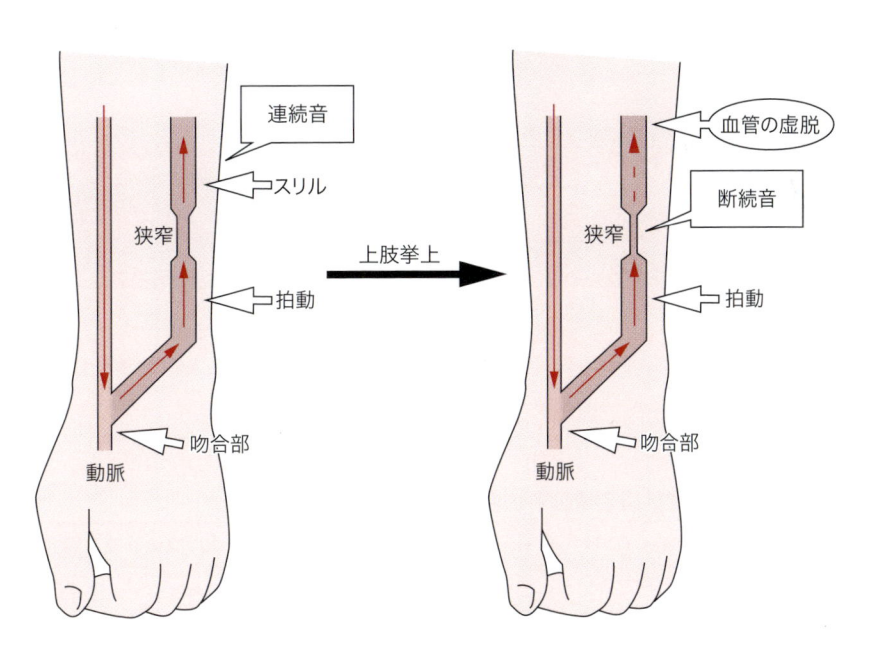

（狭窄前）触診：強いスリル／聴診：高調音になる／視診：狭窄後拡張
狭窄（頻回穿刺部）
（狭窄後）触診：拍動（血流うっ滞による圧上昇）／聴診：断続音が混ざる／視診：瘤化することもある
中枢側　動脈　吻合部　末梢側

図2　シャント狭窄の診察所見（上肢挙上による変化）
上肢挙上により所見が明確になる．

連続音／スリル／狭窄／拍動／吻合部／動脈
上肢挙上
血管の虚脱／狭窄／断続音／拍動／吻合部／動脈

研修医：確かに，これなら数字で経過を追えるから一目瞭然ですね．ちなみに狭窄が起きるのにはどのような原因がありますか？

指導医：動脈から圧の高い血流が流れ込むことで，乱流が発生し，静脈壁に多大なストレスがかかって内皮細胞が傷害されます．その圧力に対するために薄い静脈壁が肥厚して狭窄が生じる**内膜肥厚型**（図3），静脈の弁が肥厚・硬化して狭窄を生じる**静脈弁肥厚型**（弁性狭窄），動脈硬化など血管の**石灰化**（図4），脱水や透析中の血圧下降による**リコイル型**（血管虚脱）などがあります．他にも穿刺ミスによってできた血管周囲の血腫，止血時に形成した血栓，経皮的血管形成術などの内皮損傷による炎症性の肥厚などによっても狭窄が生じます．

研修医：狭窄の原因だけでもいろいろとあるのですね．勉強になりました．私たちが注意していれば回避できる狭窄もいくつかあるのですね．では，狭窄が疑われたらどうすればよいですか？

指導医：まずは狭窄によって透析に支障がないかを確認します．**表3のようなことが起きている場合は，安定した透析ができない，もしくは今後シャント閉塞の危険があると考え，早期に超音波検査での評価や血管造影を検討すべきです．**

研修医：診察だけでなく，静脈圧や止血時間，透析効率なども注目点なのですね．ちょっと難しそうですけど，超音波検査での評価はどのように行いますか？

指導医：シャントにおける超音波検査では上腕動脈血流量や抵抗指数（resistance index：RI）などを計測します．超音波検査では具体的に狭窄部の内径も測定できますよ．

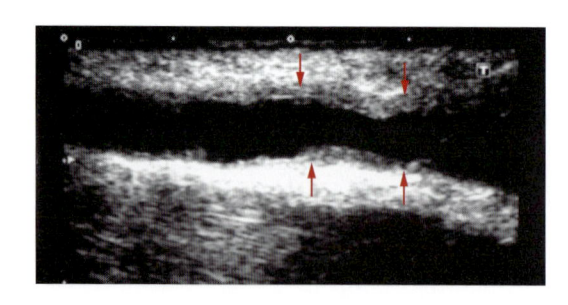

図3 静脈の内膜肥厚
矢印（→）で挟まれた，血管内腔に面したやや低輝度の部分が内膜肥厚である．

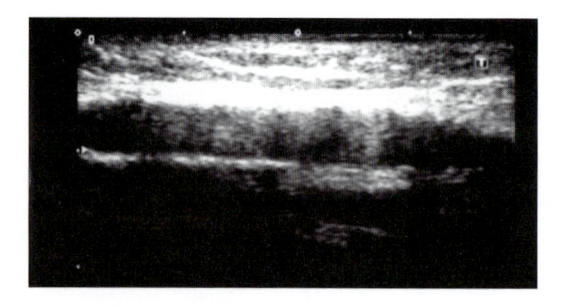

図4 血管の石灰化
石灰化部分は超音波上高輝度に観察される．これは上腕動脈の石灰化所見である．

表3 狭窄で画像評価を検討すべき状況

①吻合部方向に向かって穿刺しても，血流量が180 mL/分以下の状況が複数回続く場合
②静脈圧の上昇（ベースより50 mmHg以上の上昇もしくは常時150 mmHg以上）が持続する場合．これらの場合止血時間の延長もみられることが多い
③再循環により透析効率が低下（10％以上の低下）する場合

文献3より引用．

> **ワンポイント！**
>
> **バスキュラーアクセス超音波の評価法**
>
> ① 血流量（mL/分）
>   ＝平均流速（cm/秒）×断面積（cm²）× 60（秒/分）
>   ・内シャント→上腕動脈血流量
>   ・人工血管→グラフト内血流量
> ② RI（resistance index：抵抗指数）
>   内シャントで上腕動脈の血流波形から計算
>   RI ＝（Vmax− V分）/ Vmax
> ③ 狭窄部径

指導医：基準とする値はさまざまですが，例として上腕動脈血流量に関しては 500 mL/分以下やベースラインより 20％以上の減少，RI に関しては 0.6 以上を狭窄を疑う所見として有意とする基準があります．通常の透析ではシャントの血流量が脱血量の 2 倍あれば脱血は可能です．状況によって，VAIVT（vascular access intervention therapy）や外科的な再建術を行います．ただし，超音波所見のみではなく，脱血不良や穿刺困難，静脈高血圧などの症状を考慮して判断します（詳細はVAIVTの項を参照）．

図5のVAIVT前後でのシャント造影をみてみましょう．矢印で示したところが狭窄ですね．血管内でバルーンを拡張させることで狭窄が解除されているのがわかりますか？

研修医：なるほど…確かに．ところで，人工血管の場合はどうですか？

指導医：人工血管の場合も診察は同じく，「視る」，「聴く」，「触る」です．特に人工血管の場合は自己静脈との吻合部に狭窄をきたすことが多いのです．よって静脈圧は…．

研修医：上がります．

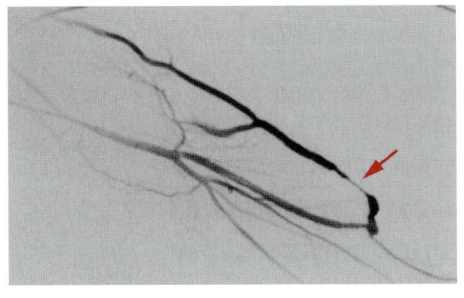

VAIVT施行前　　　　　　　　　　VAIVT施行後

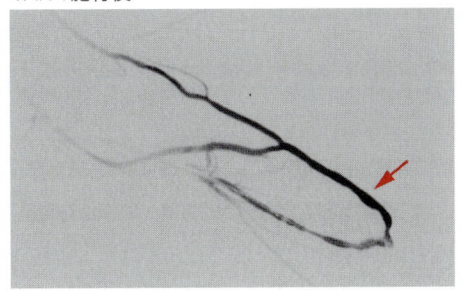

図5　左前腕内シャント狭窄に対するVAIVT
脱血不良にて来院した1例．矢印（→）をバルーン拡張し，脱血不良は改善した．

指導医：そうです．超音波検査やVAIVTは限られた施設でしかできないので，問診，診察をしっかり身につけることが大切ですね．それと，静脈圧に影響を与える要因についても知っておくといいですよ（**表4**）．

2）閉塞

指導医：次は閉塞について考えてみましょう．シャント閉塞は，何らかの原因でシャントの血流量が低下し，途絶に至った状態です．狭窄が進行しているところへ，脱水（過剰な除水），低血圧やショック，凝固能の亢進などが加わると，狭窄から閉塞に進展するのです．その他に，血腫などの外的な圧迫も原因になります．**図6**のように，シャント閉塞は閉塞した部位によって症状が異なります．それから，血栓が存在するとその周りに血栓性静脈炎が引き起こされることがあります．発赤や浮腫，痛み

表4 静脈圧上昇に影響を及ぼす要因

①返血部中枢側の狭窄や閉塞
②穿刺針のサイズ（細ければ圧が上昇する）
③シャントの血流量あるいは血圧（血流量が多ければ圧が上昇する）
④患者の体位（腕が曲がっていると圧が上昇する）
⑤穿刺針と血管壁の位置関係（針先が血管壁に当たっていると圧が上昇する）

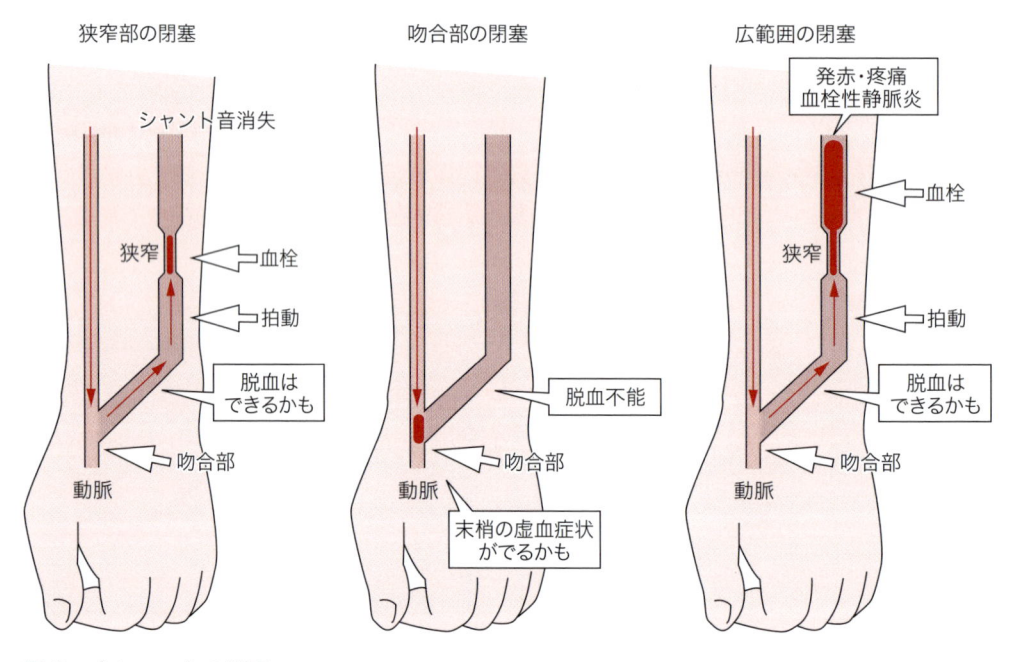

図6 内シャントの閉塞
閉塞部位によって症状は異なる．末梢の虚血症状や血栓性静脈炎を伴うこともある．

を伴う硬結が生じます．

研修医：大変なのですね…．

指導医：閉塞の原因はほとんどが狭窄だから，狭窄の段階で適切な処置を行うことが重要なのです．他にも穿刺による血腫形成や同一部位の穿刺による血管の荒廃を起こさないように，穿刺するスタッフが注意すること，不適切なドライウェイトの設定による血圧低下など起こさないようにすることも大事ですね．

研修医：わかりました．閉塞していたら，どのようにして対応したらいいのですか？

指導医：まずはかろうじて流れているのか，完全に閉塞しているのかを見極めましょう．

ワンポイント！

シャント閉塞の患者さんが来たらどうしたらいい！？

①視る：発赤や浮腫の有無→血栓性静脈炎がないかどうか．

②聴く：シャント音：
- しない→閉塞
- 拍動音は聞こえる→切迫閉塞

③触る：スリル：
- なし→閉塞．動脈側にも血栓がある可能性がある．
- 拍動は触れる→まだ再開通するかもしれない．

　　　血管（血栓）の硬さ：
- ゴリゴリ硬い→VAIVTは困難，再建術を検討．
- 硬いなりにも比較的軟らかい→まだVAIVTで再開通するかもしれない．

④超音波検査所見：
- 血栓の長さ，輝度（新しいか，古いか）．

指導医：完全に閉塞すれば，その後血栓が器質化し，血栓閉塞の範囲が拡大することで治療が難しくなってきます．閉塞時の対応として，マッサージが有効な場合もあるから，試してみてもいいかもしれません．ただし，大きな血栓が肺に届けば肺塞栓となる可能性もあり，さらに明らかに血栓性静脈炎を起こしているときには行わないようにします．かろうじて流れているのであれば，VAIVTが検討されます．またVAIVTまで時間がかかる際には，ウロキナーゼやヘパリンなどで血栓溶解を試みることもあります．閉塞時には，VAIVTが可能か，それとも外科的な再建を考えるべきかを判断することになります．どのような血栓がどれくらいの範囲にあるかは治療方針にかかわってきます．

3）感染

指導医：今度は感染について話をしましょう．**バスキュラーアクセスの感染は生命に危険が**

及ぶ合併症の1つです．さらに血液透析患者における敗血症の48〜89％がバスキュラーアクセスに関連することが報告されています．だから感染が疑われたら，できるだけ早急に治療に入ることが重要なのです．

> **ワンポイント！**
>
> **バスキュラーアクセス感染の主な原因**
> ①穿刺・抜針時の不潔操作（最多）
> ②アクセス肢の発疹・皮膚のかぶれや不潔
> ③腎不全患者にみられる免疫力低下や貧血

研修医：感染を予防するためには，どうすればよいですか？

指導医：バスキュラーアクセスの感染のなかでも特に人工血管は自己血管に比べて感染の発生頻度が高くて，相対危険度は1.47倍と高くなることが報告されています[4]．患者さんに穿刺前にシャント肢をしっかり洗浄する習慣をつけてもらうこと，穿刺するときは適切な消毒後に，消毒部位には触れずに穿刺したり，慎重な穿刺で穿刺ミスを防いだりすることが重要です．穿刺部用の麻酔のテープや透析回路を上肢に固定するテープ，消毒液などで接触性皮膚炎を起こすことがあるので，しっかり観察することも重要ですね．皮膚の破綻した部位は感染しやすいですから，テープ類の中止や変更が必要です．また，患者さんの栄養状態が免疫力に影響してくるので栄養管理も重要なのですよ．

研修医：感染といえば，発赤，熱感，腫脹，あとは排膿などが重要な所見になるのですか？

指導医：そうだね．逆にいうと，透析患者の発熱の場合は，バスキュラーアクセスからの感染も疑わないといけません．

研修医：診察して，感染が疑われた場合にはどうしたらいいのですか？

指導医：バスキュラーアクセスの近くでの感染は，すぐに血流感染に発展する危険性があることを忘れてはいけません．発熱や悪寒・戦慄などの全身症状を呈していれば，血流感染を疑って血液培養の採取と適切な抗菌薬投与が必要です．起因菌は，皮膚に存在する表皮ブドウ球菌や黄色ブドウ球菌が多くを占めます．自己血管内シャントの場合には，抗菌薬の投与で保存的に治療することもありますが，異物である人工血管に感染すると外科的切除が必要となることが多いのです．短期型バスキュラーカテーテルは特に感染の発症率が高く，刺入部の発赤や排膿がないことも多いので注意が必要です．カテーテルを留置している患者さんでは，すぐにカテーテルを抜去して，血液培養を採取してから抗菌薬を開始します．いったん血流感染に至れば，感染性心内膜炎や化膿性椎体炎などを合併することもあるのでMRIや心臓超音波検査などの画像診断が重要です．そうそう，くれぐれもカテーテルの先端を切って培養に出すようなことはしないでくださいね．

4）瘤

指導医：瘤はみたことがあるかな？

研修医：はい，大きくこぶのようになっている血管のある患者さんをみました（図7）．

指導医：血管壁の構造を保っている瘤を**真性瘤**，血管壁の構造が消失している瘤を**仮性瘤**と呼びます．つまり血管に覆われているかどうかの違いです．仮性瘤は薄い膜で覆われているので破裂しやすい特徴があります．真性瘤はジェット流が起きやすい吻合部，中枢側の狭窄，静脈壁が脆弱になる頻回穿刺部にできやすいことが知られています．人工血管では自己静脈との吻合部付近にできやすく，表在化動脈の頻回穿刺部には動脈瘤ができることがあります．血流過剰のシャントでは，全体的に静脈が拡張していることが多いですね．

仮性瘤は穿刺や止血のミスでできます．人工血管の穿刺に伴うものはすべて仮性瘤となります．

研修医：患者さんをみていると，血管が大きく膨らんでいる人は比較的多いように思います．

指導医：**血管が大きく膨らんでいるだけでは治療の適応となりません**．放っておいてはいけない瘤を見極める必要があります．

> **ワンポイント！**
>
> **危険な瘤**
> ・急速に増大してきた
> ・皮膚が薄くなり，光沢がある
> ・神経圧迫症状がある
> ・感染徴候がある（皮膚の発赤やびらんを有する）
> ・瘤を取り囲むように皮下出血を認める
> ・一部壊死，自壊を伴う

指導医：これらは危険なサインです．逆に，「吻合部の瘤で経時的に大きくならない」「瘤内部に血流がない（血栓で占められている）」などの所見は，経過をみてよいと思いま

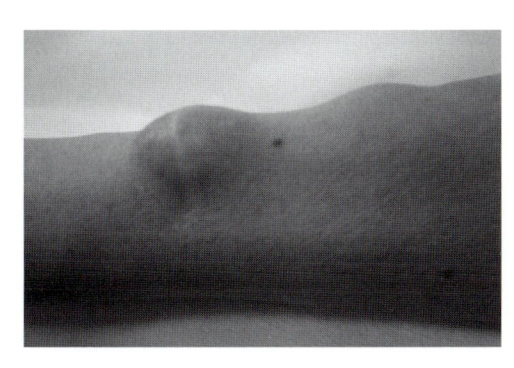

図7 シャント瘤
吻合部にできた瘤．瘤の中枢にある狭窄に対してVAIVTを施行した症例．
（p.9カラーアトラス図1参照）

す．定期的にサイズを測ると経過を追いやすいですね．

研修医：治療はどのようなものがありますか？

指導医：先ほどのような破裂の危険や神経圧迫症状がある場合には緊急手術を考えます．また，緊急手術の適応ではないけれど，① 瘤の前後の狭窄などでシャント閉塞の危険のあるもの，② 部分的な血栓形成，③ 直径3cm以上の大きな瘤，④ 増大傾向にある瘤，⑤ 美容上の理由で希望される場合，などでは待機的な外科的切除の適応となります．狭窄による瘤では，VAIVTで狭窄を解除することで瘤の大きさが改善することもありますが，血管内治療は難しいことも多いです．**予防としてできるのは，できるだけ同じ部位の穿刺を避けること**です．

5）静脈高血圧症

指導医：流出静脈中枢側の狭窄や閉塞によって，末梢の静脈がうっ血し，腫脹・疼痛を伴うことを静脈高血圧症といいます．特に前腕部の流出静脈の狭窄により，第1，2指に浮腫が著明なものをsore thumb syndromeと呼びます．例えば，肘のあたりで狭窄があるとどうなりますか？

研修医：前腕がむくみます．

指導医：そうですね．鎖骨下だと？

研修医：上肢全体がむくむと思います．

指導医：そうです．うっ滞した血流はなんとか心臓に戻ろうとするので，側副血行路として皮膚に近い浅いところの細かい静脈が発達してくることがあります．**上肢や肩のあたりに怒張した血管がないかも診察のポイント**です．両肩の所見を比べられるように上着を脱いでもらって診察することも重要ですね．むくむだけでなく，止血時間が延長したり，静脈圧が高くなったり，再循環や閉塞の原因にもなります．

> **ワンポイント！**
> **静脈高血圧の診断は？**
> ・シャント肢の浮腫（非シャント肢との比較）
> ・側副血行路の発達
> ・静脈圧の上昇
> ・止血時間の延長

研修医：原因は何がありますか？

指導医：内膜肥厚や弁性狭窄，過剰流量によるうっ滞などがあります．以前に留置された中心静脈カテーテルによる狭窄が原因となっているときもあります．特に鎖骨下静脈への短期型バスキュラーカテーテル挿入は狭窄をきたしやすいので，将来シャントを作製する可能性がある人は原則避けるべきです．また，ペースメーカーが留置さ

れている患者さんも同側のシャント作製は避けるべきです．

研修医：治療はどうすればよいですか？
指導医：狭窄が原因の場合はVAIVTで狭窄を解除します．VAIVTでは解除困難な場合は，シャント閉鎖のうえ，対側へのシャント作製を検討します．過剰流量が原因の場合はシャントの絞扼術（バンディング）を行うこともありますが，治療困難な場合はシャント閉鎖を検討します．
研修医：予防にはどうすればよいですか？
指導医：浮腫や側副血行路の有無，静脈圧を定期的に観察することが大事でしょう．

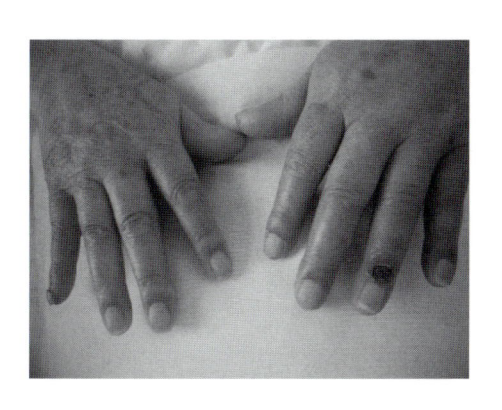

6）スチール症候群

指導医：スチール症候群とは，動脈からの血液がシャント部を通して流れるため，末梢血管に補給すべき血液が「盗まれる（steal）」ために生じる循環不全のことをいいます．シャント肢の指と，反対側を比べると，シャント肢の指の方が冷たく感じたことはありませんか？
研修医：あります．爪床の色もすこし青っぽく見えることがあります．
指導医：よく見ていますね．循環不全の症状とは，手指の冷感，蒼白に始まり，透析時や運動時に悪化する疼痛，さらに進行すると安静時の疼痛，潰瘍形成，壊死に至ります（図8）．
研修医：壊死…怖いですね！

ワンポイント！

スチール症候群の重症度分類および診断

Ⅰ度：手指の冷感，蒼白
Ⅱ度：透析時や運動時に悪化する疼痛
Ⅲ度：安静時の疼痛
Ⅳ度：潰瘍形成，壊死

図8 スチール症候群
左第4指に痂皮を伴う潰瘍形成を認める．シャント閉鎖術を施行した症例．
（p.9カラーアトラス図2参照）

指導医：手指は尺骨動脈と橈骨動脈がアーチを形成（手掌動脈弓）しており，シャントでどちらか1本を使用しても保たれます．しかし，動脈硬化が強く末梢循環不全をきたしやすい場合は虚血症状を起こすことがあります．例えば尺骨動脈が高度の動脈硬化を認めており，橈骨動脈にシャントを作製すると末梢循環不全を生じる場合があります．シャントへの血流量が多いことも原因になるので，吻合部を適切な大きさでつくることも重要です．シャントへの血流が多くなりやすい肘でのシャントや人工血管で多いとされています．軽度であればプロスタグランジン製剤などの血管拡張薬を使用して経過をみることもあります．動脈硬化が原因であればVAIVT，シャントへの血流過多が原因であれば絞扼術，またはシャント閉鎖を考えなくてはなりません．

研修医：うーん，たくさん覚えることがありますね．

指導医：基本を押さえて，あとはいろいろな患者さんを日々診察することが重要ですね．自然と身につくと思いますよ．

文 献

1) 「透析ケア2010年夏季増刊 バスキュラーアクセス 完全マスターガイド」（赤松 眞 著），メディカ出版，2010
2) 「バスキュラーアクセス—作成・修理・修復の基本方針」日本メディカルセンター，2011
3) 日本透析医学会：慢性血液透析用バスキュラーアクセスの作成及び修復に関するガイドライン 2011年版．透析会誌，44（9）：855-937, 2011
4) American Journal of Infection Control, 32：155-160, 2004
5) 池田 潔：インターベンション治療—適応範囲と新しい器材・技術の発展—．臨牀透析，21：1607-1611, 2005
6) 「透析ナースのためのバスキュラーアクセス 春口ゼミ（わかりやすいゼミナールシリーズ）」（春口洋昭 著），メディカ出版，2012
7) 「エキスパートの育成を目指して バスキュラーアクセス—作成・管理・修復の基本方針」（臨牀透析編集委員会），日本メディカルセンター，2011

☕ コーヒーブレイク

❼ バスキュラーアクセス不全に対する薬物療法

バスキュラーアクセス（vascular access：VA）の狭窄や閉塞によって血液浄化療法に必要な脱血および返血が困難の状態をVA不全という．VA不全は血液浄化療法における大きな問題である．しかしVA不全に対する薬物療法に明確な基準やガイドラインはない．抗血小板薬や抗凝固薬を投与されている血液透析患者は多いが，VA不全に対して効果があるのであろうか．そんな疑問に対して過去の報告をもとに検証する．

内シャント（arteriovenous fistula：AVF）に対する薬物療法の報告には3つのRCTをまとめたメタ解析があり，これによるとチクロピジン投与はAVF作製後の早期の開存を改善させると報告されている[1]．また，2008年のDemberらの報告[2]ではクロピドグレル投与がAVF作製後早期の初回閉塞を有意に減少させているが，AVF狭窄に対しては効果が認められなかった．一方，2002年と2008年の大規模前向きコホート研究の報告[3,4]ではACE阻害薬とアスピリンがAVFの二次開存（カテーテル治療補助下での開存）を改善させた．以上より，AVFに対しては，①チエノピリジン系抗血小板薬（チクロピジン・クロピドグレル）は作製後早期の開存には効果があり，②アスピリンおよびACE阻害薬は二次開存を改善させる可能性がある，といえる．

人工血管（arteriovenous graft：AVG）に対しては，AVG作製後の初回閉塞をアスピリン投与が改善したと報告されている[1]．また，2009年Dixonら[5]はアスピリンとジピリダモールの併用がAVGの開存を改善させたと報告しており，2012年Lokら[6]は魚油がAVGの開存を改善させたと報告しているが，いずれも二次開存は改善しなかった．一方，2002年の大規模前向きコホート研究の報告[3]ではカルシウム拮抗薬投与がAVGの開存を改善した．ワルファリン投与には一定の見解は得られておらず，出血という副作用がある．以上より，AVGに対しては，①アスピリン（＋ジピリダモール）と魚油は開存を改善するが，二次開存は改善しない，②カルシウム拮抗薬は開存効果がある可能性がある，③ワルファリン投与は推奨されない，といえる．

以上のようにAVFではチエノピリジン系抗血小板薬，AVGではアスピリンや魚油は作製後早期や初回閉塞に対して効果があるが，いまだ検討の余地があると思われる．一方でAVF，特にAVGではほぼすべての症例でカテーテル治療が必要となる．そのため，カテーテル治療補助下の開存である二次開存の改善が望まれるが，現在二次開存を改善させうる薬物療法の有力なエビデンスはない．

（宮本雅仁）

文献

1) Osborn, G., Escofet, X., Da Silva, A.：Medical adjuvant treatment to increase patency of arteriovenous fistulae and grafts. Cochrane Database Syst Rev, 8：CD002786. 2008
2) Dember, L. M., Beck, G. J., Allon, M. et al.：Effect of clopidogrel on early failure of arteriovenous fistulas for hemodialysis：a randomized controlled trial. JAMA, 299：2164-2171, 2008
3) Saran, R., Dykstra, D. M., Wolfe, R. A. et al.：Association between vascular access failure and the use of specific drugs：the Dialysis Outcomes and Practice Patterns Study（DOPPS）. Am J Kidney Dis, 40：1255-1263. 2002
4) Hasegawa, T., Elder, S. J., Bragg-Gresham, J. L. et al.：Consistent aspirin use associated with improved arteriovenous fistula survival among incident hemodialysis patients in the dialysis outcomes and practice patterns study. Clin J Am Soc Nephrol, 3：1373-1378. 2008
5) Dixon, B. S., Beck, G. J., Vazquez, M. A. et al.：Effect of dipyridamole plus aspirin on hemodialysis graft patency. N Engl J Med, 360：2191-2201, 2009
6) Lok, C. E., Moist, L., Hemmelgarn, B. R. et al.：Effect of fish oil supplementation on graft patency and cardiovascular events among patients with new synthetic arteriovenous hemodialysis grafts：a randomized controlled trial. JAMA, 307：1809-1816. 2012

指導医レクチャー ❸

アクセス管理および作製時の注意点

鶴岡佳代

> ポイント
> ①シャント作製前の自己静脈を温存する．
> ②シャント肢での採血，静脈路確保，血圧測定は原則として行わない．

　バスキュラーアクセスは透析患者にとって命綱である．透析人口の高齢化に伴い，シャントとして使用可能な自己静脈が乏しく，また吻合する動脈も細く石灰化が強いなど，アクセス作製に難渋することが多くなっている．アクセスが作製できても，前稿のとおり，狭窄や閉塞，スチール症候群，感染症など，バスキュラーアクセスの問題は常につきまとう．では，アクセスを長持ちさせるためには，どうしたらよいのだろうか．本稿では主に，シャント管理の注意点について解説する．

1. シャント作製前の自己静脈を温存する

　よいシャントとは，"十分な血流量がとれる穿刺しやすいシャント"である．そのためには，術前によい静脈を温存することが重要である．**シャント作製を控えている患者やシャント不全をくり返している患者においては，前腕橈側皮静脈や前腕尺側皮静脈，肘正中橈側・肘正中尺側皮静脈などの比較的太い静脈では，採血や静脈路確保を行わない**ように心がける（図1）．これは，採血や血管内留置針，点滴漏れなどにより，血腫や癒着，硬結などが生じ，血管が荒廃してしまうことがあるからである．シャント手術時の操作に支障をきたすだけでなく，良好なシャント作製が困難になってしまう．末期腎不全の患者にとっては，今後の透析人生を左右する大切な血管であるため，透析導入まで数カ月～1・2年と考えられる症例では，できる限り前述したような前腕の血管を温存することが望ましい（すでに自己静脈が荒廃しているような症例では，人工血管や動脈表在化，長期留置型カテーテルを選択する．詳細はp.34 **第1章総論4**を参照）．

2. 透析以外でシャントを使用しない→採血，静脈路確保，血圧測定は行わない

　シャント血管は血流が多いため採血は容易である．しかし，血流が少ないシャントでは，血腫形成や止血時の過剰な圧迫により閉塞する恐れがある．また，血流が多いシャントでは止血に時間がかかるため，基本的には採血目的でシャントは使用しない．ところが，透析患者では

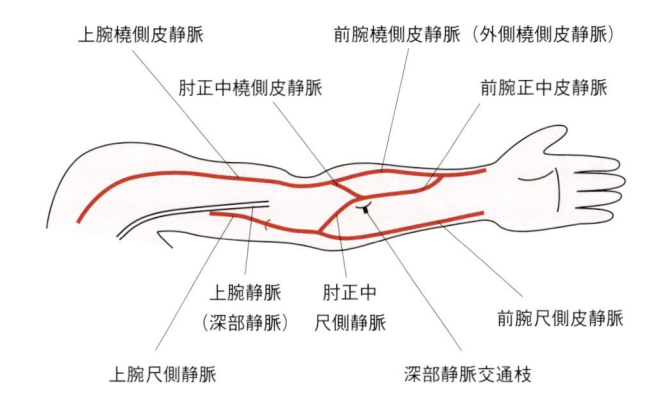

図1　前腕の皮静脈
上腕静脈は，上腕動脈に併走する2本の伴走静脈のことで，深部静脈である．皮静脈との区別のため，白抜きとした．

　自己血管が荒廃していて，採血や静脈路確保が困難な症例もよくみられる．この場合は，メインルートではない手背静脈や，吻合部より末梢の橈側皮静脈，その他の分枝を使用することが望ましい．なお，緊急時の採血でなければ，可能な限り透析時採血（透析の穿刺時に採血を行う）とし，患者の負担を軽減することも大切である．
　シャントがある腕は，表面から確認できない小血管も複雑に発達している．このような小血管を強く圧迫すると，皮下出血や血腫形成をきたし，シャント閉塞のリスクも高まるため，原則シャント肢での血圧測定は禁忌である．

3. 外来や入院時の注意点

　末期腎不全患者や透析患者が，シャント不全以外で救急受診した場合や入院した際の注意点を述べる．まず，①バスキュラーアクセスがどこにあるか確認し，②それを医療スタッフに周知すること，③可能な限りその部分は採血や静脈路確保に使用しないこと（**当院では，ベッドサイドに『左手シャントあり．採血・ルート・血圧禁』といった警告板として掲示している**），④血圧低下や外部からの圧迫で容易に閉塞する可能性があるため，定期的にチェックすることが重要である．
　また，患者の自己管理も重要である．患者教育を行い，シャント管理の大切さを患者自身に認識してもらう必要がある．自宅でもシャント音やスリルの確認を習慣づけ，異常時にはすみやかに医療機関への連絡や受診を促す．当院では透析導入後にバスキュラーアクセス外来で長期的な管理を行っている．

4. シャント血流量

　適切なシャント血流量は，超音波検査による計測では0.5～1.0 L/分（平均流速で算出）である．血流量が1.5 L/分以上の高流量例は，過大シャントと呼ばれ，さまざまな合併症が発生する．以下にシャントの過剰血流による合併症を認めた症例を提示し，本稿を終える．

＜症例に学ぶ：静脈高血圧・過大シャントの例＞

　79歳男性，透析歴6年．アクセスは左前腕内シャント．吻合部直上の狭窄に対し3回のVAIVT施行歴がある．今回も同様の吻合部直上の狭窄でVAIVTを施行したが，後日VAIVT施行時にはみられなかった前腕の腫脹・熱感が著明となった．診察上，シャント肢全体の腫脹を認め，特に前腕の腫脹が高度であった．前胸部には著明な側副血行路を認めた（図2a）．聴診では，明らかな狭窄音は聴取されなかった．触診上，吻合部にスリルを触知したが，シャントは全体的に拍動調で血管の張りが強く，圧が高い印象であった．超音波検査では，シャント血流量は2.3L/分と過剰血流を認めた．可視範囲では狭窄は認めなかった．造影CTでは，腕頭静脈が胸骨と大動脈弓に挟まれて虚脱しており（図2b），解剖学的狭窄による静脈高血圧と診断した．VAIVTによって吻合部直上の狭窄が解除されシャント血流が改善したことにより，中枢静脈の高度狭窄が顕著となり，静脈うっ滞が加わったことで，過大シャントおよび静脈高血圧を呈したと考えられた．外来で経過をみていたが，上肢腫脹の改善がみられないため，反対側（右）に新シャントを作製し，過大シャントは閉鎖した．その後は，浮腫はほぼ消失し経過良好である．

　過剰血流は，シャント肢の浮腫や疼痛で発見されることが多く，また，ソアサム症候群や静脈高血圧，鎖骨下動脈スチール症候群，不整脈，高心拍出量性心不全などを呈することもある．ドライウェイトや血圧のコントロール，運動など内科的治療を行っても改善を認めない場合は，外科的治療を行う．本症例は，中枢静脈の解剖学的な高度狭窄による静脈高血圧であったためシャント閉鎖術を選択したが，純粋な過剰血流という単一の原因であれば，バンディング（血流抑制）術や，シャント閉鎖術および非シャントアクセス（動脈表在化など）を作製する方法などがある．

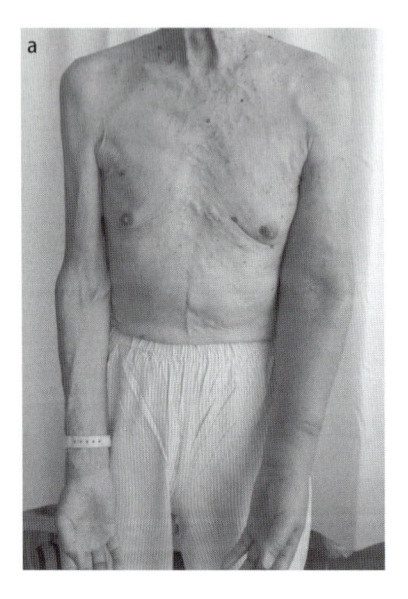

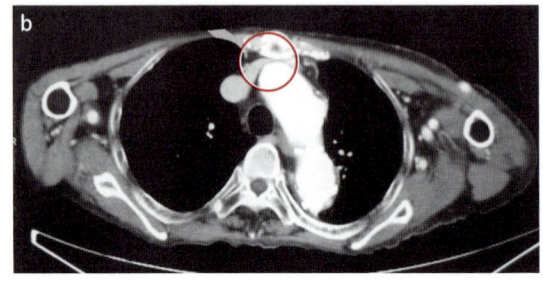

図2　静脈高血圧
a．身体所見：シャント肢（左）の著明な腫脹，前胸部に側副血行路の発達を認める．
b．造影CT所見：胸骨と大動脈瘤により腕頭静脈が高度に圧排され，虚脱している（○）．

文　献
1) 「バスキュラーアクセス完全マスターガイド」（赤松眞 著），メディカ出版，2010.
2) 「バスキュラーアクセス超音波テキスト」（春口洋昭 編著），p.104-105，医歯薬出版，2011
3) 野口智永：1-2 閉塞．特集1　バスキュラーアクセスの合併症，透析ケア，17（8）：18-21, 2011
4) 日本透析医学会：『慢性血液透析用バスキュラーアクセスの作製および修復に関するガイドライン』2011年版．透析会誌，44, 855-938, 2011

第1章 腎代替療法（RRT）

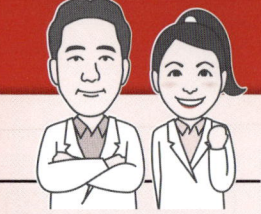

各論 ケースで学ぶ，導入・管理・トラブル対応

4 透析患者の肺炎でもこの投与量でいいのですか？
～透析患者への薬剤投与の注意点

内田大介，小田 剛，櫻井 彩

ポイント

① 腎不全患者への抗菌薬には，①調節が必要でない薬剤，②1回用量や投与時間の調節が必要な薬剤，③使用禁忌の薬剤の3種類がある．

② 初回は通常量と同等を投与する．

③ 用量の調節は薬剤ごとに異なるため，そのつど，調べるか薬剤師に問い合わせることが大切である．

④ 治療薬物モニタリング（TDM）が利用できる薬剤は，血中濃度を測定して，薬剤師に問い合わせる．

【症例】75歳，男性

腎硬化症による末期腎不全にて3年前から週3回の血液透析を行っている．昨日から，38.8℃の発熱とともに，黄色痰を伴った咳があり，次第に息切れが出現してきたため，救急外来を受診した．血圧156/110 mmHg，脈拍114回/分，呼吸数36回/分，SpO₂ 85％（room air）で，吸気時に左下肺野で湿性ラ音を聴取した．頭痛はなく，意識は清明であったが，全体的につらそうな印象であった．左方移動を伴った白血球増加を認め，CRPの上昇を認める以外に，肝機能異常や凝固異常，血小板減少はなかった．胸部X線では，左下肺野に浸潤影を認めた．肺炎の診断で救急部から，入院加療を含めて相談になった．

研修医：救急部の先生から，肺炎ということで入院させてくださいとの電話です！
指導医：わかりました，救急外来に行きましょう．

透析患者の呼吸苦

研修医：肺炎が疑わしいですね．
指導医：そうですね．透析患者の呼吸不全の原因として心不全や肺炎が多いと思いますが，

今回の症例ではどのような点が肺炎だと思いましたか？
研修医：発熱，咳ですか？
指導医：咳は心不全でも認める所見ですし，発熱も肺炎以外の熱源とも考えられるから，肺炎であるということにはなりませんよね．
研修医：あっ！ 黄色の痰とかですか？ 片側の浸潤影とかもそうですか？？
指導医：そうです．通常は，心不全では黄色痰というより泡沫痰ですし，片側浸潤影というより両側肺陰影です．
研修医：肺炎なのか心不全なのかって，判断がつかないこともよくありますよね．肺炎の診断は難しいですよね．
指導医：市中肺炎の典型的な病態は，発熱65〜90％，咳80〜90％，痰60〜80％などが典型的な症状ですが[1]，年齢や重症度によって異なります．病歴や所見を組み合わせたHeckerling[2]や，Diehr[3]といった肺炎の診断スコア（**表1，2**）もあり，それに加えて胸部画像も含めて診断します．心不全であれば，フラミンガムの項目のように，発作性夜間呼吸困難や起坐呼吸，頸静脈怒張，下肢浮腫，臥位で増強する咳嗽などがあり，S3 gallop（感度：12〜32％，特異度：95〜96％[4]）やBNP高値，胸部X線でのKerley's B line（感度：97％，特異度：95％[5]）などが有用とされます．しかし，肺炎を契機に心不全を併発することもよくあり，厳密に判別するのは難しいのです．
研修医：そうなのですね．
指導医：良好な喀痰が採取できたみたいですので，グラム染色してみましょうか．

表1　Heckerling rule

基準有病率を5％とすると	
①37.8°C以上の発熱	
②100/分以上の頻脈	
③crackle	
④呼吸音減弱	
⑤基礎疾患に喘息がないこと	

の5項目のうち，いくつを満たすかによって肺炎である確率が変わる

0個	＜1％
1個	1％
2個	3％
3個	20％
4個	25％
5個	50％

表2　Diehr rule

鼻汁	−2点
咽頭痛	−1点
寝汗	＋1点
筋肉痛	＋1点
1日中痰が出る	＋1点
呼吸数 ＞25/分	＋2点
体温 ≧37.8°C	＋2点

−1点未満	：LR 0.22
−1点以上	：LR 1.5
＋1点以上	：LR 5.0
3点以上	：LR 14

＊LR（likelihood ratio）は陽性尤度比のこと

研修医：はい！
指導医：何がみえますか？（図）
研修医：グラム陽性双球菌です!! 肺炎球菌だと思います．
指導医：すばらしいですね．それでは，低酸素血症があって酸素投与も必要ですし，入院して抗菌薬で治療していきましょう．

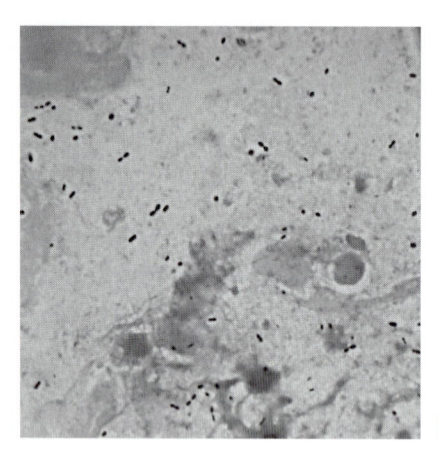

図　喀痰のグラム染色（肺炎球菌性肺炎）

透析と抗菌薬

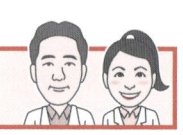

1）抗菌薬の種類

指導医：どうしましたか？
研修医：うーん．感染症に関してのレジデント向けの本には，市中肺炎であれば，アンピシリン・スルバクタムもしくはセフトリアキソンと記載されていたのですが，透析患者では…という項目がなくて．
指導医：そうですね．
研修医：ポケットサイズの薬剤の本でも，記載がなくて，困っていました．
指導医：透析と抗菌薬という面からは，薬剤は3つに分けられます．①肝代謝など腎不全患者でも通常量の投与で問題ない薬剤，②腎不全患者では1回投与量や投与間隔を調節する薬剤，③腎不全患者には禁忌の薬剤，です（表3）．

2）抗菌薬の投与方法

指導医：アンピシリン・スルバクタムは腎排泄の薬剤ですが，どうしましょうか？
研修医：添付文書では，「高度の腎障害のある成人患者に本剤を投与する場合は，本剤の投与量及び投与間隔を調節する等，慎重に投与すること」，「中等度ないし高度に腎機能

表3 腎不全と抗生物質の代表例

①投与量の調節の必要がない薬剤

セフトリアキソン，セフォペラゾン，リネゾリド，クリンダマイシン，エリスロマイシン，アジスロマイシン，ドキシサイクリン，メトロニダゾール，イソニアジド，リファンピシン，ミカファンギン，ボリコナゾール内服

②腎不全で調節が必要な薬剤

抗生物質

ペニシリン系	ペニシリンG，アンピシリン，アンピシリン・スルバクタム，ピペラシリン，ピペラシリン・タゾバクタム，アモキシシリン・クラブラン酸
セファロスポリン系	セファゾリン，セフォタキシム，セフタジジム，セフェピム，アズトレオナム
カルバペネム系	メロペネム，イミペネム，ドリペネム
キノロン系	シプロフロキサシン，レボフロキサシン
グリコペプチド系	バンコマイシン，ダプトマイシン
アミノグリコシド系	ゲンタマイシン，トブラマイシン，アミカシン
マクロライド系	クラリスロマイシン
テトラサイクリン系	テトラサイクリン
抗結核薬	エタンブトール，ピラジナミド

抗真菌薬

フルコナゾール，イトラコナゾール

抗ウイルス薬

アシクロビル，バラシクロビル，ガンシクロビル，ホスカルネット

③末期腎不全に使用できない薬剤

ボリコナゾール静注

が低下している患者ではアンピシリン・スルバクタムの$t_{1/2}$が延長する」って書いてあります．これでは….

指導医：そうですね．添付文書はこのように書いてあることが多いのです．具体的にどうすればいいのかわからないから，薬剤師さんに聞いてみましょう．

〜薬剤師への相談〜

研修医：すみません．ちょっと相談があるのですが….

薬剤師：なんでしょうか？

研修医：先ほど入院した肺炎の透析患者さんにアンピシリン・スルバクタムを使いたいと考えていますが，添付文書をみても，どうすればいいかわからないのです．

薬剤師：『サンフォード感染症治療ガイド』では1回3gを1日1回で，透析日は透析後とされています．

研修医：サンフォード？

薬剤師：海外の投与量を基本に設定されていますが，腎不全の段階ごとでの投与方法の調節

研修医：でも，海外の量は日本の保険認可量よりも多いのですよね．

薬剤師：一概にそうともいえません．日本でもアンピシリン・スルバクタムの場合には投与量の上限が改訂（2012年8月改）され，重症の場合は，海外と同じ投与量が認可されました．腎機能正常時にどれくらいの投与量を使用したいかを踏まえて，腎不全患者への投与量を調節します．

指導医：感受性試験のSusceptible/Intermediate/Resistantは，Clinical Laboratory Improvement Service（CLIS）で，一定の抗菌薬の量において，感受性があるかどうかが判定されています．おおよそは，サンフォードに記載されている投与量と同等です．CLISの判定基準を用いている場合には，その投与量がなされているということが前提になっているのですよ．

ワンポイント！
腎不全患者への抗菌薬の投与が掲載されている参考資料

- The Sanford Guide to Antimicrobial Therapy（David, N.M.D.Gilbert, Robert, C.Jr.M.D.Moellering, George, M.M.D.Eliopoulos）Antimicrobial Therapy, 2012（サンフォード感染症治療ガイド）
- Drug Information Handbook 2012-2013：A Comprehensive Resource for All Clinicians and Healthcare Professionals（American Pharmacists Association），Lexi-Comp, 2012
- MICROMEDEX®：http://www.micromedex.com/index.html（2013年4月閲覧）
- The Renal Drug Handbook（Caroline Ashley & Aileen Currie），Radcliffe Publishing, 2008
- 「CKD診療ガイド2012」（日本腎臓学会 編），東京医学社，2012
- 「腎不全と薬の使い方Q&A─腎不全時の薬物投与一覧」（平田純生 著），じほう，2005
- 「透析患者への投薬ガイドブック 改訂2版」（平田純生，和泉 智，古久保拓 編著），じほう，2009

3）実際の投与方法

研修医：では，オーダーします．

薬剤師：もう1つ重要なポイントがあります．腎不全患者・透析患者でも初回投与量は腎機能正常患者と同じでないと，血中濃度を適正に維持できません．ですから，初回投与量は腎機能に関係なく設定する必要があります．

研修医：そうですね．腎不全では薬剤の排泄が低下しますが，初回は全く体内に薬剤がない状態と考えると，普通の人と同じですからね．

指導医：肺炎は4時間以内に治療を開始した方がよいとされています[6]．1回目はとりあえず通常量を投与して，後で，じっくりと調べたり薬剤師の先生に聞いたりしてもよいのです．

研修医：救急外来では，とりあえず，通常量を投与してよいのですね．

薬剤師：今後の透析はどうなりますか？

研修医：おそらくは，週3回の透析を継続すると思います．

薬剤師：アンピシリン・スルバクタムのように，血液透析で薬が除去されてしまうこともあります．用量調節だけでなく投与するタイミングも大事です．透析後に投与できるように，時間の調節も行った方がよいと思います．

ワンポイント！
腎不全時の薬物投与の基本
- 初回投与量は，腎機能正常時と同じである．
- 透析で除去される薬剤を用いるのであれば，透析後に投与できるようにタイミングを考える．
- CRRTなど透析効率が変わる際には，再度，用量調節が必要である（後述参照）．

4）TDMとは？

研修医：他に薬剤師さんに聞いた方がいいことは何かありますか？

薬剤師：腎排泄の薬剤では，腎不全で排泄が遷延します．例えば，バンコマイシンとかテイコプラニンなどを使用する場合には，治療薬物モニタリング（therapeutic drug monitoring：TDM）で体格などを考慮して血中濃度をもとに，投与量や投与間隔を決めるのでご連絡いただけますか．

研修医：はい！

ワンポイント！
TDMが必要な抗菌薬
- バンコマイシン
- テイコプラニン
- アミノグリコシド系（ゲンタマイシン，アミカシン，トブラマイシン，など）

今回の症例には，アンピシリン・スルバクタムを1回3g，1日1回で投与し，次第に肺炎は改善に向かった．喀痰の培養から肺炎球菌（penicillin-susceptible S. pneumoniae：PSSP，ペニシリン感受性肺炎球菌）が同定され，3日目からアンピシリンを1回2g，1日1回へ変更した．血液培養も陰性であり，徐々に消失傾向にあった肺陰影は遷延したが，1週間の治療で抗菌薬終了とし，肺炎球菌ワクチンを接種して退院とした．

血液透析以外の透析と抗菌薬

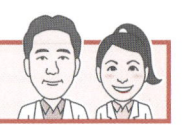

1）腹膜透析

研修医：腹膜透析（peritoneal dialysis：PD）患者さんの場合はどうすればいいですか？ あまり記載がありません．

薬剤師：コンパクトサイズの本には記載がないこともありますが，成書などには投与方法に関して記載があります．しかし，CAPD（continuous ambulatory peritoneal dialysis：連続携行式腹膜透析）やAPD（automated peritoneal dialysis：自動腹膜透析）など，PDの種類で透析状況が異なります．APDは夜間のみ透析されている状態なので，CAPDと同じ投与方法でよいのかはわかりません．

2）持続的腎代替療法

薬剤師：もし状態が悪くなって，持続的腎代替療法（continuous renal replacement therapy：CRRT）へ変更になるようであれば，連絡をいただきたいです．

研修医：わかりました．透析の効率が，血液透析と異なるからですよね．

薬剤師：そうです，一般的には血液透析の投与量よりも増量する必要があります．サンフォードなどにもCRRTの記載はあります．しかし，日本の薬剤の保険認可量は海外と異なりますので，海外の用量でよいかどうかはわかりません．

文 献

1) Mandell, Douglas, and Bennett's Principles and Practice of Infectious Diseases（Gerald L. Mandell, John E. Bennett & Raphael Dolin），Churchill Livingstone, 2009
2) Heckerling, P.S., Tape, T.G., Wigton, R.S. et al.: Clinical prediction rule for pulmonary infiltrates. Annals of Internal Medicine, 113：664-670, 1990
3) Diehr, P., Wood, R.W., Bushyhead, J., Krueger, L., Wolcott, B., Tompkins, R.K.: Prediction of pneumonia in outpatients with acute cough--a statistical approach. J Chronic Dis, 37（3）：215-225, 1984
4) 「マクギーの身体診察」（柴田寿彦 訳），p.242-246, 353-360, 診断と治療社，2009
5) Daniel A. Lichtenstein, MD, FCCP and Gilbert A. Mezière, MD, Relevance of lung ultrasound in the diagnosis of acute respiratory failure: the BLUE protocol. Chest, 134（1）：117-125（Epub 2008 Apr），2008
6) Houck PM, Bratzler DW, Nsa W, et al. Timing of antibiotic administration and outcomes for Medicare patients hospitalized with community-acquired pneumonia. Arch Intern Med, 164：637-644, 2004

コーヒーブレイク

❽ 維持透析患者への造影剤使用について

　造影剤腎症は72時間以内に血清クレアチニン（Cr）値が前値より0.5 mg/dL以上または25％以上増加した場合と定義されている[1,2]．しかし，維持透析患者では透析によりCr値が変動するため造影剤使用による腎障害の程度は不明である．透析導入後，しばらく尿量が維持される患者は多いが，造影剤使用後には明らかに尿量が低下する．血液透析患者の残存腎機能の低下は生命予後に深くかかわることが報告されている[3]．したがって透析患者においても残存腎機能を維持することはきわめて大事であり，造影剤使用後の尿量の推移を把握することはきわめて重要である．

　造影剤使用直後の血液浄化療法には，造影剤腎症の予防効果がないことが数多く報告されている[4]．腹膜透析においては，造影剤が残存腎機能に影響を与えなかったとの報告[5,6]がある．しかし，この研究は残存腎機能が4.0 mL/分/1.73 m^{2}以上であり，尿量も1,000 mL以上保たれている患者が対象である．非透析患者における造影剤腎症の予防では，生理食塩液の投与が造影剤腎症予防に有効であることがRENO研究などで示されている[7]．しかし，維持透析患者では，生理食塩液の投与は溢水の原因ともなるため推奨できない．

　維持透析患者における造影剤腎症の予防に関する有用な研究はまだない．造影剤を除去するための血液浄化療法は原則として必要ないが，体液量や造影剤の使用量によっては緊急透析が必要となることもある．

（市川大介）

文　献

1) Kidney International Supplements. 2, 69-88, 2012
2) 「腎障害患者におけるヨード造影剤使用に関するガイドライン2012」（日本腎臓学会・日本医学放射線学会・日本循環器学会 編），東京医学社，2012
3) Bargman, J., M. et al. : Relative contribution of residual renal function and peritoneal clearance to adequacy of dialysis : a reanalysis of the CANUSA study. J Am Soc Nephrol, 12 (10) : 2158-2162, 2001
4) Cruz, D., N. et al. : Renal replacement therapies for prevention of radiocontrast-induced nephropathy : a systematic review. Am J Med, 125 (1) : 66-78.e3, 2012
5) Effect of radio contrast media on residual renal function in peritoneal dialysis patients--a prospective study. Nephrol Dial Transplant, 21 (5) : 1334-1339, 2006
6) Effect of iodinated contrast agents on residual renal function in PD patients. Nephrol Dial Transplant, 21 (4) : 1040-1045, 2006
7) Recio-Mayoral, A. et al. : The reno-protective effect of hydration with sodium bicarbonate plus N-acetylcysteine in patients undergoing emergency percutaneous coronary intervention : the RENO Study. J Am Coll Cardiol, 27 ; 49, (12) : 1283-1288, 2007

第1章 腎代替療法（RRT）

各論 ケースで学ぶ，導入・管理・トラブル対応

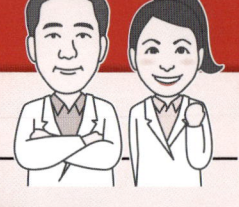

5 食事が摂れない血液透析患者さんがいます．どうしたらよいですか？
〜透析患者の栄養管理

音羽孝則，友廣忠寿，清水朋子

ポイント

① 透析患者の食欲低下にはさまざまな原因がある．
② 栄養管理の基本を理解したうえで迅速に栄養処方を行えるようにする．
③ 常に現在の栄養処方が適切かどうかを評価する．
④ 栄養処方の代表的なピットフォールを理解する

研修医：先生，看護師から「入院透析患者の○○さんが最近食事をほとんど食べられないようです．どうしたらいいですか？」と相談されました．

指導医：それで先生はどのように対応しようと考えているのですか？

研修医：ちょっと自分で調べてみたのですが，透析時静脈栄養（intradialysis parenteral nutrition：IDPN）が有用だと教科書に書いてあったのでそれを行ってみようと思いました．

指導医：なるほど，よく勉強していますね．IDPNは透析患者独特の栄養療法で，透析中に回路からブドウ糖やアミノ酸を投与することですね．確かにIDPNはうまく利用すれば有用な効果が得られます．それでは，なぜこの患者さんは食事を摂れないのでしょうか？

研修医：すみません…．栄養を補給することばかりに目を向けてしまっていました．言われてみれば以前はほぼ全量摂取できていたようですし…．栄養補給よりも原因を調べることが重要なのですね．ここ数日は2〜3割ぐらいしか食べていないみたいで，○○さんに聞いても「あんまりお腹が空かない」としか訴えがないようです．

指導医：食欲低下がみられた場合には，まずその原因を調べることが重要です．食欲低下には表1のようなさまざまな原因があります．特に透析患者の場合には，透析に関連する問題があることを忘れてはいけません．また加齢によって，義歯のかみ合わせが悪くなり食欲が低下する患者もいます．

研修医：透析患者の食欲低下には，いろいろな原因があるのですね．

表1 透析患者の食欲低下の原因

加齢
消化管疾患〔便秘,胃炎,逆流性食道炎,糖尿病による胃不全麻痺(gastroparesis)など〕
薬の副作用
身体活動量の低下
味覚障害
義歯のかみ合わせ
精神的問題(抑うつ,認知症など)
合併症
透析関連(透析不足,透析液の汚染,生体適合性が不良な透析膜)
透析日と非透析日の食事時間

指導医:そうなのです.これらを1つずつ除外していくことで診断していくわけですが,はっきりと原因がわかることは少なく,逆にさまざまな原因が混在していることが多いのです.ところで○○さんにどのような食事を指示したのですか?

研修医:えーっと,「透析食」という食事を出しています.

指導医:それはどういった内容ですか?

研修医:ちょっとすぐにはわかりません….病院の食事指示で「透析患者用」と記載があったのでこれにしていたのですが….

指導医:**患者さんにどのような食事を出しているかを把握することはすべての医師にとって,非常に大事なことですよ**.透析患者というだけで特殊に捉えられてしまうことが多いけれど,基本的なアプローチは変わりません.IDPNを行うことも悪くないのかもしれないけれど,食事を食べられない原因は何か,今の食事内容が適切なのかどうかを考えなくてはいけませんね.

研修医:確かにそうですね.

指導医:それでは今回は透析患者における栄養について勉強しよう.

透析患者の食事療法

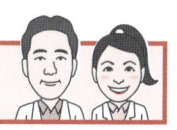

指導医:表2には保存期腎不全,つまり透析導入前の患者と血液透析を行っている患者の食事療法の基準が記載されています[1].これをみて何か気づくことはありますか?

表2 慢性腎臓病（CKD）の食事療法基準

ステージ（病期）	エネルギー(kcal/kg/日)	タンパク質(g/kg/日)	食塩(g/日)	K(mg/日)
ステージ1（GFR≧90）				
尿蛋白量0.5 g/日未満（注2）	27～39（注1）	ad lib	10未満（注3）	
尿蛋白量0.5 g/日以上	27～39（注1）	0.8～1.0	6未満	
ステージ2（GFR60～89）				
尿蛋白量0.5 g/日未満（注2）	27～39（注1）	ad lib	10未満（注3）	
尿蛋白量0.5 g/日以上	27～39（注1）	0.8～1.0	6未満	
ステージ3（GFR30～59）				
尿蛋白量0.5 g/日未満（注2）	27～39（注1）	0.8～1.0	3以上6未満	2,000以下
尿蛋白量0.5 g/日以上	27～39（注1）	0.6～0.8	3以上6未満	2,000以下
ステージ4（GFR15～29）	27～39（注1）	0.6～0.8	3以上6未満	1,500以下
ステージ5（GFR＜15）	27～39（注1）	0.6～0.8（注4）	3以上6未満	1,500以下
ステージ5D（透析療法中）	以下の表（血液透析，腹膜透析）に示す			

kg：身長（m）^{2}×22として算出した標準体重
GFR：糸球体濾過量（mL/分/1.73m^2）
ad lib：任意
注1）厚生労働省策定の「日本人の食事摂取基準（2005年版）」と同一とする．性別，年齢，身体活動レベルにより推定エネルギー必要量は異なる．
注2）蓄尿ができない場合は，随時尿での尿タンパク/クレアチニン比0.5
注3）高血圧の場合は6未満
注4）0.5 g/kg/日以下の超低タンパク食が透析導入遅延に有効との報告もある．

血液透析（週3回），腹膜透析

エネルギー(kcal/kg/日)	タンパク質(g/kg/日)	食塩(g/日)	水分(mL/日)	K(mg/日)	P(mg/日)
27～39（注1）	1.0～1.2	6未満	できるだけ少なく（15 mL/kgDW/日以下）	2,000以下	タンパク質（g）×15以下

kg：身長（m^2）×22として算出した標準体重
kgDW：ドライウェイト（透析時基本体重）
注1）厚生労働省策定の「日本人の食事摂取基準（2005年版）」と同一とする．性別，年齢，身体活動レベルにより推定エネルギー必要量は異なる．
文献1より引用．

1）タンパク質

研修医：タンパク質摂取量が異なりますね．保存期腎不全ではよりタンパク質制限が厳しくなっています．

指導医：そうですね．血液透析を導入すると，患者の食事制限は若干緩くなるのです．どうしてかわかりますか？

研修医：透析になれば，腎臓のことは気にしなくてよいからですか．

指導医：残念ながら違います．透析を導入してもなお残されて

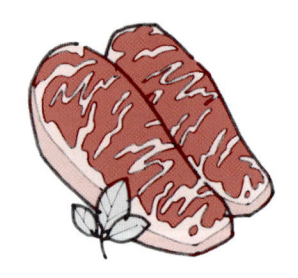

いる腎機能（残存腎機能）は大事です．残存腎機能の維持は腹膜透析において利点として取り上げられることが多いのですが，血液透析患者においても生命予後に関連する因子であることが報告されています[2]．血液透析患者のタンパク質摂取量がやや多いのは，透析を導入するとアミノ酸が除去されるため，ある程度のタンパク質摂取量が必要となるからです．例えば，ポリスルホン膜を用いた場合には1回の透析で約6～10 gのアミノ酸が喪失すると報告されています[3]．

研修医：なるほど，それで血液透析患者では標準体重あたり1.0～1.2 g/kg/日とやや多めに設定されているのですね．

指導医：そうなのです．ただ，どれくらいのタンパク質摂取量がよいのかに関しては明確なエビデンスはありません．施設によっては非常に厳格なタンパク質制限を行っているところもあります．

研修医：そうだったのですね．

指導医：体を構成しているタンパク質（体タンパク質）は合成（同化）と分解（異化）によってバランスがとられています．同化よりも異化の方が大きければ，体タンパク質量は減少し，逆に同化よりも異化の方が小さければ，体タンパク質量は増加します．**透析患者において問題となるのは主に体タンパク質量の減少です**．同化を抑制する要因はタンパク質摂取量の減少，透析液中へのアミノ酸の喪失，運動不足などであり，異化を促進する要因は尿毒症物質の蓄積，エネルギー摂取量の減少，代謝性アシドーシス，透析液からのエンドトキシンによる汚染，生体適合性の不良なダイアライザ，炎症などがあります．

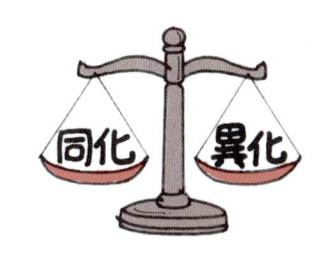

研修医：タンパク質だけでもいろいろ考えなければいけないのですね…．

指導医：そうです．ところで標準化タンパク窒素出現率（normalized protein nitrogen appearance：nPNA）という言葉は聞いたことがありますか？

研修医：いいえ，聞いたことはありません．

指導医：これは1日のタンパク質摂取量を示す指標（体重1 kgあたり）として用いられているもので，透析前後のBUNから算出することができます．日本透析医学会調査統計委員会の報告によれば1.1～1.3 g/kg/日を対照とした場合，それ以上でも以下でも死亡のリスクが高くなることが知られています[4]．

研修医：へえー，透析前後の採血だけでタンパク質の摂取量までわかるのですね．

2）エネルギー

指導医：さて，タンパク質制限の話をしたけれど，これはしっかりとエネルギーを摂取したうえで行わないと低栄養になってしまいます．ではどれくらいエネルギーを摂ればいいのでしょうか？

研修医：表2（p.130）にあるように27〜39 kcal/kg/日ではないのですか．

指導医：そうですね．しかし，60 kgの人だったら1,620〜2,340 kcalと720 kcalも幅が出てしまいます．これが毎日となるとかなりの違いになりますが….

研修医：確かにそうですね．ではどうやって決めたらよいのですか？

指導医：推定エネルギー必要量は厚生労働省による「日本人の食事摂取基準（2010年版）」[5]に基づいて基礎代謝量と身体活動レベルから算出されます．表3にエネルギーの食事摂取基準を示します．標準体重によって若干の増減はありますが，目安として用いてもよいでしょう．腎不全患者のエネルギー代謝については十分な検討がされておらず，一定の見解がないのが現状です．ですからある程度の幅をもたせた基準となっているのです．

研修医：なるほど，わざと幅をもたせているのですね．

指導医：大切なことは，食事オーダー後に体重変化やバイオインピーダンスなどを用いて体脂肪量や筋肉量をモニタリングすることにより，患者の体重が適切かどうかを経時的に評価することなのです．

3）水分，塩分

指導医：さて，次は水分と塩分です．図をみてほしいのだけれど，これは透析記録といって，透析中の血圧や臨床症状などの経過を示したものです．ここに記載されている基礎体重とは別名ドライウェイト（dry weight：DW）といい，透析後に目標とする体重のことで，体重増加量とは前回の透析後から，どれだけ体重が増えているか示し

表3　エネルギーの食事摂取基準（2010年版）
推定エネルギー必要量（estimated energy requirement：EER）

性別	男性（kcal）			女性（kcal）		
身体活動レベル	Ⅰ	Ⅱ	Ⅲ	Ⅰ	Ⅱ	Ⅲ
30〜49（歳）	2,300	2,650	3,050	1,750	2,000	2,300
50〜69（歳）	2,100	2,450	2,800	1,650	1,950	2,200
70以（歳）	1,850	2,200	2,500	1,450	1,700	2,000

身体活動レベル
Ⅰ：生活の大部分が坐位で静的な活動が中心の場合（立位・歩行1時間）
Ⅱ：坐位中心の仕事だが，職場内での移動や立位での作業・接客など，あるいは通勤・買物・家事，軽いスポーツなどのいずれかを含む場合（立位・歩行2時間）
Ⅲ：移動や立位の多い仕事への従事者．あるいはスポーツなどの活発な運動がある場合（立位・歩行3時間）
文献6をもとに作成．

第1章 各論

5 食事が摂れない血液透析患者さんがいます．どうしたらよいですか？

氏名	N野 様 72才	透析施行日	○年 ○月 ○日( )
透析回数	ベッドNo.	透析機	透析液 キンダリー4E
基礎体重 52kg	透析時間 4時間	ダイアライザ	血流量 mL/分
抗凝固薬（ワンショット） mL 印		抗凝固薬（持続）（2mL/時間） mL	

注射薬

		月	水	金	印
①					
②					
③					
④					
⑤					
⑥					
⑦					

血圧グラフ 13:00〜16:00：160→130→115→100→90

開始前 / 開始後チェック
- 抗凝固薬 / 設定
- 透析準備 / 透析開始
- カプラー / 血流量
- 生食ライン / ポンプSW
- 処置表 / ヘパリンSW
- 濃度 / 気泡SW
- 透析液AB / 抗凝固薬総量
- ダイアライザ / ヘパリンダイアル
- / ヘパリンライン
- / 鉗子数
- / AV接続
- / ワンショット
- 前日チャート / タイマーON

身体所見
体温	前 ℃	後 ℃
心拍数	前 整・不	後 整・不
シャント	正常／異常 前確認	正常／異常 後確認
食欲	良・減・無	
便通	有(回/ 日) ・無(日間)	
浮腫	左( )	右( )
備考		

穿刺部 / 液温 / 残量 / 血流量 / 静脈圧 / TMP / 除水速度 / 除水量

時間｜コメント｜サイン｜時間｜コメント｜サイン

前回体重	52.0 kg
前体重	55.8 kg
後体重	(kg) kg

体重増加量 3.8 kg
透析（前－後） kg

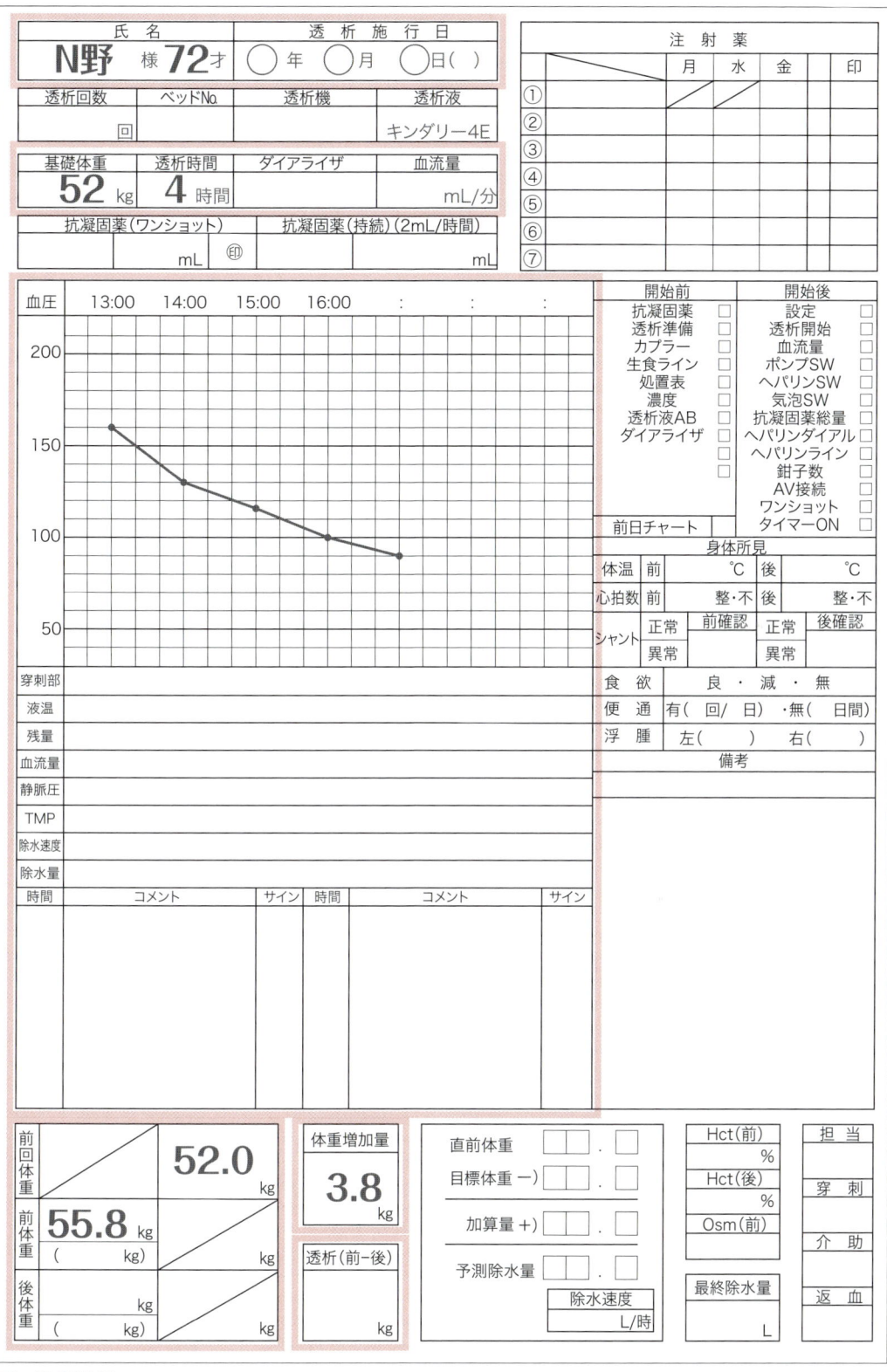

- 直前体重 ．
- 目標体重 − ．
- 加算量 + ．
- 予測除水量 ．
- 除水速度 L/時

Hct(前) ％
Hct(後) ％
Osm(前)
最終除水量 L

担当 / 穿刺 / 介助 / 返血

図　透析記録

います．この患者さんはDWが52 kg，体重増加量は3.8 kgだね．そして透析が経過するにつれ，どんどん血圧が下がっているのがわかりますか？

研修医：透析開始後は収縮期血圧が160 mmHgくらいあったのが，終了時には90 mmHg程度に下がっていますね．

指導医：その通り．結構下がっていますよね．このくらい血圧が下がってしまうと透析後の疲労感が強くなり，外来での通院透析の場合だと透析後に帰宅するのが困難になってしまうこともあります．体重増加量がさらに多くなると，無理な除水を行わずに透析時間を延長し，高浸透圧の補液を行うことがあります．このため，透析間の体重増加量が多くなりすぎないように指導しなくてはいけません．**体重増加量の目安として，透析間が1日（中1日）ならDWの3％，透析間が2日（中2日）ならDWの5％に押さえるのが基本です**．

研修医：なぜ体重増加量の3〜5％なのですか？ 何か根拠があるのですか？

指導医：なかなかいい質問ですね．日本透析医学会の統計調査委員会によれば，透析間の体重増加量が体重の2％以下と6％以上で予後が不良であった[6]という報告や，近年の米国でも体重増加量が4.8％以上で死亡率が上昇すると報告されています[7]．また，この研究では1時間あたり体重の1％以上の除水も死亡率を上昇させると報告しており，急激な除水による体液コントロールのリスクを示しています．

研修医：それでは，この患者さんではDW 52 kgで中1日だから，その3％以内，つまり1.6 kg程度にしなければいけないのですね．

指導医：そうですね．そうすると3.8 kgの体重増加は明らかに多いですよね．

研修医：わかりました．しっかり水分制限をするように指導します．

指導医：ちょっと待ってください．水分制限も必要ではあるけれど，まず注意すべきは塩分なのです．私たちも塩辛いものを食べると水が飲みたくなりますよね．ナトリウム（Na）摂取で血漿浸透圧が上昇して口渇感を生じ，飲水行動へつながるのです．すなわち，ナトリウムの過剰摂取は細胞外液量の増加をきたすことになるのです．ですから，**まずはしっかりと塩分制限を行うことが重要**なのです．目安としては1日6 g以下となっています．

研修医：なるほど．まずは，水分制限より塩分制限が優先されるわけですね．でも，透析患者の塩分摂取量は尿が出ていないからわからないですよね．

指導医：1日の食塩摂取量は以下の推定式を用いて算出することができます[8]．

Na摂取量（mEq）＝水曜日の透析前（Na）×（DW×0.6＋体重増加量）−月曜日の透析後（Na）×DW×0.6

食塩摂取量（g）＝Na摂取量（mEq）×58.5/1,000

上記を1日当たりで求めるには

1日食塩摂取量（g/日）＝食塩摂取量（g）/（透析間の時間÷24）

＊残存腎機能がある場合には，尿中Na排泄量を加算する

研修医：なるほど，これを使って計算すれば指導に生かすことができるのですね．

指導医：しかし，われわれが「塩分の量をこのくらいにしてください」と言っても美味しくなければ食べられません．ここで管理栄養士の力が必要になるわけです．では管理栄養士の話を聞いてみましょう．

管理栄養士：減塩はいきなり低い目標に設定すると継続できません．適切な食品を選択し，調理や組み合わせの工夫が必要になります．患者さんに理解と自覚をしていただくことと同時に，患者さんのご家族の協力が必要になります．特に塩分制限の工夫についての12カ条を示します（**表4**）．

研修医：このようなことを患者さんに教えてあげるとより信頼されますね．勉強します！

4）カリウム（K）

指導医：腎不全患者に対してカリウム制限が必要な理由は，高カリウム血症になると致死性不整脈を起こすからということは知っていますね．

研修医：はい，聞いたことがあります．ただ，透析患者がどれくらい摂取してよいのかは知りません．

指導医：一般的に血液透析における透析液のカリウム濃度は2 mEq/L程度であり，4時間で約50 mEq/Lしか除去されません．これは2,000 mg程度に相当するため，透析患者のカリウム摂取は1日1,000 mgまでと考えられます．近年カリウムを1日1,800 mg以上摂る患者の死亡率は高くなるという報告[9]や，血清カリウム値が5.6 mEq/Lを超えると死亡率が加速度的に増加するといった報告[10]があるため，極力控えるよう指導した方がよいでしょう．

研修医：カリウムはどんなものに含まれているのですか．

管理栄養士：野菜類や芋類，生果物，ドライフルーツ，豆類などに含まれています．野菜類，芋類は茹でこぼしたり，表面積を大きく切り水にさらしたりすることで，30〜50％程度カリウムの除去ができます．患者さんにカリウムの含有量一覧表を渡して指導するのも効果的です．これはインターネットなどでも調べられますよ．
健康食品の摂取なども注意しましょう．

5）リン（P）

指導医：最後は，リンについてです．では，リンが高くなると何が問題なのでしょうか．

研修医：うーん，高リン血症の症状は…．

指導医：**リンが高くても特に目立った症状が出ることはありません．しかし，長期的にみると骨病変だけでなく血管の石灰化を促進し，心筋梗塞や脳梗塞のリスクとなります．このため透析患者における高リン血症は高血圧，脂質代謝異常と同様にサイレントキラーともいわれているのです．**

表4　塩分制限の工夫12カ条

①薄味に慣れる	
だし汁150 cc にみそ10 g＝塩分1.2 g）が薄いと感じたら，患者の舌は濃い味に慣れている．試してみてはどうだろうか？また，顆粒のだしは小さじ1杯5 gで1 g以上の塩分があるので注意	
②漬物・汁物・麺類に注意する	
基本は禁止．浅漬けにする・麺類の汁は残す 　※汁だけでなく麺にも食塩が多く含まれている	
③効果的に塩味を利用する	
全体的に薄味にするのではなく，メインに多めに配分する．サイドメニューは，酢の物や酸味を使用する．また，塩味は表面にふりかけるなどの工夫をする	
④「かける」より「つける」	
しょうゆやソースはかけるより，あらかじめ決められた量を小皿にとり，つけて食べるようにする	
⑤酸味を上手に使う	
レモン・すだち・かぼすなどの柑橘類やお酢などを和え物や焼き物に利用する	
⑥香辛料をふんだんに使用する	
唐辛子・コショウ・カレー粉などで味にアクセントをつける	
⑦香りを利用する	
ゆず・しそ・みょうが・ハーブなど香りのある野菜，海苔・かつお節などを利用する	
⑧香ばしさも利用する	
焼き目を付けたり，炒った胡麻や胡桃であえるなど工夫する	
⑨油の味を利用する	
揚げ物・炒め物などの調理法で，ごま油やオリーブオイルで風味を楽しむ	
⑩酒の肴に注意する	
酒の肴に合う料理は，塩分が含まれていることが多いため，少量にする．また，飲酒の機会自体を減らす	
⑪食品の中に含まれるかくれ塩分に注意する	
かまぼこ・はんぺんなど魚のねり製品，ハムやベーコンなどの加工食品，うどん，そうめん，パンは塩分が多いので表示を確認し，量に気をつける．または摂らない	
⑫食べ過ぎないようにする	
せっかく薄味にしても，たくさん食べると塩分もエネルギーも多くなる．減塩醤油や減塩味噌も使用量が多ければ，意味がないので注意．また，外食時には栄養成分表示を確認する 　※減塩の調味料類は一般的な市販食品に比べると50％以下の食塩量のものが多い．ただし，Kが多く含まれている種類もあるので，K制限がある場合は確認する	

研修医：なるほど．それでリンを含む食事は控えてもらう必要があるのですね．

指導医：食品中のリンの含有量はタンパク質の含有量に依存するため，過剰なタンパク質摂取は高リン血症につながります（タンパク質摂取量1 gはリン摂取量15 mgに相当する）．また，リンは加工品に多く含まれているため，これらの過剰な摂取は控えるように指導することが重要です．

管理栄養士：リンはタンパク質と切っても切れない関係があります．ウインナーやさつま揚げなどの練り製品やレトルト食品，缶詰には食品保存料としてリン酸塩が添加されています．チョコレートやスナック菓子にも含まれているので習慣的に摂取することがあれば，気をつけなくてはいけません．また，骨ごと食べる小魚，レバー，卵黄，乳製品は，リンの含有量が多い食品です．牛乳などの乳製品は意外と1回量が多くなる傾向がありますので，量と頻度に気をつけましょう．そうそう，コーラにも意外と多くのリンが含まれていることを忘れてはいけません．基本は適量のタンパク質の摂取，かつ食品の選択方法に気をつけるということです．

研修医：食事療法は簡単なようで難しいということがよくわかりました．

指導医：それでは実際に先ほどの○○さんの例で考えてみましょう．

【症例】72歳，男性

身長：165 cm　DW：58 kg．

IgA腎症による末期腎不全にて10年前より週3回1回4時間血液透析を行っている患者．今回閉塞性動脈硬化症（arteriosclerosis obliterans：ASO）に対する血管内カテーテル治療のため入院中．日常生活動作（activities of daily living：ADL）が低下しているためリハビリを行っているが日中はベッドにいることが多い．

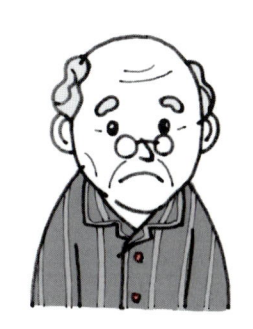

① **エネルギー**　身体活動レベルは低く（Ⅰ），70歳以上であるため1,850 kcal/日
② **タンパク質**　59.8（kg）×1.0〜1.2（g/kg/日）＝60〜70 g/日
③ **塩分**　6 g

研修医：以上から，エネルギー 1,800 kcal，タンパク質 60 g，塩分 6 gの食事を提供しました．カリウム制限，水分制限に関しては，経過をみて必要があれば追加することとしております．

指導医：いいですね．よく考えて食事の指示が出されていますよ．

研修医：入院後，食事を9割程度摂取し，透析間の体重増加も1.7 kgとほぼ3％以内に管理されていました．カリウム，リンの上昇は認めずASOの治療も成功し経過良好と思われました．しかし，その後食事摂取量が3割程度まで減少し，ここ5日間ほど摂取量低下が続いています．

指導医：最初に話したように，食欲低下の原因について検討しなければいませんね．

研修医：排便回数を確認したところ，ここ数日，少量の排便しか認めないことを確認しました．下剤のコントロールにて便秘が改善したところ，食事摂取量は以前と同等までに回復したようです．

> **ワンポイント！**
>
> **透析患者の栄養管理**
> ・透析導入時は食事の変更を忘れない（タンパク質制限の緩和）
> ・水分制限より塩分制限が優先される
> ・カリウム，リンを制限する理由，これらを多量に含有する食物を説明できるようにする

透析患者の経腸栄養

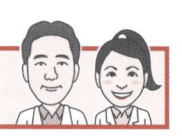

指導医：次は透析患者の経腸栄養の組み立て方を学びましょう．**腸が働いている際は経静脈栄養より経腸栄養が優先されるのは基本**です．口からの食事のみでは必要栄養量が摂れない場合や，経口摂取が困難で経鼻胃管が挿入されている場合などに行います．

研修医：基本は変わらないということですね．

指導医：ただ経腸栄養剤は種類が多いですよね．表5に代表的な経腸栄養剤であるエンシュア・リキッド®と腎不全用の経腸栄養剤をまとめてみました．腎不全用の経腸栄養剤にはリーナレン®，レナウェル®などがありますが，エンシュア・リキッド®とどのような違いがあるかわかりますか？

研修医：エンシュア・リキッド®に比べて，水分量，タンパク質，カリウム，リンが少ないです．まさに腎不全用という感じですね．

指導医：その通りです．透析患者のエネルギーやタンパク質，カリウム，リンを調整するには，腎不全用の経腸栄養剤はなくてはならないのです．では，リーナレン®LPと

表5 経腸栄養剤の成分比較

	代表的経腸栄養剤	腎不全用経腸栄養剤			
	エンシュア・リキッド®	リーナレン®LP	リーナレン®MP	レナウェル®3	レナジー®U
容量（mL）	250	125	125	125	200
エネルギー（kcal/mL）	1	1.6	1.6	1.6	2.4
タンパク質（g）	8.8	2	7	3	9.8
脂質（g）	8.8	5.6	5.6	8.9	8.4
糖（g）	34.3	34.8	29.8	27	45.6
食塩（g）	0.5	0.15	0.3	0.15	0.3
K（mg）	370	60	60	20	235
P（mg）	130	40	70	20	120

リーナレン®MPの違いはわかりますか？
研修医：タンパク質の含有量が大きく異なりますね．
指導医：正解です．では実際の症例で考えてみましょう．

【症例】80歳，女性

身長：150 cm　DW：48 kg
腎硬化症による末期腎不全にて血液透析を施行している患者．多発脳梗塞の既往があり，今回は誤嚥性肺炎のため入院となった．嚥下機能の低下は高度であり，胃瘻が作成された．

①**エネルギー**
　身体活動レベルは低い（Ⅰ）が，感染症を合併しているため，ややエネルギーは高めに設定し1,600 kcal/日

②**タンパク質**
　49.5（kg）×1.0〜1.2（g/kg/日）＝50〜60 g/日
　リーナレン®MP 1,000 mLにて経腸栄養開始（エネルギー1,600 kcal，タンパク質56 g，カリウム480 mg，リン560 mg，塩分2.4 g）．

指導医：腎不全用の経腸栄養剤は水分が少なく，浸透圧が高いため下痢を生じやすいことが知られています．そのため投与速度を緩徐にする工夫が必要です．また，カリウムやナトリウムの含有量が少ないため定期的な検査を行い，補正を加えることが重要です．

> **ワンポイント！**
>
> **腎不全用経腸栄養剤**
> ・腸が使えるうちは腸を利用しよう
> ・腎不全用の経腸栄養剤は水分，タンパク質，カリウム，リンが低く設定されている
> ・腎不全用の経腸栄養剤はリーナレン®とレナウェル®などがある

経静脈的栄養

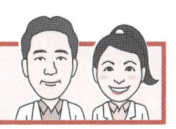

1）完全静脈栄養と末梢静脈栄養

指導医：最後に経静脈的栄養について学びましょう．透析患者はいろいろな合併症が起こりやすく，完全静脈栄養（total parenteral nutrition：TPN）が必要になることがあります．一般的には2週間以上の経静脈的栄養が必要な症例にはTPNを選択し，2週間以内の経静脈的栄養では末梢静脈栄養（peripheral parenteral nutrition：

PPN）を選択します．また，先生が最初に考えていたIDPNについてもここで説明しましょう．

研修医：よろしくお願いします．

指導医：腎不全患者におけるTPNの内容はどのようになるか，もう何となく想像できますか？

研修医：そうですね．今までと同じように，水分やカリウム，リンが少ない組成の輸液を使用するのではないでしょうか．

指導医：よく理解していますね．以前は水分を少なくするために，高濃度ブドウ糖液などを用いてナトリウム製剤や，カルシウム製剤などを混注していました．しかし，ハイカリック®RFが登場してから，処方がシンプルになっています．ハイカリック®RFは，50％ブドウ糖に相当する糖分を含み，ナトリウムの含有量が少なくなっています．また，**腎不全患者で蓄積しやすい，カリウム，リンは含まれていないので低カリウム血症（筋力低下，不整脈など）や低リン血症（横紋筋融解症や呼吸不全）になるリスクがあります**．さらに，体格や全身状態によって投与量の調節やミネラルの添加が必要となるのでTPNを行う場合には，週に1〜2回採血を行い，定期的に評価することが重要です．

研修医：なるほど．よくわかりました．

指導医：さて，腎不全用のアミノ酸製剤には，ネオアミユー®，キドミン®があります．これらには透析患者で不足がちになる分岐鎖アミノ酸が多く含まれていることが特徴です．

研修医：透析患者では分岐鎖アミノ酸が少なくなるのですか．知らなかったです．

指導医：だからといって，とりあえずネオアミユー®やキドミン®を使っておけば問題ないというのは間違いなのです．

研修医：えっ，どうしてですか．今までの話だと透析患者に非常によい適応のように思えるのですが…．

指導医：表6をみてほしいのだけれど，**アミノレバン®やアミゼット®などのアミノ酸製剤に比べて**ネオアミユー®やキドミン®は**アミノ酸の含有量が少なすぎますよね**．腎不全患者におけるアミノ酸の投与量は35〜45 g/日程度が適切といわれています[11]．しかし，一般的に透析患者のTPNのアミノ酸製剤としてキドミン®であれば1日400 mLが投与されるけれど，約30 gしかアミノ酸を含んでいません．

表6　アミノ酸製剤の一覧

	内容量 (mL)	窒素 (g)	総遊離アミノ酸 (g)
アミノレバン®	200	2.44	16
アミゼット®	200	3.12	20
ネオアミユー®	200	1.62	11.8
キドミン®	200	2	14.4

研修医：ではどうすればいいのですか？
指導医：総合アミノ酸製剤を使用すればいいのですよ．
研修医：透析患者＝腎不全用アミノ酸製剤というわけではないのですね．
指導医：その通り．2週間程度のTPNであれば腎不全用のアミノ酸製剤だけであまり問題にならないことが多いのです．しかし，さらに長期間のTPNが必要な場合には，タンパク質を補うために総合アミノ酸製剤の使用や必須脂肪酸やエネルギー補充の点から脂肪乳剤の使用を考慮します．

2) 透析時静脈栄養

指導医：さて，いよいよ最後ですがIDPNについて解説していきましょう．IDPNでは透析中に回路から腎不全用アミノ酸製剤を含む高濃度のブドウ糖液などを注入します．実際には，50％ブドウ糖200 mLとネオアミュー®200 mLを組み合わせて使用されることが多いです．IDPNの利点としてはなんといっても簡便なことです．透析回路から投与するだけなので中心静脈カテーテルの挿入なども必要ありません．このため，**安易に適応しがちになりますが，きちんと適応を考えなくてはいけません**．
研修医：○○さんのときの私はまさにそうでした．
指導医：まず，しっかり認識してほしいことは，**経口摂取に勝る栄養法はない**ということです．経腸栄養剤の経口摂取が可能な場合には，まずそれを優先しましょう．IDPNで投与できるのは100 gのブドウ糖と，14 gのアミノ酸でしかないため，1日の必要量を全く満たしません．つまりIDPNはあくまでも経口摂取の補助にしかなりえないのです．
研修医：確かに大した栄養は入らないのですね．透析だって週に3回しかないわけですし．
指導医：そうなのです．また，IDPNの副作用として，急激な血糖の上昇や，IDPN後の反応性低血糖，除水量が増えることによる弊害もあるから注意が必要です．

【症例】60歳，男性

身長：170 cm　DW：60 kg
多発性囊胞腎による末期腎不全に対して血液透析を行っている患者．難治性の憩室炎のため，食事開始とともに出血をくり返してしまい，腸管安静目的にて絶食管理となった．2週間以上の絶食となるため，TPNを開始することとなった．

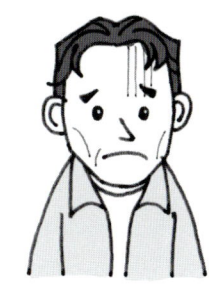

① **エネルギー**
　60歳の男性で入院にて身体活動レベルは低い（Ⅰ）ため 2,100 kcal/日
② **アミノ酸**
　35〜45g/日
　まずは，ハイカリック®RF 1,000 mL＋キドミン®200 mL＋アミゼット®200 mL，

総合ビタミン薬・微量元素を混注にてTPN（エネルギー 2,100 kcal，アミノ酸 約35 g）で開始した．

指導医：長期間，経静脈的栄養を行っていると腸管粘膜の免疫能が低下し，bacterial translocationをきたす要因となります．この症例においても常に「いつから腸を使うか」ということを念頭に置いて栄養管理するのが大事ですね．

＜急性腎不全と慢性腎不全におけるアミノ酸製剤の使用について＞

　腎不全用アミノ酸製剤は，BUNの上昇を最小限に抑えながらアミノ酸を効率的にタンパク合成に利用させる点では有用である．しかし，TPNを必要とする急性腎不全では，むしろ積極的にアミノ酸を投与する管理がなされるべきである．

ワンポイント！

経静脈的栄養実施の際のポイント

- 透析患者ではハイカリック®RFを使用することでシンプルなTPNの組み立てができる
- ハイカリック®RFにはカリウム，リンが含まれていないため低カリウム血症や低リン血症に注意が必要である
- 透析患者では腎不全用アミノ酸製剤ではアミノ酸が不足になり，低栄養を助長する可能性がある
- IDPNの不適切な使用は控えるが，適切に使用することで栄養投与法の幅が広がる

さいごに

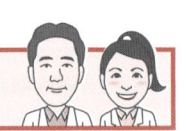

指導医：さて，今回は栄養がテーマでしたが，教える側にとっても非常に難しいテーマです．透析患者といっても，個々の患者さんによって全く病態も異なるし，状況も常に変わります．だから，常に現在の栄養処方が問題ないか，今回取り上げたピットフォールに注意しながら経過をみていくことが非常に重要なのです．今回は透析患者の栄養評価までは説明しなかったので，自分でも調べてみてください．

研修医：わかりました．自分でも栄養について改めて勉強したいと思います．今回もありがとうございました．

文献

1) 慢性腎臓病に対する食事療法基準 2007年版．日本腎臓学会誌，49：871-878, 2007
2) Shemin, D. et al. : Residual renal function and mortality risk in hemodialysis patients. Am J Kidney Dis, 38：85-90, 2001

3) Ikizler, T. A., Flakoll, P. J., Parker, R. A. et al. : Amino acid and albumin losses during hemodialysis. Kidney Int , 46：830-837, 1994
4) 図説 わが国の慢性透析療法の現況：http://www.jsdt.or.jp/overview_confirm.html
5) 「縮刷版 日本人の食事摂取基準（2010年版）」（厚生労働省），第一出版，2012
6) 新里高弘，佐中 孜，菊池健次郎，北岡建樹，篠田俊雄，山崎親雄，坂井瑠実，大森浩之，守田 治，井関邦敏，秋葉 隆，中井 滋，久保和雄，田部井薫，政金生人，伏見清秀：わが国の慢性透析療法の現況（1999年12月31日現在）．透析会誌，34：1-33, 2001
7) Saran, R. et al. : Longer treatment time and slower ultrafiltration in hemodialysis: Associations with reduced mortality in the DOPPS. Kidney Int, 69：1222-1228, 2006
8) 「ワンポイントノートで学ぶ透析療法の基本」（木村玄次郎 著），東京医学社，1993
9) Noori, N. et al. : Dietary potassium intake and mortality in long-term hemodialysis patients. Am J Kidney Dis, 56：338-347, 2010
10) Kovesdy, C. P. et al.: Serum and dialysate potassium concentrations and survival in hemodialysis patients. Clin J Am Soc Nephrol, 2：999-1007, 2007
11) 寺岡 慧 ほか：腎不全時の静脈栄養：慢性腎不全．医薬ジャーナル，32：101-114, 1996

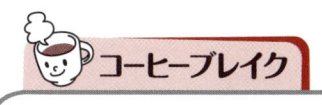

コーヒーブレイク

❾ 経静脈的栄養補充療法（IDPN）のEBM

近年，高齢者や糖尿病患者の透析導入が増加しているだけでなく，長期透析患者も増加している．長期透析患者では，タンパク質・エネルギー栄養障害（protein energy malnutrition：PEM）を合併する患者が多く，それを防止するうえでも適切な栄養管理，透析効率の継続的な確保が必要となる．

透析中の経静脈的栄養補充療法（intradialytic parenteral nutrition：IDPN）は，透析患者が栄養不良に陥った場合に用いられる透析回路を利用した高カロリー輸液である．栄養補給の1つとしてアミノ酸とエネルギーの補充ができるため，1990年代より広く用いられるようなった．IDPNの処方は50％ブドウ糖液200 mLと腎不全用総合アミノ酸製剤（ネオアミユー®）200 mLが一般的である．さらに20％脂肪乳剤200 mLを追加し，エネルギーを増量することも可能である．投与法は，透析開始時から輸液を開始し，透析中に均等な速度で点滴静注する．IDPNは治療開始時からの持続投与であっても投与されたアミノ酸の多くは透析で除去されないため，血漿総アミノ酸の維持，特に必須アミノ酸の充足に寄与する[1]．Pupimらは血液透析患者7名に対して透析中にアミノ酸製剤を投与するクロスオーバー試験を行い，アミノ酸製剤は透析中の体タンパクの異化を抑制し，前腕の筋肉でのタンパク質合成を有意に増加させたと報告している[2]．

一方，経口摂取群とIDPN群において，2年間の長期の投与で，アルブミンとプレアルブミンの増加を示したが，死亡率に有意差がなかったとの報告もある[3]．

IDPNの適応の基準として，①タンパク質あるいはエネルギーの摂取不良の場合，②経口や経腸栄養などの経口摂取が困難な場合，③経口あるいは経腸栄養とIDPNの組み合わせが患者の栄養の必要性に合致する場合，の3つの条件が提唱されている[4]．しかし，IDPNだけで1日の必要カロリーを満たすことは困難であり，高価であるという問題もある．IDPNはあくまで経口摂取の補助としての位置づけと考えるべきである．経口摂取が行えない状態が持続する場合には，早めに経腸栄養や中心静脈栄養などへの移行を検討する必要がある．

（島　芳憲）

文　献

1) 高井麻央：IDPN施行症例に於けるアミノ酸分析（41種類）血漿アミノ酸濃度の変化とアミノ酸漏出量の検討．札幌社会保険総合病院医誌，19, 36-40, 2010
2) Pupim, L. B. et al.: Intradialytic parenteral nutrition mproves protein and energy homeostasis in chronic emodialysis patients. J. Clin. Invest, 110 (4), 483-92, 2002
3) Cano, N. J. M., Fouque, D., Roth, H. et al.: Intradialytic parenteral nutrition does not improve survival in malnourished hemodialysis patients: A 2-Year Multicenter, Prospective, Randomized Study. J Am Soc Nephrol, 18：2583-2591, 2007
4) The National Kidney Foundation Kidney Disease Outcomes Quality Initiative (NKF K/DOQI™)：http://www.kidney.org/professionals/kdoqi/

第1章 腎代替療法（RRT）

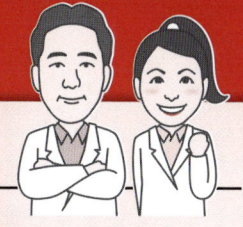

各論 ケースで学ぶ，導入・管理・トラブル対応

6 冠動脈バイパス術後に乏尿となった患者さんがいます！血圧が低いですが，透析はどうしたらよいですか？
～持続的腎代替療法の導入および設定

小島茂樹，鈴木 智

ポイント

① AKIの原因として腎前性，腎性，腎後性の鑑別を行い，CRRTの必要性を見極める．
② タイミングを逃さずCRRTを開始し，離脱のタイミングも理解する．
③ 治療方法は全身状態，目的に応じて選択する．
④ 適切なバスキュラーアクセスを選択し，確保する．
⑤ 基本的な初期設定を理解する．

急性腎障害の鑑別

研修医：先生！ 心臓外科の先生から，3日前に冠動脈バイパス術（coronary artery bypass grafting：CABG）を行った患者の透析について相談を受けました．尿量も急に減少して，血液検査所見でも腎機能障害が進行してきているようです．どうすればいいでしょうか？
指導医：症例について，詳しく教えてもらっていいですか？
研修医：えーと…．

【症例】69歳，男性
現病歴：40歳時，会社の健康診断で高血圧症，脂質異常症，高尿酸血症を指摘され近医へ通院開始した．服薬のアドヒアランスは良好で，家庭血圧は125～140/65～75 mmHgだった．半年ごとに，血液・尿検査も施行されており，血清Cr値は0.7 mg/dL程度であったが65歳頃より徐々に上昇していた．入院直近の血清Cr値は1.2 mg/dL程度であり，慢性腎臓病（chronic kidney disease：CKD）の原因は腎硬化症が疑われていた．

1カ月前から労作時に息切れ・動悸を自覚するようになったが，加齢によるものと自己判断し様子をみていた．しかし，症状は徐々に増悪し，2週間前の夜間，5分間程度持続する強い胸痛と呼吸困難を自覚したため，当院の救急外来を受診した．検査の結果，急性冠症候群，うっ血性心不全の診断で当院循環器内科即日入院となった．入院後，内科的治療で症状は軽減したが，冠動脈造影を施行したところ3枝病変が指摘され，3日前にCABG施行となった．

既往歴：高血圧症，脂質異常症，高尿酸血症，慢性腎臓病
常用薬（1日量）：テルミサルタン 80 mg，ヒドロクロロチアジド 12.5 mg，アムロジピン 5 mg，ピタバスタチン 1 mg，アロプリノール 100 mg
嗜好歴：飲酒 ビール350 mL/日（20歳から），喫煙 20本×40年（60歳まで）
家族歴：父 高血圧症
入院時現症：身長161 cm，体重66 kg，BMI 25.5 kg/m^2，体温36.5℃，脈拍75/分 整，血圧 134/70 mmHg，胸部含め身体所見に特記すべき異常なし
術前検査所見：血算：WBC 5,200/μL，RBC 423万/μL，Hb 13.0 g/dL，Ht 38.8％，Plt 19.2万/μL，生化学：TP 7.0 g/dL，Alb 3.9 g/dL，BUN 24.0 mg/dL，Cr 1.22 mg/dL，Na 139 mEq/L，K 5.1 mEq/L，Cl 104 mEq/L，BNP 36.5 pg/mL，LDL-C 123 mg/dL，UA 6.7 mg/dL，eGFR 46.3 mL/分/1.73 m^2
尿一般：比重 1.011，蛋白（−），潜血（−），糖（−），尿沈渣：RBC 1〜4/HPF，WBC 1〜4/HPF，硝子円柱（＋），尿生化学：蛋白 21 mg/dL，Cr 48.8 mg/dL
胸部X線（立位）：心胸郭比 48％，肋骨横隔膜角 鋭
心電図：脈拍 55/分，PVC（単発）
心エコー：LV wall motion mild hypokinesis，EF 43％，LAD 40 mm，mild MR
術式：off-pump 2CABG：左内胸動脈–左前下行枝，胃大網動脈–右冠動脈
術中経過：手術時間は6時間で，術中麻酔はプロポフォールとフェンタニルによる全静脈麻酔であった．術中から血圧は収縮期血圧100 mmHg未満の低めでの経過であり，大動脈バルーンパンピング（intraaortic balloon pumping：IABP）を挿入され帰室となったが，他に大きなトラブルはなく手術終了は終了していた．
術後経過：術後1日目で人工呼吸器，IABPは離脱となった．しかし，術後2日目に呼吸状態悪化，血圧低下（収縮期血圧90〜100 mmHg），40℃程度の発熱が出現し，再度人工呼吸器管理を要する状態となった．術後3日目早朝の血液検査で血清Cr 6.37 mg/dL，BUN 122.7 mg/dL，CPK 66,400 IU/L，血清ミオグロビン 40,000 ng/mL，尿量も400 mL/日の乏尿となったため，横紋筋融解症によるAKIが疑われ，同日当科コンサルトとなった．

指導医：なるほど．CKDの急性増悪の症例ですね．さっそく，患者さんを診に行きましょう．
研修医：はい！ お願いします．

【コンサルト時の所見】

バイタルサイン，モニター：

体温 37.2 ℃，脈拍 95 /分 整，血圧 88/60 mmHg（動脈圧ライン），SpO$_2$ 98 %（FiO$_2$ 0.4，PEEP 4 cmH$_2$O），PCWP 6 mmHg，CI 2.0 L/分/m^2

身体所見： 四肢に軽度 pitting edema（圧痕性浮腫）あり

In/Out バランス（直近24時間）： In 2,300 mL，Out 360 mL（尿 330 mL，ドレーン 30mL）

投与中薬剤：

ドパミン 5γ，カルペリチド 0.25γ，オルプリノン 0.3γ，ニコランジル 5 mg/時，ヘパリン 700 U/時，デクスメデトミジン 0.4γ（コンサルト前はプロポフォール 100 mg/時），セファゾリンナトリウム 2 g/日，オメプラゾール 20 mg/日

12時間前，6時間前にフロセミド60 mgずつ投与するも反応なし

検査所見：

血算：WBC 12,000 /μL，RBC 357万/μL，Hb 9.8 g/dL（術中〜現在でRCC 4単位輸血），Ht 28.8 %，Plt 12.5万/μL，生化学：TP 6.7 g/dL，Alb 3.8 g/dL，AST 317 IU/L，ALT 110 IU/L，LDH 2,695 IU/L，T.bil 5.67 mg/dL，D.bil 3.90 mg/dL，BUN 167.2 mg/dL，Cr 7.10 mg/dL，Na 134 mEq/L，K 6.2 mEq/L，Cl 108 mEq/L，UA 9.0 mg/dL，CRP 8.75 mg/dL，BNP 278.3 pg/mL，eGFR 6.7 mL/分/1.73m^2

動脈血ガス：pH 7.266，pO$_2$ 108 Torr，pCO$_2$ 30 Torr，HCO$_3^-$ 10 mEq/L

尿一般：比重 1.030，潜血（3＋），蛋白（−），糖（−），ミオグロビン（＋）

尿生化学：Na 8 mEq/L，K 21.6 mEq/L，UN 503 mg/dL，Cr 69.6 mg/dL，蛋白 30 mg/dL，尿沈渣：赤血球 5〜10/HPF，白血球 1〜4 /HPF，硝子円柱（＋）

胸部X線（仰臥位）：心胸郭比 59 %，肋骨横隔膜角 両側鈍，うっ血あり．

指導医：まずは腎障害の原因を整理しましょう（表1）．この症例ではどの原因が最も考えやすいですか？

研修医：検査所見から心臓外科の先生がおっしゃった通り，横紋筋融解症によるAKIが第一に疑われます．現時点で横紋筋融解症の原因は断言できませんが，プロポフォールが薬剤性横紋筋融解症の原因になると聞いたことがあります．だから，心臓外科の先生は鎮静薬を変更したのだと思います．あとは血圧が低いことや，Swan-Ganzカテーテルの所見からも低心拍出量症候群（low-output syndrome：LOS）からくる腎前性の要素の合併もありそうです．もともとの軽度心機能低下が影響しているのでしょうか．尿所見をみてもFENa（ナトリウム排泄分画）は0.6 %，FEUN（尿素窒素排泄分画）は30.7 %で腎前性の所見ですね．

指導医：その通りですね．ちなみに腎後性の要素はありそうですか？

研修医：画像的評価をしてみないと否定はできません．

表1　腎障害の原因（腎前性，腎性，腎後性）

		原因	検査所見
腎前性		ショックによる腎血流障害（出血，心原性など）	濃縮尿，BUN/Cr＞10，IVCの虚脱，FENa＜1.0％
腎性	糸球体疾患	原発性，続発性，膠原病など	蛋白尿，血尿，尿円柱
	間質性腎炎	薬物，膠原病など	血中，尿中好酸球の増加，血清IgEの増加
	急性尿細管壊死	薬物，ミオグロビン血症，異型輸血，DIC，ACSなど	尿蛋白，血尿，円柱など
腎後性		骨盤内腫瘍，骨盤腔内の手術の既往，尿道留置カテーテル閉塞など	超音波，CTで水腎症の存在

文献1をもとに作成．
FENa：fractional excretion of Na，Na排泄分画
DIC：disseminated intravascular coagulation，播種性血管内凝固症候群
ACS：acute coronary syndrome，急性冠症候群

指導医：それでは超音波で確認してみましょう．
研修医：わかりました．

【腹部エコー所見】
両側腎軽度萎縮あり（左右とも長径約9 cm），水腎なし，腎実質のエコー輝度の軽度上昇，有意な腎動脈狭窄なし（両側ともPSV＜180 cm/秒，RAR＜3.5），膀胱緊満なし，IVC径 吸気時12 mm/呼気時 8 mmで呼吸性変動あり

指導医：この結果からどう考えますか？
研修医：やはり，腎前性と腎性の2つの要素がありそうですね．
指導医：そうですね．腎硬化症に伴うCKDの存在も今回の急性増悪のリスクファクターとなった可能性が大きいですね．また，血圧が普段より低いのも影響している可能性があります．normotensive ischemic acute renal failure（正常血圧性虚血性急性腎不全）という概念[2]があって，**高齢者や動脈硬化の強い患者，レニン・アンジオテンシン系（RAS）阻害薬を内服している患者は，相対的な血圧低下により腎臓が虚血になる**ことが報告されています．ですから血圧の変動には注意しましょう．では，この症例における対応を考えましょう．どのような選択肢があるでしょうか？
研修医：早期目標指向療法（early goal-directed therapy：EGDT）の概念からも，血管内脱水が疑われるので輸液を負荷して血圧を上げて利尿を図りたいのですが，肺うっ血もありますし，ちょっと現実的ではないでしょうか…．昇圧薬の増量や追加も考えましたが，末梢循環不全を悪化させてしまう気もします．となると…，やはり透析による体液管理が必要だと思います．ただ，血圧がこんなに低い状態で透析を行うことができるのでしょうか？それに，横紋筋融解症については血液浄化療法によ

るミオグロビン除去の有効性に対する明確なエビデンスはないとも聞いたこともあるのですが….

> **ワンポイント！**
>
> **early goal-directed therapy：EGDT[3]**
>
> EGDTは国際的敗血症診療ガイドライン（surviving sepsis campaign guidelines：SSCG）で提唱されている概念であり，敗血性症ショックに対する治療法である．EGDTではショック出現後6時間までの輸液を重視している．これは単に血圧低下に対応しているだけではない．病態生理学的には敗血症性ショックに限ったものではなく，炎症性警笛細胞（alert細胞）を活性化させるリガンドを希釈し，尿中排泄させる利点があるからであり，全身性炎症反応症候群（systemic inflammatory response syndrome：SIRS）の病態を抑える第一選択となる．平均的には初期の6時間で晶質液を6〜10 L投与することが多い．一方で，EGDTではCVPから推測される血管内容量の信頼性が実際より低いとの指摘も多く，CVPのみに依拠した輸液管理には危険があることも懸念されている．これに対し，最近では乳酸値を指標としたプロトコールを用いたearly lactate-guided therapy（ELGT）が有用とも報告されている[4]．

指導医：その通りですね．尿量が維持できず，電解質異常（高カリウム血症）や進行性の代謝性アシドーシスも認めており，体液過剰の是正もしなくてはならない状況を考えると急性血液浄化療法の絶対的適応になりますね．循環動態が不安定な状況であれば体外循環はリスクを伴いますが，可能な方法はいくつかありますよ．ではさっそく，本症例に適応できそうな血液浄化療法を考えてみましょう．
　まず，血液浄化療法は治療時間・透析効率から間欠的腎機代替療法（intermittent renal replacement therapy：IRRT）と持続的腎代替療法（continuous renal replacement therapy：CRRT）の2種類に分けられることは知っていますよね．そして，IRRTのなかに代表的なものとして間欠的血液濾過（IHF），間欠的血液透析（IHD），間欠的血液透析濾過（IHDF）の3種類があり，CRRTのなかにも同様に代表的なものとして持続的血液濾過（CHF），持続的血液透析（CHD），持続的血液透析濾過（CHDF）の3種類があります．

研修医：IRRTとCRRTの違いはなんですか？

指導医：違いはいろいろあります．最も大切なのは，IRRTは循環動態の安定した患者に適応が限られるのに対して，CRRTはIRRTと比較し血液流量を約1/2に抑え，透析液流量や濾過液流量を極力削減する一方で，24時間持続的緩徐に施行するため，循環動態の不安定な患者に対しても比較的安全に治療が行える点です．ただし，CRRT開始前の収縮期血圧が80 mmHgにも満たない症例では，開始後にさらに血圧低下をきたして中止せざるを得なくなるケースもあります．

ワンポイント！

CRRT/IRRT が適応となる病態

適応	病態	理由
CRRT	循環動態が不安定 脳圧亢進 人工呼吸器管理	血圧低下を回避できる 浸透圧変動による脳圧への影響を回避 移動時のトラブルを回避
IRRT	高K血症 活動性出血病変	急速なKの補正が可能 抗凝固薬への曝露が少ない

研修医：なるほど．でも，24時間透析するということは，それなりのデメリットもあるのではないですか？

指導医：いい指摘ですね．たしかにCRRTには，患者の拘束が必要であったり，持続的な抗凝固薬の使用により出血傾向となったり，コスト面や管理するわれわれ医療スタッフの負担が大きいといった問題があります．だから，積極的に離床を促したい場合，挿管や鎮静されていない場合などには不向きな治療といえますね．ただ，IRRTにも循環動態が不安定になる点，溶質濃度の変動が大きい点，中分子以上の物質除去に限界がある点などの問題があるので，**症例に応じて治療法を選択することが重要**なのです．

ワンポイント！

CRRTの欠点

① 持続的な抗凝固薬投与により活動性出血病変のある患者では出血を助長する
② ICUのように常時監視できる看護体制や臨床工学技士などがすぐ対応できる環境整備が必要
③ 患者の拘束が不可欠（時には鎮静が必要となる）

研修医：たしかにそうですね．

指導医：近年ではCRRTとIRRTの中間的な治療法である緩徐低効率透析（sustained low efficiency dialysis：SLED）と呼ばれる方法[5]も提唱されているから知っておくといいですよ．

研修医：SLEDとは具体的にはどのような治療ですか？

指導医：明確な定義があるわけではありませんが，治療時間を2～3倍の8～12時間に延長し，連日ではなく1週間に5～6日に行う治療が一般的です．血液流量や透析液流量を減らすこともあり，施設によって透析条件は異なります．SLEDには医療経済，スタッフの負担などの面からさまざまな利点があります．しかも，SLEDとCRRTの臨床効果に関する比較試験では，予後や循環動態に有意な差はみられなかったという報告[6]も散見されていますよ（p.159 **コーヒーブレイク⑩**）．

研修医：なんだかよい治療法かもしれませんね．

指導医：ただし，今回の症例のように循環動態が不安定で，緩徐な除水が必要な症例に対してはCRRTがまず選択されるべきだと思います．

CRRTの導入適応　アクセス選択

研修医：先生，CRRTはAKI以外の症例にも適応があるというのは本当でしょうか？

指導医：よく勉強していますね．腎機能を代行する以外には敗血症や重症膵炎，広範囲熱傷などの症例に適応されることがあります．これをnon-renal indicationといい，このような症例は高サイトカイン血症を伴っており，サイトカイン除去目的で施行することがあります．

研修医：なるほど，勉強になりました．本症例がCRRTのよい適応であることは理解できたのですが，AKIにおける急性血液浄化療法の開始基準はどのように決められているのですか？

指導医：明確な基準がないのが現状ですね．ここに示したような項目を指標としている施設が多いのではないでしょうか．

ワンポイント！

AKIにおける急性血液浄化療法の適応

- 重篤な尿毒症症状（意識障害，痙攣，心膜炎など）の出現
- 乏・無尿によるコントロール困難な溢水・心不全・肺水腫
- 心電図異常を伴う高カリウム血症
- 高度の代謝性アシドーシス（pH＜7.25）
- 高窒素血症（BUN＞100 mg/dL）

研修医：なるほど．

指導医：では，さっそくCRRTの準備をしましょう．バスキュラーアクセスはどうしましょうか？

研修医：ある一定期間行うのであれば透析用短期留置型カテーテル（ダブルルーメンカテーテル）を用いるのがよいかと思います．

指導医：そうですね．留置部位はどうしましょうか？

研修医：第一選択は右内頸静脈だと成書には書いてありますが，本症例では中心静脈カテーテルがすでに入っているので…，右大腿静脈ですか？

指導医：その判断でいいですよ．図1のように左大腿静脈だと右大腿動脈と交差する生理的屈曲部があります．また，左内頸静脈から挿入した場合，左鎖骨下静脈との合流部の血管壁にカテーテル先端が接触しやすく，血管壁を穿孔する可能性があります．

151

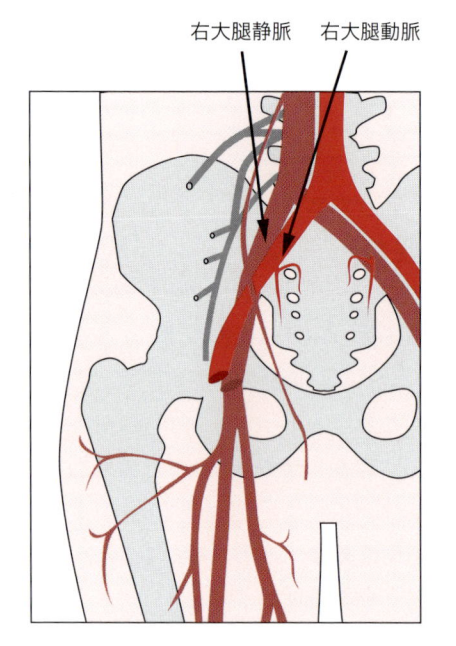

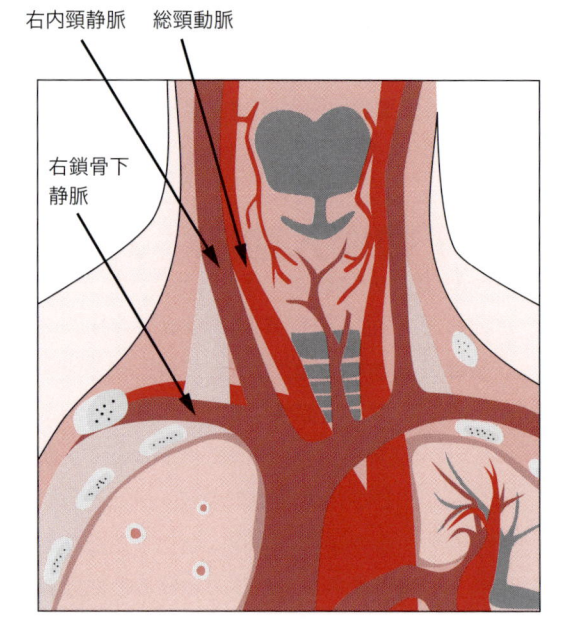

図1　大腿動静脈および内頸動静脈の解剖学的位置

さらに合流部には胸管が流入しているため，誤って胸管を穿刺すると乳び胸の原因になります．穿刺の難易度に変わりはないですが，カテーテルの先端が血管壁に当たると脱血不良や静脈圧の上昇を起こすことがあります．ダブルルーメンカテーテルを留置したら十分な脱血が可能かどうかを判断するとともに，返血の際に静脈圧が上昇しないかどうかを判断します．脱血が十分できるかどうかの判断は脱血ラインにシリンジを接続して陰圧をかけ，カテーテルのクランプを解除することで確認できます．勢いよく血液が採取されれば脱血は十分可能です．静脈圧の上昇は生理食塩液が抵抗なく注入できることで確認できます．

研修医：カテーテルが入りました．さあ，回路（図2）を接続していいですか？
指導医：ちょっと待ってください！**必ず，X線写真でカテーテル先端の位置を確認**しましょう．
研修医：そうでした…，うっかりしていました…．
指導医：CRRTを開始した後も油断せずに，再循環の有無や感染，閉塞などの合併症も含めてしっかり観察してくださいね．
研修医：わかりました．

CRRTの設定

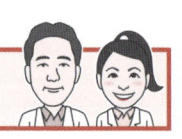

指導医：CRRTには大きく分けて3種類（CHF，CHD，CHDF）あるという話をしましたよね．今回はどの治療法を選択しましょうか？

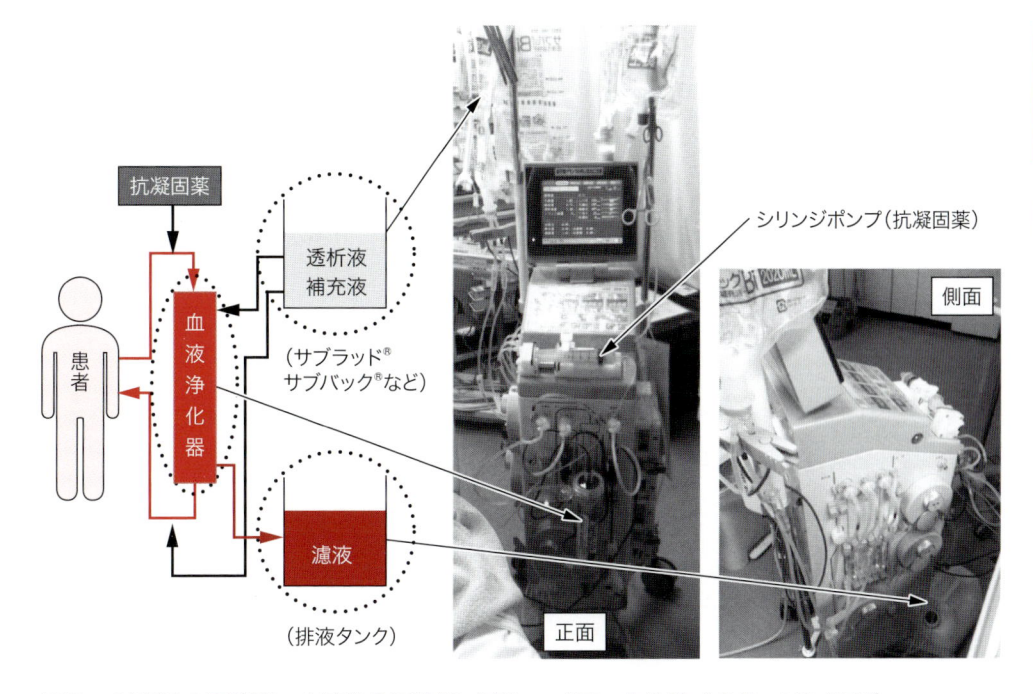

図2　CRRTの回路図，血液浄化用装置（東レ・メディカル株式会社　TR 55X）
図は後希釈の例．

研修医：$β_2$-ミクログロブリンやビリルビンなどの中分子量物質やミオグロビンなどの大分子量物質を除去するにはCHFが有効ですし，尿素窒素などの小分子量物質を効率的に除去するためにはCHDが有効です（図3）．つまり，この症例ではCHDFが望ましいと思います．

指導医：そうですね．ミオグロビンは急性尿細管壊死の原因にもなるし，除去できた方がいいですね．さらにCHDFはHDを併用していることでHFより透析膜の劣化を抑えることができるというメリットもあります．HF単独で治療効率を上げるためには濾過量を増やす必要があります．そうすると透析ヘモフィルターに対する負担が大きくなって，膜孔の目詰まりをきたしやすくなります．

研修医：それぞれにいろいろなメリット，デメリットがあるのですね．

指導医：ちなみに，使用するヘモフィルターは溶質除去能，限外濾過能，抗血栓性，生体適合性などを使用する症例に合わせて選択します．近年はハイパフォーマンス膜の開発により高性能の膜が使用可能となっています．膜面積は0.3〜0.6 m²あればよいのですが，透析を重視する場合は拡散による物質交換を期待して，膜面積を1.2 m²程度にする場合もあります．素材に関してはPAN（polyacrylonitrile）膜，PMMA（polymethyl-methacrylate）膜，PS（polysulfone）膜などがありますが，PS膜が多く使用されているようです．ただし，敗血症などの病態では吸着能が高いPMMA膜を選択することもありますが，ヘモフィルターの目詰まりを起こしやすいという

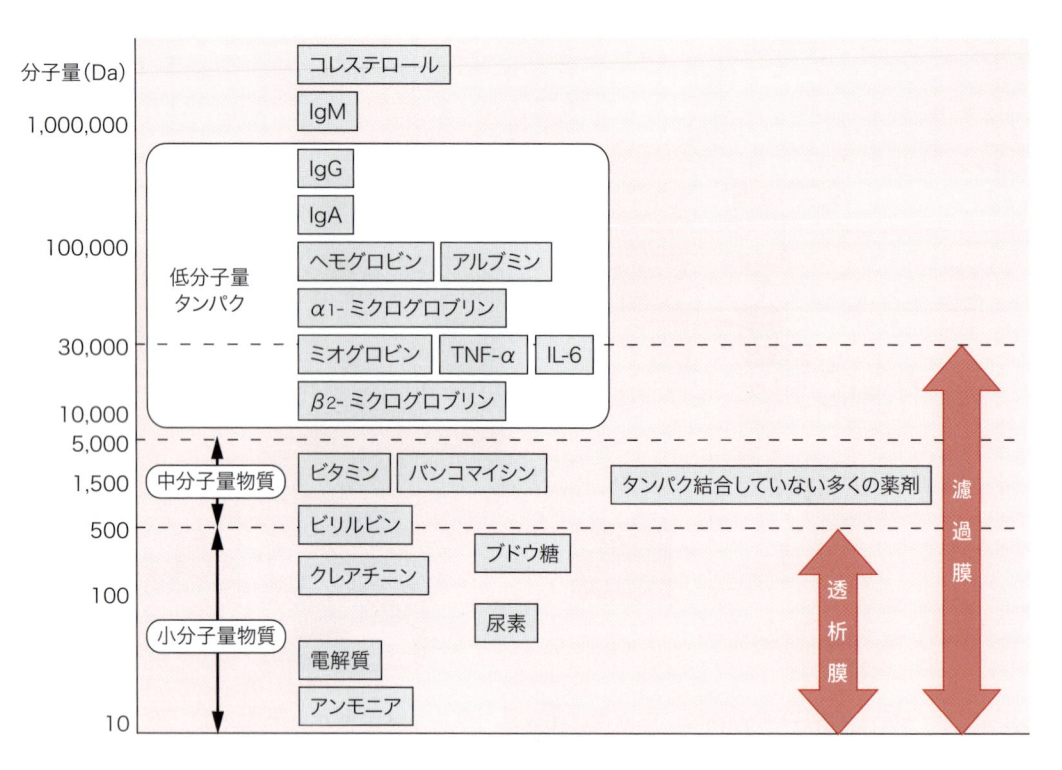

図3 除去される血漿中溶質の分子量
文献7をもとに作成.

研修医：なるほど．ところで，その目詰まりは何で起きるのですか？
指導医：これはヘモフィルターに血球成分や活性化された凝固因子，血栓，タンパクなどが付着（ファウリング）することにより生じます．

1）プライミングボリュームと抗凝固薬の選択

指導医：さあ，いよいよCHDFが始まりましたね．体外循環が行われていますが今のところ血圧も安定していますね．
研修医：ちょっと気になったのですが，回路内の容積とヘモフィルターの容積はどのくらいあるのでしょうか？
指導医：プライミングボリュームのことですね．ヘモフィルターや回路の種類にもよりますが約100 mLと考えておけばいいですよ．
研修医：わかりました．あと，抗凝固薬は何を使えばいいのでしょうか？
指導医：今回の症例はすでに未分画ヘパリンが持続投与されているので抗凝固薬を追加しなくてもよいかもしれないですね．ただし，わが国ではCRRTの抗凝固薬として未分画ヘパリンはあまり利用されることは多くないですね．むしろナファモスタットメ

表2　CRRTで使用する抗凝固薬

一般名 （カッコ内は分子量）	参考投与量	モニタリング	薬効薬理	体内動態・備考	薬価
未分画ヘパリン （4,000～15,000）	初回 　1,000～2,000 U 持続 　500 U/時	ACT, APTT	（トロンビンナトリウム） AT-Ⅲの存在下でプロトロンビンからトロンビン変換阻害 （トロンビンカルシウム） トロンビン作用阻害，各種凝固因子に作用して凝固阻止	・血中半減期 　1.0～1.5時間 ・中和薬 　プロタミン	112.00～ 260.00円 /5,000 U
低分子ヘパリン （4,000～6,000）	初回 　15～20 IU/kg 持続 　7.5～10 IU/kg/時 ※出血性病変合併時 初回 　10～15 IU/kg 持続 　7.5 IU/kg/時	抗Xa 活性	抗トロンビン作用は弱い 血小板凝集作用ほとんどない	・血中半減期 　2～3時間 ・プロタミン中和困難	713.00～ 1,460.00円 /5,000 IU
ナファモスタットメシル塩酸 （539.59）	回路プライミング 　20 mg 持続 　20～40 mg/時	ACT	タンパク分解酵素阻害薬 メシレートトリプシン，プラスミン，カリジゲナーゼ，トロンビン，C1エラスターゼに対して阻害作用	・血中半減期 　5～8分	557.00～ 3,249.00円 /50 mg
アルガトロバン （526.65）	回路プライミング 　10 mg 持続 　5～40 mg/時	APTT	AT-Ⅲを介さずに抗トロンビン作用を有する フィブリン形成，血小板凝集，血管収縮作用を抑制	・血中半減期 　5～8分 ・HIT，低AT-Ⅲ・AT-Ⅲ欠乏患者に適応	1,273.00～ 3,752.00円 /10 mg

シル酸塩が最も多く使用されています．これは局所の抗凝固が可能であり，体内での蓄積性がなく，出血性合併症が少ないという利点を有しているからですが，コストが高く，高カリウム血症を呈することがあるという欠点はあります．投与量は0.5 mg/kg/時から開始し，20～40 mg/時の速度で持続投与することが一般的です（表2）．

2）患者の状態にあわせた設定の決め方

指導医：さて，設定はどうしましょうか？
研修医：設定…，といいますと？
指導医：われわれが調整できる要素には，血液流量（Q_B），濾液速度（Q_F），透析液流量（Q_D），補充液流量（Q_S）がありますね．CRRTではQ_Bが$Q_D + Q_F$に比較して圧倒的に大き

く，溶質のクリアランスはその溶質の特性にも規定されますが，1つ1つの条件を考えてみましょう．Q_Bはどうしますか？

研修医：循環動態が不安定なのでQ_Bは60 mL/分程度で開始して徐々に100 mL/分まで増やしてみようと思います．

指導医：今のところ血圧も下がっていませんし，その方針でよさそうですね．ちなみに，Q_Bが少ないと血漿流量も小さくなるので大量の濾過に対しては血液濃縮を起こしやすくなります．**血漿流量（{Q_B×（1－ヘマトクリット）}）の25％以下の濾過が望ましい**でしょう．

研修医：わかりました．ところで，IHDではQ_Bは200 mL/分程度に設定していることが多いですが，それには何か理由があるのでしょうか？

指導医：小分子領域ではQ_Bが200〜250 mL/分まではQ_Bに比例してクリアランスも上昇しますが，それ以上Q_Bを上げてもクリアランスは頭打ちになってしまうことがわかっているからですよ．それでは他の要素についてはどうですか？

研修医：Q_D 500 mL/時，Q_F 300 mL/時という処方をよく目にしますが…．

指導医：そうですね，その設定が一般的となっていることは確かです．理由としてはわが国におけるCHDFの変遷によるところがありますが，一般的な採血で判断できる溶質除去は達成可能な処方だと思われますし，その処方で大きな問題はないでしょう．分子量が500以上の中分子量物質やサイトカインを積極的に除去したい場合にはQ_Fを大きくすることで対応できます．また，近年では膜の性能が向上しているため，1,000 mL/時前後での濾過までも可能なことは知っておくといいですね．では除水速度はどうしますか？

研修医：本症例の体液量は過剰な状態なので，少しずつ除水を行いたいです．

指導医：そうですね，肺うっ血の解除や輸液スペースを確保するためにも除水が必要ですね．除水速度（除水量）は$Q_F - Q_S$ということになります．0〜600 mL/時の範囲内で患者の状態により決定するのが一般的です．あと，除水をすると同時に，それが無駄にならないように輸液量も必要最小限に絞ってもらうことも重要です．輸液を負荷しても尿量は得られなかったみたいですしね．

研修医：なるほど．血圧も低めなので，除水は少量ずつ始めるのが安全そうですね．100 mL/時で除水できれば計算上は2,400 mL/日引ける…，でも本症例は血圧も低いので，緩徐な設定からの開始がよいかと思います．先ほどQ_Fを300 mL/時としたのでQ_Sを250 mL/時にすれば50 mL/時の除水を行うことができるということですね．

指導医：その通りです．では，Q_B 60 mL/分，Q_D 500 mL/時，Q_F 300 mL/時，Q_S 250 mL/時の設定で開始してみましょう．それから，小分子量物質の除去効率に関しては，膜面積，Q_B，Q_SやQ_Dなどのおのおのの条件よりも「$Q_S + Q_D$」にのみ強く依存するというデータは示されていますが，その他の点については正解がありません．わが国では保険適応に関しての制限があり，透析液＋補充液に使用する濾過型人工腎臓用補充液は15〜20 L/日程度までとされているので覚えておくといいでしょう．

表3　AKIに対する急性血液浄化療法のまとめ

CRRT施行条件	小分子量物質除去目的	中分子量物質除去目的
血流量	未確定（60〜120 mL/分）	未確定 （大量濾液確保時は200 mL/分以上）
濾液流量＋透析液流量	UN，Cr血中濃度に応じて	未確定 （大量濾液大量透析液の有用性は否定された）
膜面積 （0.3〜1.3 m²）	未確定 （体重，循環動態を考慮して選択）	未確定 （体重，循環動態を考慮して選択）
血液浄化器の種類	未確定 （filter lifeや医療経済を考慮して選択）	サイトカイン吸着能の高い膜素材が有用かもしれない（PMMA膜）

文献9をもとに作成．

今回の処方であれば16.8 L/日ですから問題ありませんね（表3）．

研修医：そんな決まりもあるのですか．

指導医：ちなみに，欧米ではわが国の倍以上の補充液を使用するのですよ．

研修医：そうなのですね．

指導医：ただし，最近の日本からの報告[8]では補充液が少なくても生命予後に影響は与えないとの結果も出ています．

研修医：まだまだCRRTには十分なエビデンスがないということですね．

指導医：そうですね．では，とりあえず1時間はこの設定で経過をみてみましょう．あとは状態をみながら適宜条件を検討していきましょう．いいですか？

研修医：はい！ありがとうございました．

CRRTの離脱適応

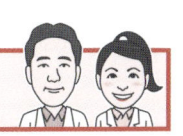

〜術後第8日目〜

指導医：全身状態はかなり改善して，一昨日無事抜管もできたみたいですね．尿量も1,000 mL/日以上得られていますし，そろそろCHDFの離脱を考えましょうか．心臓外科の先生もそろそろリハビリを進めたいとおっしゃっていますね．

研修医：CRRTの離脱には基準があるのですか？

指導医：これも明確な基準がないのが現状です．こんな項目を目安に離脱とすることが多いですよ．

> **ワンポイント！**
> **CRRT離脱基準**
> ・尿量 30 mL/時以上，CCr 20 mL/分以上（ATN study[10]）
> ・尿量 400 mL/日以上で腎機能が回復し，血液浄化療法が必要でないと医師が判断した

> とき（RENAL study[11]）
>
> 上記の基準で各 study はなされていたが，実際には血液浄化量や回数を徐々に減少させつつ，患者の反応を観察しながら離脱しているのが現状である．

研修医：なるほど．

指導医：とりあえず離脱してみて，必要があればIRRTでサポートしていきましょう．透析用のカテーテルもできるだけ早く抜去したいですね．

研修医：わかりました．今回も丁寧な解説ありがとうございました．

文 献

1) 篠崎真紀，篠崎正博：術後合併症の原因・治療・予防—腎障害．外科治療，90（4）：757-762, 2004
2) Abuelo, J. G. : Normotensive ischemic acute renal failure. N Eng J Med, 357 : 797-805, 2007
3) Rivers, E. et al. : Early goal-directed therapy in the treatment of severe sepsis and septic shock. N Engl J Med, 345 : 1368-1377, 2001
4) Jansen, T. C. et al. : Early lactate-guided therapy in intensive care unit patients: a multicenter, open-label, randomized controlled trial. Am J Repir Crit Care Med, 182 : 752-761, 2010
5) 盛 真弓 ほか：低効率血液濾過透析（sustained low efficiency dialysis；SLED）．臨牀透析，26：1327-1332, 2010
6) Farese, S. et al. : Treatment of acute renal failure in the intensive care unit: Lower costs by intermittent dialysis than continuous venovenous hemodiafiltration. Artif Organs, 33 : 634-640, 2009
7) 「CRRTポケットマニュアル」（野入英世，花房規男 編），医歯薬出版，2011
8) Fujii, T. et al. : Low-dose continuous renal replacement therapy for acute kidney injury. Int J Artif Organs, 35 : 525-530, 2012
9) 松田兼一 ほか：AKIへの急性血液浄化療法の実際．特集ICUにおけるAKI（Acute Kidney Injury）Blood purification for acute kidney injury，ICUとCCU，34（4）：309-316, 2010
10) Palevsky, P. M. et al. : Intensity of renal support in critically ill patients with acute kidney injury. N Eng J Med, 359 : 7-20, 2008
11) The RENAL Replacement Therapy Study Investigators : Intensity of continuous renal-replacement therapy in critically ill patients. N Engl J Med, 361 : 1627-1638, 2009

コーヒーブレイク

⑩ 最近のCRRTについてのEBM〜CRRT，IRRT，SLEDの比較

現在，持続的腎代替療法（continuous renal replacement therapy：CRRT）は集中治療領域において多臓器不全に併発するacute kidney injury（AKI：急性腎障害）に対する血液浄化療法として選択されることが多い．このため，腎臓専門医よりも集中治療医がより多く経験する治療法となっている．

循環動態の不安定な多臓器不全の患者に行われる血液浄化の選択においてよく議論されるのが，CRRTがbetterなのか？ あるいは間欠的血液浄化である間欠的腎代替療法（intermittent renal replacement therapy：IRRT）がbetterなのか？ である．CRRTとIRRTの生命予後に関する比較についてはこれまでに多くの研究がされてきた．その多くが後ろ向き研究か，前向き研究であっても無作為化されていない研究ではあるものの，現在までのところ，CRRTとIRRTとの間に生命予後に影響する差があるとするEBMは示されていない．比較的新しい前向きな無作為研究ではLinsら[1]が，AKI患者316例を無作為に割りつけてCRRT（Q_F 1〜2 L/時）施行172例とIRRT（Q_D 300〜500 mL/分）施行144例とで院内死亡率，ICU入室期間，総入院期間のそれぞれを比較検討し，いずれもCRRT群とIRRT群で有意差はなかったと2009年に報告している．

したがって，エビデンスに基づいた治療法の選択としてCRRTかIRRTかの選択にあたっては，各施設の条件や患者の状態などにより，治療者が主観的に選択するのでよいと考えられる．

しかし，筆者の経験では，循環動態の不安定な多臓器不全患者においてはCRRTの方が目的を安全に達成しやすいという感覚を否定できない．よって，設備的および人力的に可能なのであればCRRTがbetterではないかと考えている．

最近，CRRTとIRRTの中間的モードである緩徐低効率透析（sustained low efficiency dialysis：SLED）が集中治療領域における急性血液浄化療法として注目されている[2]．SLEDはQ_DをIRRTの1/2程度である200〜300 mL/分に抑え，その分治療時間を2倍程度である8〜10時間に延長させた浄化療法である．また，SLEDに1〜2 L/時の血液濾過を加えた浄化療法を緩徐低効率血液濾過透析（sustained low efficiency dialysis with filtration：SLED-f）とも呼ぶ．これらは単位時間あたりの透析効率と限外濾過量を減少させ，循環動態の不安定な患者にも対応できるように改良されたSLEDである．CRRTとSLEDの臨床効果を比較した大規模無作為化比較試験にATN study[3]がある．このstudyでは，Q_F 20 mL/kg/時のCRRTとSLED 3回/週，Q_F 35 mL/kg/分のCRRTとSLED 6回/週が同等の効率であったとし，患者の循環動態に与える影響も同等であったと報告している．このような結果から，米国ではSLEDが比較的多く選択される傾向があり，わが国においても設備的，人力的にCRRTの選択が不可能な施設での代替治療として選択できる．また，SLEDはCRRTからIRRTへの移行治療としても期待できるため[4]，今後の適応範囲の拡大も予想される．

（関谷秀介）

文献

1) Lins, R. L. et al. : Intermittent versus continuous renal replacement therapy for acute kidney injury patients admitted to the intensive care unit : results of a randomaized clinical trial. Nephrol Dial Transplant, 24 : 512-518, 2009
2) Marshall, M. R. et al. : Sustained low-efficiency dialysis for critically ill patients requiring renal replacement therapy. Kidney Int, 60 : 777-785, 2001
3) Palevsky, P. M. et al. : Acute renal failure trial network. Intensity of renal support in critically ill patients with acute kidney injury. N Engl J Med, 359 : 7-20, 2008
4) Bellomo, R. et al. : Prolonged intermittent renal replacement therapy in the intensive care unit. Crit Care Resusc, 4 : 281-290, 2002

指導医レクチャー ❹
急性腎障害（AKI）の概念と その予防に関する最近の考え方

柴垣有吾

> **ポイント**
> ① AKIはいったん発症すると，不可逆的なことも多い．
> ② よって，AKIは治療以上に予防が重要である．
> ③ AKI発症高リスク患者を同定し，リスク度に応じた予防策を講じる．

1. AKIの病態とマネジメントの最近の変遷

　急性腎不全は近年，急性腎障害（acute kidney injury：AKI）[1,2]へ概念が見直された．これは，AKIがごく軽度あるいは一時的な障害であっても，心血管・生命予後やADL/QOLに影響すること，また，AKIは回復が望めない慢性腎臓病（chronic kidney disease：CKD）や末期腎不全（end stage kidney disease：ESKD）のリスクとなることがわかってきたことが大きく関係している．

　しかし，現在の臨床現場ではAKIは発見できても，有効な治療の介入ができないのが実情である．それは，尿量低下や血清クレアチニンの軽微な上昇などによりAKIを発見したときには，すでに不可逆的AKIになっていることが多いからである．この問題を克服するため，尿量や血清クレアチニンに代わる有用な早期診断バイオマーカーが必要となり，シスタチンCを始め，L-FABP，NGAL等が報告されている．しかし，現在臨床で有益性を発揮しているものはない．

　一方，renal anginaという概念がある[2]．これは，不可逆的AKIとなる前のAKIをできるだけ早期に発見しマネジメントするための概念である．急性冠症候群では不可逆的な心筋梗塞になる前の狭心症（angina）の段階，さらには冠症候群高リスク群の段階で発見し，予防と治療をしていく．これと同様にAKIをrenal angina症候群と捉え，renal anginaの時点，つまり不可逆的AKIとなる前に対応していこうとするものである．この考えを踏襲するならば，まず高リスク患者を同定し，そのリスクに応じた予防策を講じるというステップを踏んでいくことがAKIへの有効な対応となりうる．

> **renal angina症候群としてのAKIへの対応のステップ**
> **Step 1**：AKI高リスク患者を同定する
> **Step 2**：AKI高リスク患者を中心に，新規AKI発症リスク獲得時における予防策を講じる

2. AKIの予防策の実際

Step 1. リスクの同定・評価

　　AKIは軽度・一時的なものであっても腎・心血管・生命予後に影響する．とすれば，**AKIにならないようにすることこそが重要**であり，renal angina症候群に対しての最初のステップ，つまり高リスク患者の同定を行うべきである．

　　まずはAKIのリスクを把握することが肝要である．AKIの原因として一番多い虚血性AKIの病態生理は腎血行動態の異常であり，それはすなわち体液量や心拍出量減少，腎血管病変などによる腎灌流の低下，さらに輸入細動脈や輸出細動脈のトーヌスのバランス異常である．その腎血行動態のバランスを崩しうるあらゆるものがリスクとなる．体液量や心拍出量の低下要因には，心疾患（心不全）・脱水・敗血症・肝腎症候群等があり，輸出入細動脈のトーヌスのバランス異常の要因には，高齢・既存のCKD/心血管疾患（CVD）・高度動脈硬化（高血圧・糖尿病）・薬物〔特にレニン・アンジオテンシン系（RAS）抑制薬・造影剤・NSAIDs〕等がある．実際，高齢者ではAKIの頻度が高いだけでなく，AKI後の回復が悪く，そしてCKD/ESKDへの進展のリスクも高い．また，既存のCKDはAKIの非常に重要なリスク因子である．これは，GFRの低さに加えて，アルブミン尿の多さや高度高血圧がAKIと関連することに起因している．その他，体液量欠乏，心機能低下（心不全），敗血症，肝不全，腎毒性物質への曝露などがAKI発症リスクとして知られている．

　　腎毒性物質としてはNSAIDsや造影剤，アミノグリコシドやアムホテリシンBなどの抗菌薬，シスプラチン等の抗癌剤が有名である．さらに，動脈硬化・CKD・高齢者など他のリスクを合併する場合にはRAS抑制薬や利尿薬もAKIに繋がる可能性がある．

AKI発症のリスク因子

1．高齢者
2．既存のCKD
3．高度動脈硬化疾患
4．血行動態異常（心不全，脱水症，敗血症，侵襲度の高い手術など）
5．腎毒性物質への曝露

Step 2. 層別化されたリスクに対応したAKI予防策

　　リスク評価の次にくるrenal angina症候群に対する対応は，これらのAKIのリスクに応じた予防策を講じることである．

　　予防策は基本的には**①血行動態の適正化（循環血液量・血圧の維持）**と**②腎毒性物質曝露の回避（あるいは最小限の使用）**の2つである．

　　前者の目標としては敗血症治療におけるスタンダード治療となっているearly goal directed therapy（EGDT）に準じた血行動態の維持，つまり，中心静脈圧（central venous pressure：CVP）8〜12 mmHg，平均血圧（mean blood pressure：MBP）65 mmHg以上である．このような周術期の血行動態適正化によって術後のAKIのリスクを34％軽減したと報告さ

れている[3]．

　AKI予防の観点からは，平均血圧の目標も65 mmHgから72～82 mmHgへの上方修正が必要な可能性が指摘されている[4]．これは，腎はもともと高圧系で機能が維持される臓器であること，AKIを起こすような高リスク患者は前述のようなCKD・動脈硬化・RAS抑制薬使用などの腎灌流の自己調節能を破綻させるような状況があり[5]，血圧はそのようなリスクのない場合に比べ高く維持することが望ましいと考えられる．

　腎毒性物質の曝露の回避およびすでに使用している場合の一時的中止という措置も重要な予防策である．治療上，回避や中止ができない場合でも可能な限り減量し，最小限の量（あるいは代替薬の使用）とすることが望ましい．AKIを起こしうる代表的腎毒性物質を今一度以下に示す．

AKIを起こしうる代表的腎毒性物質

NSAIDs，造影剤，一部の抗菌薬（アミノグリコシド・アムホテリシンBなど），一部の抗癌剤（シスプラチンなど），RAS抑制薬

---

3. RAS抑制薬とAKI：sick day ruleの提唱

　RAS抑制薬は優れた降圧効果のみならず，臓器保護作用を有するため，その使用が急速に拡大している．一方で，潜在的腎不全者である高齢者への使用頻度も増加し，本薬投与に伴ったAKI，高カリウム血症を経験する頻度も増加している．心不全に対するスピロノラクトンの有用性を証明したランダム化比較研究であるRALES試験以後，高カリウム血症に伴う有害事象が3倍となったとも報告された[6]．いずれにしても，RAS抑制薬の臓器保護効果は長期的なものであり，AKIや高カリウム血症のリスクを考えれば，臓器保護だけを主眼に漫然と使用するのではなく，適応はリスクとベネフィットを症例ごとによく勘案し，厳格に使用する必要性がある．具体的には，RAS抑制薬はタンパク尿が少ないCKD患者においては腎保護効果が少ないことがわかってきている．また，心収縮能が保持されている心不全に対するRAS抑制薬も心保護効果はエビデンスが高いものはない．

　このような状況のなかで，RAS抑制薬を処方する場合にはできるだけリスクを減少させる工夫も必要である．その工夫の1つとして，糖尿病におけるインスリン使用のように，"sick day rule"をRAS抑制薬使用に設けることを提唱したい．つまり，高リスク患者（高齢者・高度CKDなど）が食欲低下・脱水・低血圧などのようにAKIのリスクが高い状況に陥った場合に，sick dayとしてRAS抑制薬（場合によっては利尿薬やその他の降圧薬も）は一時的に休薬してもらうべきと考える．患者自身にRAS抑制薬はAKIのリスクとなることを伝えることも重要であり，AKIのリスクを伝達したうえで，sick dayの状況によっては次回外来を待たずに主治医に連絡または来院の指導を行うべきである．

文　献

1) KDIGO guideline. Section 2. AKI definition. Kidney Int Suppl, 2：19-36, 2012
2) Goldstein, S. L., Chawla, L. S.: Renal angina. Clin J Am Soc Nephrol, 5：943-949, 2010
3) Brienza, N., Giglio, M. T., Marucci, M. et al.: Does perioperative hemodynamic optimization protect renal function in surgical patients? A meta-analytic study. Crit Care Med, 37：2079-2090, 2009
4) Badin, J., Boulain, T., Ehrmann, S. et al.: Relation between mean arterial pressure and renal function in the early phase of shock: a prospective, explorative cohort study. Crit Care, 15：R135, 2011
5) Abuelo, J. G.: Nomotensive ischemic acute renal failure. N Engl J Med, 357：797-805, 2007
6) Juurlink, D. N., Mamdani, M. M., Lee, D. S. et al.: Rates of hyperkalemia after publication of the Randomized Aldactone Evaluation Study. N Engl J Med, 351：543-551, 2004

第1章 腎代替療法（RRT）

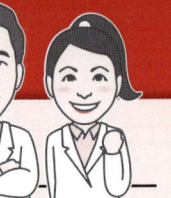

各論 ケースで学ぶ，導入・管理・トラブル対応

7 高齢で認知症を合併した腎不全患者さんです．透析を導入すべきでしょうか？
～透析非導入と透析中止

大石大輔，谷澤雅彦

ポイント

① 透析導入患者および全透析患者の平均年齢は毎年上昇している．
② わが国では透析非導入や透析中止のガイドラインは存在しないため，各施設での判断に委ねられている．
③ 欧米とわが国では，透析非導入や透析中止の割合は大きく異なっており，リビングウィルや事前指示書などの普及，死生観の違いなどが影響している．
④ 透析非導入や透析中止ではなく，『透析延期』という考え方がある．
⑤ 透析非導入や透析中止を決断した場合には，患者はもちろん，家族や周囲の医療スタッフへのケアが重要となる．

指導医：先ほど近医から紹介になった患者さんがいるのですが，末期腎不全で尿毒症症状が強く，全身状態が悪いから入院になるので一緒に診てくれますか？ 少し大変になりそうですけど…．

研修医：もちろんです！ 透析導入の一連の流れはわかってきたので，今回も同じように考えていきたいと思います．最近少し自信もついてきました！ ところで，一体何が大変になりそうなのですか？

指導医：87歳というかなり高齢の患者さんで認知症も合併しており，病状を理解し，自分の意思で治療方針などが判断できない状況なのです．透析中の安静も保てるかどうかわからないし，家族は今後も患者さんのサポートをしていきたいとおっしゃっているのですけどね．

研修医：何か複雑そうですね．そういえば，今まで透析を行うことを前提として導入してきましたけど，このようにかなり高齢で認知症のあるような患者さんに対して『透析をやらない』という選択肢はあるのでしょうか？ それと，透析を導入した後に中止できるのですか？

指導医：では一緒に高齢者の透析導入について勉強していきましょう！

高齢者の透析導入について

1）日本における高齢者透析医療の実際

指導医：まずは日本の高齢者医療における透析療法の現状を知ることから始めましょう．透析患者全体でみると，2011年末の平均年齢は66.5歳で年々上昇傾向にあります．さらに，2011年に新規透析導入となった患者の平均年齢は67.8歳で前年よりも上昇しています．特に，今回のケースのように平均寿命に近いような80歳を超えて透析を導入する患者の割合が約20％と高く，このような患者は徐々に増えています．

研修医：思っていたより高齢者の透析導入は多いのですね．

ワンポイント！

日本の高齢透析患者の現状

透析導入年齢層のピークは男性，女性ともに75〜80歳である．65歳以上で透析導入される割合は63.1％，75歳以上では35.9％，さらに85歳以上では7.5％を占めており，腎不全医療の対象はほとんどが高齢者である（図1）．

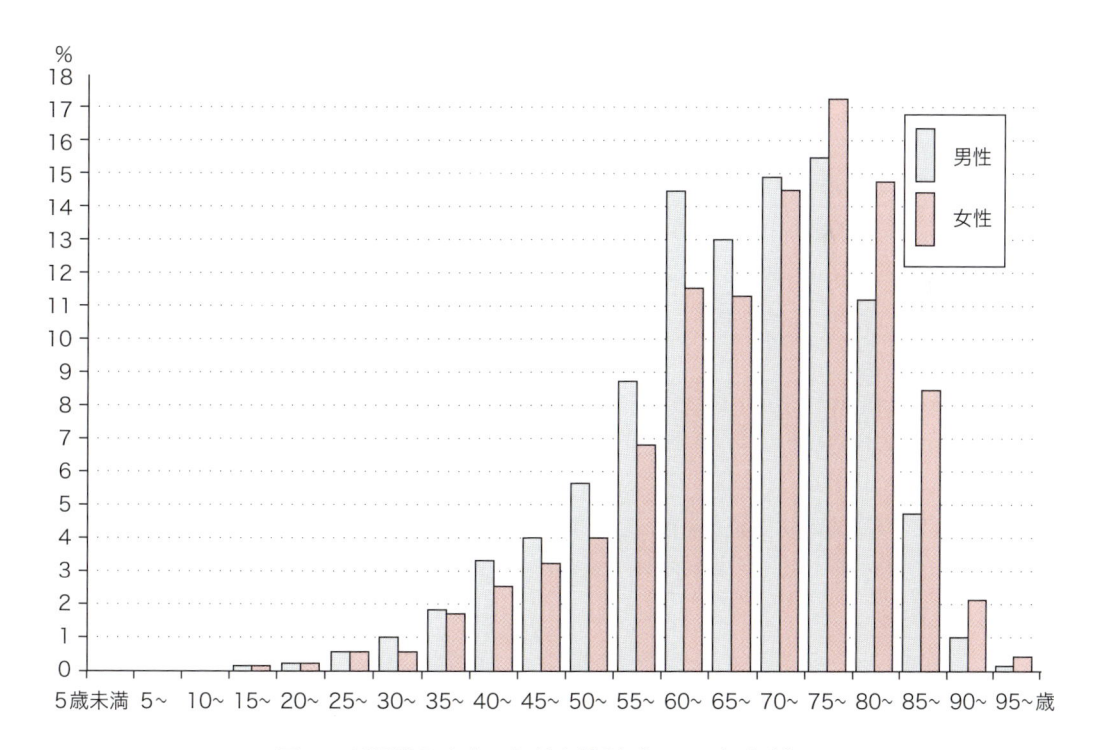

図1　新規導入患者の年齢と性別（2011年度末）
文献1より引用．

☕ コーヒーブレイク

⓫ 最近の超高齢者透析事情

　超高齢者とは，85歳以上（または90歳以上）を指し示す用語であるが，2011年における超高齢者（ここでは85歳以上とする）の年間透析導入を**表1**に，また2011年末の超高齢者の透析患者数を**表2**に示す[1]．

　2011年透析導入患者において，最も割合が高い年齢層は，男女ともに75〜80歳であった（男性15.5％，女性17.2％）[1]．また，2011年末において，75歳以上の高齢者では女性の方が男性より多い傾向が明らかであった[1]．

　さらに，透析患者の余命を示した非常に稀なデータを**表3**および**表4**に示す．各性別において，85歳ならびに90歳における平均余命を抜粋したが，超高齢男性透析患者では一般人口の約5割余，また超高齢女性透析患者では約4割余となっている[2]．これはその他の年齢層と大きく変わるものではないが，やはり一般人口と比べると，大きく劣っている．

　さらに，超高齢透析患者では，大腿骨頸部骨折の既往[3]，認知症の合併（脳血管障害の有無にかかわらず）[4]も明らかに増加し，ADLの低下，さらには施設入所あるいは入院というケースも多い[5]．もちろん年齢とはミスマッチなぐらい，しっかりされた超高齢透析患者もいるが，一方で，「透析を受けるために生きている」と弱々しくご自分でおっしゃる方もいる．

　多くの臨床研究において，「生命予後」が主要アウトカムとしてあげられている．「生命予後＝生きていること」なので，それは長寿ということを意味し，また，客観性があるため評価しやすいという研究的な側面もあろう．しかし，生命予後以上のもっと大切な価値観が，患者1人1人にあることを忘れてはならない．

（冨永直人）

文　献

1) 日本透析医学会統計調査委員会：図説 わが国の慢性透析療法の現況 2011年12月31日現在．日本透析医学会，2012
2) 日本透析医学会統計調査委員会：図説 わが国の慢性透析療法の現況 2005年12月31日現在．日本透析医学会，2006
3) 日本透析医学会統計調査委員会：図説 わが国の慢性透析療法の現況 2007年12月31日現在．日本透析医学会，2008

表1　超高齢者における透析導入（2011年）

導入時年齢	男性患者数（％）	女性患者数（％）	合計（％）
85歳〜	1,213（4.7）	1,071（8.4）	2,284（5.9）
90歳〜	266（1.0）	266（2.1）	532（1.4）
95歳〜	27（0.1）	50（0.4）	77（0.2）
合計（含85歳未満）	25,680（100.0）	12,712（100.0）	38,392（100.0）

文献1をもとに作成．

表2　超高齢者の透析患者数（2011年末）

年齢	男性患者数（％）	女性患者数（％）	総計（％）
85歳〜	6,550（3.5）	6,647（6.0）	13,197（4.5）
90歳〜	1,507（0.8）	2,018（1.8）	3,525（1.2）
95歳〜	186（0.1）	323（0.3）	509（0.2）
合計（含85歳未満）	184,615（100.0）	110,193（100.0）	294,808（100.0）

文献1をもとに作成．

4）日本透析医学会統計調査委員会：図説 わが国の慢性透析療法の現況2009年12月31日現在．日本透析医学会，2010
5）日本透析医学会統計調査委員会：図説 わが国の慢性透析療法の現況2010年12月31日現在．日本透析医学会，2011

表3　2003年男性透析患者平均余命

年齢	平均余命（年）	一般人口平均余命（年）	透析患者平均余命／一般人口平均余命(%)
85歳	2.97	5.95	50.0
90歳	2.33	4.26	54.6

文献2をもとに作成．

表4　2003年女性透析患者平均余命

年齢	平均余命（年）	一般人口平均余命（年）	透析患者平均余命／一般人口平均余命(%)
85歳	3.39	7.95	42.6
90歳	2.57	5.57	46.1

文献2をもとに作成．

2）透析導入後の予後

研修医：先生，透析患者が高齢者中心ということはわかりました．でも透析になった高齢透析患者は導入後も元気に暮らしているのでしょうか？

指導医：むむっ！　鋭いところを突きますね．自分たちが透析を導入した後，患者さんが元気で生活しているかどうかを知っておくことは非常に重要なことですね．高齢透析患者の導入後の予後について考えてみましょう．

ワンポイント！

高齢者における透析導入後の生命予後

- イギリスでの少数の前向きコホート研究では，80歳以上での透析導入後の1年死亡率は46％であり[2]，アメリカでの腎疾患者データベースを用いた観察研究では，80歳以上での透析導入後の1年死亡率も46％であった[3]．つまり欧米においては超高齢者の導入後の約半数は1年以内に死亡するという結果であった（**表1**）．
- 高齢者に限ったことではないが，導入時の併存症によって導入後の予後がさらに悪化することが知られている．イギリスにおける高齢者の導入後6カ月の早期死亡に影響

を与える併存症あるいは病態は,低いBMI,糖尿病,心不全,不整脈,活動性の悪性腫瘍,高度なADLの低下,非計画導入であった[4].

表1 アメリカにおける各年齢層の透析導入後平均余命（月）と一般人口の平均余命（月）

	透析患者	一般人口
85～89歳	15.6	105
80～84歳	11.6	78
90歳～	8.4	57

研修医：80歳にもなると,透析導入後わずか1年で約半数が亡くなってしまうのですね…．併存症があるとさらに予後が悪くなるのですね．では,透析患者さんの生命予後が良好な日本ではどうなのでしょうか？

指導医：残念ながら日本からの報告はほとんどありません．日本透析医学会統計調査委員会の報告によると,80歳を超えた患者の透析導入後の1年死亡率は30.0％と欧米と比較すると若干低い傾向にあるようです．しかし,導入後3カ月以内に死亡する患者は15.8％で,透析導入後の早期死亡は欧米と同等のようですね．

研修医：必ずしも導入すれば患者さんが元気に長生きできるというわけではないのですね．

指導医：そうなのです．早期死亡が予想される高齢患者に対しても,導入基準を満たすと導入せざるをえない場合が多いのは事実です．日本では透析をしないという選択がまだ一般的ではないのが現状なのです．透析非導入についてはあとで詳しく話しましょう．

3）透析患者と認知症

指導医：次に認知症と透析についての関係について勉強しましょう．**高齢の腎不全患者さんの透析導入を考えるとき,認知症の有無・程度を把握することは必要不可欠です**．例えば,認知症がある患者さんは血液透析中の安静を保てない可能性があります．また病識が欠如していると,飲水制限や食事制限が守れず溢水や電解質異常を招く懸念もあります．

研修医：針が抜けたら大出血になりますからね．常にわれわれ医師や看護師,臨床工学技士が目を離せない状況になるということですね．

> **ワンポイント！**
>
> **腎不全と認知症の関係**
> - わが国の透析患者の認知症合併率は9.9％であるが，75歳を超えると約20％が認知症と診断されている[5]．
> - しかし，透析患者の認知症の有病率は過小評価されているといわれている．
> - 認知症患者では，透析導入後の生存率が非認知症患者と比較し低い[6]．
> - 腎機能が低下するに従って，認知症の有病率が増加することが知られている．慢性腎臓病における認知症のリスク因子には腎障害による危険因子として貧血，尿毒症物質，酸化ストレス，血管の石灰化，低ナトリウム血症などがあげられる．また，透析導入後の認知症のリスク因子として透析ごとの低血圧，脳浮腫，血液粘稠度の増加などがあげられている[7]．

指導医：ただし，認知症と決めつける前に考えなければならないことがあります．認知症と考えられる症状が尿毒症や貧血，あるいは治療可能な認知症（ビタミンB_{12}・B_1欠乏，低ナトリウム血症，高カルシウム血症，低血糖，甲状腺機能低下症，正常圧水頭症，せん妄，睡眠薬や向精神病薬の蓄積など）によるものである場合があるのです．この場合には，原因を排除するか，あるいは透析をすることによって認知症の症状が改善する可能性があるのです．最初から，「高齢で認知症があるから透析はできない！」と決めつけてはいけないのです．

4）介護者の負担

指導医：透析医療にかかわらず，高齢者や認知症の患者さんに対して医療を行う際，気をつけなくてはならないことは，身近な存在である家族へのかかわり方です．家族の負担を理解し，それを軽減するための支援策を常に考える必要があります．

研修医：そうですね．私も家族と頻繁にコミュニケーションをとることが重要だと思います．

> **ワンポイント！**
>
> **透析認知症患者とその家族の関係・負担**
> - 透析患者の配偶者にアンケートをとったところ，配偶者が透析患者であることにより日常生活に制限があると感じている人は81％，精神面でよい状態にあると答えた人は28％であった．透析患者の家族の負担は大きいことが示された[8]．
> - 認知症の家族を有する介護者の負担には，日常生活でやらなければならないことが多く（量的介護負荷），心理的な緊張や圧迫を強いる状況（質的介護負荷），介護者が周囲の人たちとの間にトラブルを生じる（対人的負荷）が存在する[9]．
> - それ以外にも，疾患管理や治療方針に関する負担を負う．

研修医：確かに，認知症だけでも介護する家族の負担が大きいのに，透析をしていると，薬の定期的な内服や水分・食事管理，場合によっては透析クリニック・病院への送迎まで家族が負担しなければならないこともあるのですよね．

指導医：そうなのです．われわれ医療従事者も患者さんから情報を聞き出すことができないと家族からいろいろと聞くことになります．場合によってはそれが家族への負担となってしまう可能性があります．なぜなら家族が医療者から聞かれる質問によって「私たちが十分な管理ができていないのではないか？」といった不安感や罪意識，無力感を感じてしまうこともあるのです．家族の精神的負担というのはわれわれが想像している以上だと理解したほうがよいですよ．

研修医：私も家族に，「もっと食事と水分に気をつけてください！」と何も考えずにいったことがあります…（反省）．

5）社会資源（医療経済）

指導医：次に医療経済についても勉強していきましょう．

> **ワンポイント！**
>
> **高齢者と医療経済**
> ・高齢化や医療の高度化に伴い，国民医療費は年々増加傾向にある（平成23年度 37.8兆円，厚生労働省の調査結果より）．
> ・高齢者に限ったことではないが，緊急入院は予定入院に比べて入院医療費が割高になる（予定入院と緊急入院の入院医療費の絶対差は，年齢が上がるほど差が大きくなる）ため，かかりつけ医と腎臓専門医が連携し，ある一定の時期に腎不全に対する教育を行うことが必要[10]．

指導医：厚生労働省が発表した平成22年度国民医療費の概況によれば，年齢階級別医療費をみると，0～14歳は2兆4,176億円（6.5％），15～44歳は4兆9,959億円（13.4％），45～64歳は9兆2,891億円（24.8％），65歳以上は20兆7,176億円（55.4％）と高齢者が過半数を占めています．また，傷病分類別医科診療医療費をみると，65歳以上では「循環器系の疾患」4兆2,668億円（27.4％）が最も多く，「腎尿路生殖器系の疾患（腎不全を含む）」が1兆913億円（7.0％）となっています．高齢者の占める医療費の割合は年々増加しており，加齢とともに入院と外来の割合でみると入院の比率が高くなっています[11]．

透析患者1名にかかる医療費は年間約500万円ともいわれ，高齢者の透析導入が増えてくれば家族や医療従事者だけでなく，社会経済に対する負担も増加するのです．このことについても理解しておく必要がありますね．

透析非導入という選択肢

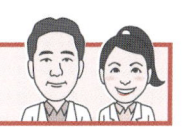

研修医：うーん，高齢者の透析の現状を知ると，とりあえず高齢者のすべてに透析導入をすればいいとはいえませんね．

指導医：非常に難しい問題ですよね．だからといって認知症がある高齢者はすべて透析しないと決めつけてしまうことは制限医療につながる恐れもあります．なぜなら認知症患者であっても生きる権利があり，医師の判断によりその権利が阻害されることはあってはなりません．また認知症になる前の本人の希望や，家族の希望などを無視することにもなります．では次に透析を導入しない「透析非導入」という考えについて話していきましょう．

研修医：お願いします！ 今回の症例についてもあてはめて考えてみたいと思います．

1）透析非導入についての考え方

ワンポイント！

透析非導入の現状

- 透析非導入の割合は各国で差があり，わが国は約3％と非常に低い．
- 欧米ではいくつかの透析非導入に関するガイドラインがあるが，現在わが国には存在しないため医療現場の判断で行われている．

指導医：透析非導入の割合は各国で差があり，アメリカで5％以下であるのに対しイギリス・カナダでは約16％に及びます[12]．日本においては，北海道の一部の地域での調査ですが約3％と非常に少ないことが報告されています[13]．

研修医：かなり国によって差があるのですね．

指導医：この原因は各国の死生観の違いもあるけれど，日本は非導入についての法的整備の遅れや非導入基準の明確なガイドラインがないため，非導入を選択するよりも導入した方が"無難である"という医療者側の理由も少なからずあると考えられます．

研修医：なるほど，ではどのような基準を参考に非導入を検討すればいいのでしょうか．

指導医：ガイドラインが存在しない今日までに，参考とされてきた基準をいくつかみてみましょう．有名なのはHirchの基準[14]とRPA/ASN（renal physicians association/american society of nephrology）ワーキンググループによる勧告[15]（**表2**）です．わが国においても大平の私案[13]（**表3**）が有名ですね．

表2　RPA/ASN ワーキンググループによる透析非導入についての勧告

勧告-1	・共同の意思決定のための医師−患者関係の確立
勧告-2	・すべての急性腎障害，CKD stage4〜5，末期腎不全患者への，診断・予後・治療オプションの説明透析非導入または透析中止の決定
勧告-5	・急性腎障害，CKD，末期腎不全患者において確立されたある条件のもとであれば，透析の差し控え（非導入もしくは透析中止）を行う ・すべての説明を受け，任意の選択をした患者で意思決定の能力を有していれば，透析の拒否あるいは透析の中止の申し立てができる ・意思決定の能力が欠如している患者で，以前に口頭あるいは事前指示書にて透析拒否を示していた場合 ・意思決定の能力が欠如している患者で，正式な法的代理人に事前に意思を表明している場合，透析の拒否あるいは透析の中止の申し立てができる ・非可逆的・重大な神経学的障害（思考・感覚・目的行動・自己および他者の認識欠如）を有する患者
勧告-6	・予後不良あるいは安全に透析が施行できないと考えられる，急性腎障害，CKD，末期腎不全患者においては，透析差し控え（非導入もしくは透析中止）を考慮する ・認知症の進行によって透析針の抜去の可能性，あるいは重度の低血圧などにより全身状態が不安定などの医学的理由 ・腎疾患以外の末期病態 ・CKD stage5の75歳以上で以下の2〜3個以上の予後不良因子に合致する場合 　（①surprise questionでnoと回答，②comorbidity scoreが高い，③Karnofsky Performance Statusが40点未満，④重度の低栄養：血清ALB 2.5 g/dL未満）
勧告-7	・期間限定の透析の施行（透析を要するが予後が不確実で透析開始のコンセンサスに達していない患者）

文献15をもとに作成．

表3　「透析に導入しない選択」時の指針（大平私案）

1）	透析の施行がきわめて危険か困難で予後を改善しないと予測される病態（重度の心肺不全による持続的低血圧など）
2）	慢性腎不全にかかわるか否かを問わず，致命的で回復不能か苦痛に満ちた合併症が一定期間以上継続している病態（末期癌など）
3）	透析療法を患者に説明し理解を得たうえで，上記の病態下での透析の開始を患者自身が明確に拒否する場合
4）	意思表明能を欠く患者にあっても，1）2）の病態下での透析開始を拒否する旨の事前表示（書）が存在する場合
5）	意思表明能を欠き事前指示（書）のない患者にあっては，正当な代理人の意思を尊重すること
6）	上記の1）2）などを主体に周辺諸条件を加味して透析導入の判断を行う担当医は，その最終決定を複数の意思で行うべきこと
7）	患者−家族−意思の間で意見が調節できない場合には，慎重を期してセカンド・オピニオンを得るように患者側に伝えるべきこと

文献13より引用．

2) 臨床倫理

指導医：もちろん，これらの基準だけで非導入を決定するというのは無理がありますね．このようなケースでは臨床倫理の概念を用いて多方面から検討することが有用です[16]．この臨床倫理とは，日常診療の場で患者や患者の関係者，医療者間の立場や考えの違いから生じるさまざまな問題をあげ，これらを分析し，それぞれの価値観を尊重しながら最善の解決策を模索していく考え方です．日頃からわれわれが自然と行っている思考プロセスですが，系統立てて結論を導くための手段として有効なのです（図2）．まず，最初に患者さんについて4つの項目ごとに問題点をあげます．いくつもの枠にかかわる問題は，複数の枠に入れて構いません．特に医師は医学的適応だけで治療の有無などを判断しがちで，4つの枠を活用して初めて別の側面をみることができる場合もあります．

研修医：これは透析の非導入だけでなく，臨床のあらゆる場で使えそうですね．

指導医：正解を導き出すことが目的ではないので，医療関係者以外の意見も重要だったりするのですよ．

3) リビングウィル，事前指示書について

指導医：リビングウィル（living will：LW），事前指示書（advanced directive：AD）という言葉は聞いたことがありますか？

研修医：聞いたことはありますが，実際どのようなものかはわかりません．

指導医：少し古い論文だけれど，1994年の調査では日本人の透析患者のADの発行率は0.3％に対し，アメリカは5.1％と高いことが報告されています[17]．アメリカでは患者の自己決定権を尊重して，ADによる透析非導入による尊厳死（多くは消極的安楽死を意味する）が法的に認められています．ADによる尊厳死を表明している患者さんに蘇生行為を行った場合には訴えられることもあります．すべての透析患者に事

医学的適応	患者の意向
1. 診断と予後 2. 治療目標の確認 3. 医学の効用とリスク 4. 無益性 5. 医療事故	1. 患者の判断能力 2. インフォームドコンセント 3. 治療拒否 4. 事前の意思表示 5. 代理決定
QOL	周囲の状況
1. 定義と評価 　（精神，身体，社会） 2. 影響を与える因子	1. 家族や利害関係者 2. 守秘義務 3. 経済 4. 施設方針 5. 法律

図2　臨床倫理の4分割法
文献16より引用．

前指示書を書いてもらい，生前の意思に沿った終末期医療が行われ，これを尊重しなければならないというガイドラインもあります[18]．

研修医：この点は現在の日本と大きく違いますね．

指導医：簡単なことではないけれど，やはり日本でも今後はLWやADなどが十分に理解され，効力のあるものとして実践されていく必要がありますね．ただし，注意しなければいけないことは，現段階ではLWやADに従い透析非導入や透析中止を行い，訴訟問題となっても法的な保護は受けられません．

このように難しい判断を迫られたときには決して1人あるいは医師のみで決定してはいけません．医療従事者と家族とが綿密な話し合いを行い，透析非導入を決定した際には，その時点でどのような議論があり，どのような決定理由があったか明記しておくことが必要です．患者自身が話し合いに加われる場合には患者自身とも話し合うことは当然です．医療従事者は医師のみならず看護師，臨床工学技士，ソーシャル・ワーカー，事務職など多職種がかかわる必要があります．場合により，弁護士や部外者を入れることも考慮します．そして，その文書には，話し合いに参加したすべての人が署名（患者との関係，職種なども含めて）をしておくことが必須です．

透析中止について

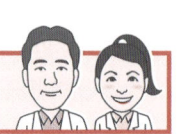

1）日本と海外での透析中止の違い

研修医：透析非導入と同じように，透析中止についても海外と日本で違いはあるのですか？

指導医：イギリスやアメリカでは高齢透析患者の死因の2〜3割前後は透析中止によるものとされています[19,20]．一方，日本の透析中止による正式な統計資料はありませんが，年間死亡透析患者の1〜2％に留まると推定されています[21]．この大きな隔たりは死生観の違いや先ほど説明したRPA/ASNガイドラインの存在などが原因と考えられます．

2）過去の裁判の事例

研修医：でも透析中止は透析非導入と違って難しいですよね．生命に必要と判断され継続している治療行為をやめるわけですから，死に直結しますよね．人工呼吸器を外すことと同じじゃないですか．

指導医：そうなのです．過去の裁判事例についても話しておきましょう．透析ではないけれど，1991年カリウム製剤の投与による積極的安楽死で起訴，2004年には人工呼吸器による延命治療を中止した消極的安楽死も立件されています．つまり「透析中止」による死も，場合によっては不当行為ととらえられる危険性はあるということなのです．

3）透析中止の実際

研修医：では，患者さんがどうしても透析を止めたいと言う場合には，どうやって中止を決めるのでしょうか？

> **ワンポイント！**
>
> **透析中止のプロセス**
> ・維持透析を中止するには，中止する患者の意思表示が必要である．
> ・透析中止にあたっては，患者，家族，透析スタッフ，弁護士などの第三者を加えた話し合いのうえで患者にとって最善と考えられる治療方針を選択する．

指導医：日本では透析非導入と同じく透析中止の基準はなく，生命維持に必要な透析を中止すると状況によっては訴えられる可能性もあります．

研修医：でも，余命もなく透析が苦痛で中止を望まれている患者さんからお願いされたら，どうしたらよいでしょう？

指導医：現時点では，患者の自己決定に則った透析中止には患者の明確な意思表示が必要です．わが国にもいくつか中止に関する私案が出されています[13,22]（**表4，5**）．しかし，これらはあくまでも私案であり，透析中止に関しては，患者さんの精神状態が正常で，正当な判断力に基づいた決定であることを確認するため，患者，家族，医師，看護師，そして客観的な立場から判断できる第三者を加えた話し合いのうえで治療方針を決定する必要があるのです．

研修医：先生，でもなかには自分の意思表示ができない患者さんもいますよね．そのような場合はどうすればいいのでしょうか？

表4　透析中止に対する私案（大平私案）

1）血液透析の実施が医学的にきわめて危険か不能であること（重度の心肺不全による低血圧など）
2）慢性腎不全にかかわるか否かを問わず，致命的で回復不能か苦痛に満ちた合併症が一定期間以上継続していること（癌末期，種々の原因による認知症状態，重度の心肺不全など）
3）かかる状況下で透析，生命維持装置・処置の中止を指示する患者の文書または明らかな意思表示があらかじめ存在するか，意識障害下の患者ではそれらが存在しなくても家族による適正な代理判断が行いうると判定されること
4）最終的な決定に際しては，患者・家族・医療スタッフの三者の合意を基本とし，第三者として弁護士・学識経験者を交えること
付記（1）透析中止にかかわる話し合いをできる限り記録に残すように心掛けること （2）治療の「中止」は「透析医療」に限定したものではなく，院内に「医の倫理委員会」をもち，顧問弁護士の助言を得る体制をつくることが望ましい

文献13より引用．

表5　「透析中止」のガイドライン（岡田私案）

1）〜6）のすべてを満たすことが条件

1）患者による「透析中止」の意思表示：事前指示書，家族への口頭意思表示，医師への口頭医師表示の診療録記載など

2）複数の医師による複数回確認：①〜④のいずれか
　①バスキュラーアクセスおよびペリトネアルアクセス使用不可
　②全身状態悪化（血圧低下など）による透析継続不可
　③治癒不可能な病気に冒され，回復の見込みもなく死が1週間前後と予測される末期状態
　④脳死状態

3）医療チーム（主治医の所属部門責任者を含む）による「透析中止」の判断

4）家族全員による「透析中止」の同意

5）倫理委員会による「透析中止」の承認

6）施設長による「透析中止」の承認

注）家族がいない場合には，代理人可
文献22より引用．

指導医：難しいですね．ADなどがあれば，残された家族は患者の自己決定権を尊重できます．しかし，全身状態が悪く，回復の見込みがないうえにADがない場合は，医学的に透析継続が困難でやむをえず中止する以外は法的には許可されません．しかし，実際の臨床現場では患者や家族との十分な話し合いの結果，上記の私案に基づいて透析中止することはあるようです．

4）透析延期という考え方

研修医：うーん！どうしたらいいのでしょう？何かいい方法はないのでしょうか．
指導医：1つの方法として「透析延期」という考えがあります[22,23]．
研修医：「透析延期」ですか？初めて聞く言葉ですが．

ワンポイント！

透析延期という概念（表6）

透析延期とは：透析患者において，出血・血圧低下時・病状の悪化などさまざまな原因で透析施行が困難な際に血液生化学所見，臨床症状を考慮しながら透析日を遅らせる，または間隔を空け，必要最小限の透析を行うことを示す．

表6 「透析延期」のガイドライン（岡田私案）

以下の1）～3）のすべてを満たし，診療録に記載することが条件

1) 複数の意思を含む医療チーム（主治医の所属部門責任者を含む）による「透析延期」の当日判断：①と②を満たす
   ①許容範囲内の体液量過剰
   ②許容範囲内のuremic toxins（電解質，水素イオン，尿素窒素，クレアチニンなど）濃度

2) 患者（意識がある場合）と家族のキーパーソンによる「透析延期」の当日同意

3) 「透析延期」の継続：1）と2）を毎日確認

注) 家族がいない場合には，代理人可
文献22より引用．

研修医：透析を中止することは難しくても，これなら倫理的に許容される可能性がありますね．

5) 透析中止後の予後

研修医：いざ透析を中止すると，どのような経過をたどるのでしょうか？

指導医：透析中止後に死亡するまでの平均日数は7.8日で，79.1％の患者さんは中止後10日以内に死亡しています[24]．透析を中止するということは，癌末期患者と異なり，非常に短期間で死を迎えるということなのです．

研修医：尿毒症による食欲不振，嘔気・嘔吐，浮腫，胸に水が溜まってくれば呼吸苦も出てきますね（図3）．

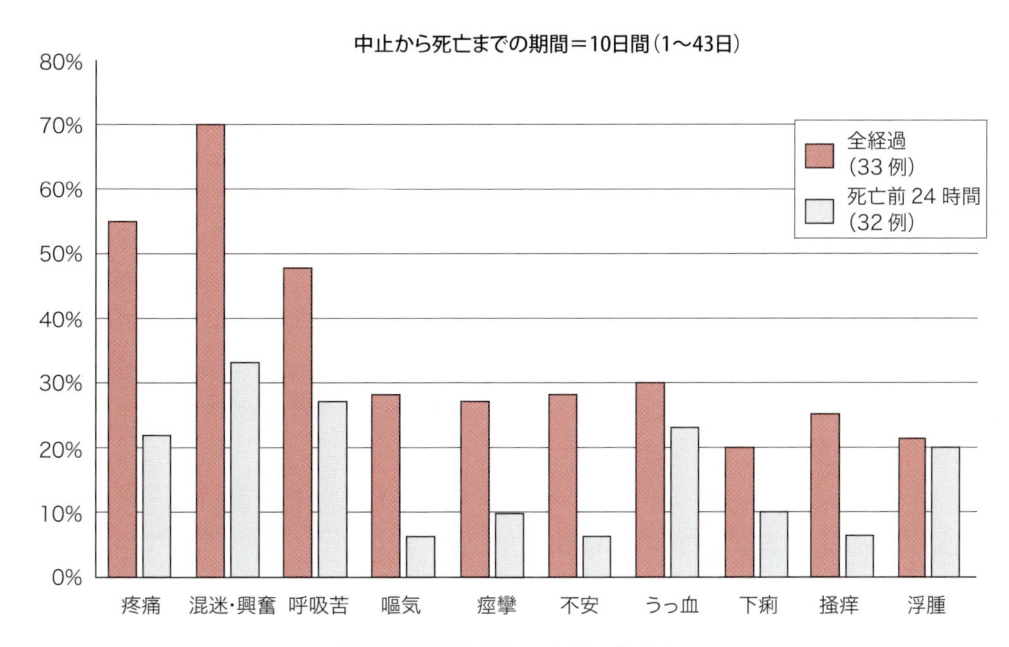

図3 透析中止後の症状の発生率
文献25より引用．

指導医：そうですね．だから症状に合わせてできるだけ早期からの患者さんへの対応や準備が必要だね．

6）透析非導入または透析中止後のケア

指導医：では，透析非導入や透析中止が決まった際，次に何をするべきですか？
研修医：患者さんだけではなく，看取る家族の心のケアも重要です．
指導医：その通りです．実は終末期を看取る医療スタッフも相当な精神的なストレスを抱えることになりますが，家族も十分ケアしなければならないのです．

ワンポイント！

透析非導入，中止後のケア[26]
- 患者の看取りの場（医療機関，自宅）をどこにするか
- 治療内容は患者の負担がない疼痛・苦痛・苦悩緩和が中心となるが，その具体的な施策をどうするか
- その効果と危険度をどう告げるか
- 意識のない患者では，代理人を誰とするか
- 緩和ケア専門家の参画や助言が得られるか

指導医：透析を中止した後，患者さんが亡くなるまでの時間は非常に短いので，**日常生活の基本動作（摂食，歩行，脱着衣，入浴，排泄動作，歯磨き，洗面など）が困難になってきた頃からケアは早期に介入すべき**なのです．もし可能であれば緩和ケア専門家の助力が得られることが望ましいですね．透析を中止したからといっても，最期まで患者さんの苦痛を取り除く姿勢が重要ということです．"sometimes we withdraw treatment but we never withdraw care"[27] を忘れないようにしましょう．
研修医：肝に銘じておきます．
指導医：また，透析中止が患者自身の判断であっても，その決断により家族や決断に関係した周囲の人々に少なからず心の傷（トラウマ）が生まれます．もし家族が透析非導入や透析中止の決定を行った際には，その後に意向を変更しても構わないということも忘れずに伝えなければなりません．患者だけでなく，家族や患者さんにかかわった医療従事者に対してもグリーフケアを行うことも重要ですね．
研修医：グリーフケアとは何ですか？
指導医：「グリーフ」は"嘆き，悲しみ"という意味で，近親者を亡くした人がその悲嘆を乗り越えようとする心の努力を支援するのが「グリーフケア」です．

症例からみる透析非導入

指導医：では，勉強してきたことを踏まえて，今回の患者さんにあてはめてみましょう．ではプレゼンテーションをしてください．

研修医：わかりました！

【症例】87歳，男性

主訴：下腿の浮腫，食欲低下

既往歴：認知症（HDS-R：8点）

現病歴：87歳時に近医にてCr 2.0 mg/dLと腎機能障害を指摘され，以降近医にて通院加療を行っていた．しかし，徐々に認知症の進行があり，専門医を受診したところAlzheimer型認知症と診断された．自宅では入浴やトイレは自立しておらず，夜間の徘徊も認めており，要介護3級の認定をうけて同居する息子夫婦と82歳の妻が面倒をみている状態であった．その後も徐々にCrの上昇を認めていたが，食欲や電解質異常は認めていなかった．しかし，1カ月前から尿量の減少，下腿の浮腫を認めるようになり体重も1カ月間で4 kg増加し食欲も低下してきたため家族に連れられて当院を受診した．

来院時のバイタル：E3V4M5，呼吸数 16回/分，SpO_2 98％（room air），血圧 120/76 mmHg，脈拍 80回/分

生化学所見および血液ガス分析：Alb 2.1 mg/dL，Cr 6.8 mg/dL，BUN 120 mg/dL，K 5.7 mEq/L，pH 7.18，HCO_3^- 10 mEq/L

まとめ

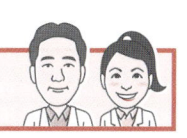

指導医：今回のケースでは，① 高度の認知症があり透析中の安静が保持できない可能性があること，② 腎機能障害が軽度の時点で専門医よりAlzheimer型認知症と診断されており，認知症そのものが尿毒症関連の可能性が低いこと，③ 治療に関する自己決定ができないものの以前より患者が延命を拒否していたという家族からの情報，④ 家族が透析非導入を希望していることなどを踏まえて，家族，医師，看護師，ケースワーカーと複数回の話し合いの結果透析非導入とし，在宅で緩和医療を行うことになりました．

研修医：今回は本当に考えさせられました．まだ日本には透析非導入・中止の基準がなく，各施設での判断によって行っていたのですね．

指導医：この高齢化社会において，これから増えてくる社会問題だと思います．透析非導入や透析中止を検討する際，ほとんどの場合で患者自身が，自分の病状を理解することができない環境にあることが多いのです．重要なことは，**家族と話し合いをするときは担当医師や看護師だけでなく他の職種も立ち会い，説明内容にそれぞれの氏**

名，続柄，説明内容を記録しておくことです．また，普段から家族と密なコミュニケーションをとっておくことが大切です．話し合いのなかで決まった透析非導入や透析中止という選択も状況に応じて変更できるということも提示してもよいかもしれません．透析導入がさし迫ってからでなく，事前に自分の治療に対する考えを家族間で話し合い，情報を共有し，患者さん自身が希望した治療が受けられるということが重要です．特に高齢者での導入が増加している昨今においては，透析導入時に患者さんや家族に「透析非導入」や「透析中止」について情報提供することも必要なのかもしれません．

研修医：今日も勉強になりました．

文 献

1) 日本透析学会統計調査委員会：図説 わが国の慢性透析療法の現況 2011年末の慢性透析患者に関する基礎集計．日本透析学会，2012
2) Lamping, D.L., Constantinovici, N., Roderick, P., Normand, C., Henderson, L., Harris, S. et al.: Clinical outcomes, quality of life, and costs in the North Thames Dialysis Study of elderly people on dialysis: a prospective cohort study. Lancet, 356：1543-1550, 2007
3) Kurella, M., Covinsky, K.E., Collins, A.J., Chertow, G.M.: Octogenarians and nonagenarians starting dialysis in the United States. Ann Intern Med, 146：177-183, 2007
4) Couchoud, C., Labeeuw, M., Moranne, O., Allot, V., Esnault, V., Frimat, L., et al.: A clinical score to predict 6-month prognosis in elderly patients starting dialysis for end-stage renal disease. Nephrol Dial Transplant, 24：1553-1561, 2009
5) 日本透析学会統計調査委員会：図説 わが国の慢性透析療法の現況 2010年末の慢性透析患者に関する基礎集計．日本透析学会，2011
6) Griva, K., Stygall, J., Hankins, M., Davenport, A., Harrison, M., Newman, S.P.: Cognitive impairment and 7-year mortality in dialysis patients. Am J Kidney Dis, 56：693-703, 2010
7) Kurella, Tamura, M., Yaffe, K.: Dementia and cognitive impairment in ESRD: diagnostic and therapeutic strategies. Kidney Int, 79：14-22, 2011
8) Morelon, E., Berthoux, F., Brun-Strang, C., Fior, S., Volle, R.: Partners' concerns, needs and expectations in ESRD: results of the CODIT Study. Nephrol Dial Transplant, 20：1670-1675, 2005
9) 杉澤秀博：認知症透析患者と終末期医療．臨床透析，27：1073-1078, 2011
10) 川渕孝一 ほか：高齢者医療の経済．臨床透析，28：15-22, 2012
11) 厚生労働省：平成23年度 医療費の動向
12) Germain, M.J., Cohen, L.M., Davison, S.N.: Withholding and withdrawal from dialysis: what we know about how our patients die. Semin Dial, 20：195-199, 2007
13) 大平整爾：透析非導入（見送り）と透析中止（差し控え）への一考案．透析会誌，41：761-770, 2008
14) Hirsch, D.J., West, M.L., Cohen, A.D., Jindal, K.K.: Experience with not offering dialysis to patients with a poor prognosis. Am J Kidney Dis, 23：463-466, 1994
15) Moss, A.H.: Revised Dialysis Clinical Practice Guideline Promotes More Informed Decision-Making. Clin J Am Soc Nephrol, 5：2380-2383, 2010
16) 「臨床倫理学第5版 臨床医学における倫理的決定のための実践的なアプローチ」（赤林朗 ほか 監訳），新興医学出版社，2006
17) Holley, J.L.: Palliative care in end-stage renal disease: focus on advance care planning, hospice referral, and bereavement. Semin Dial, 18：154-156, 2005
18) Galla, J.H.: Clinical practice guideline on shared decision-making in the appropriate initiation of and withdrawal from dialysis. The Renal Physicians Association and the American Society of Nephrology. J Am Soc Nephrol, 11：1340-1342, 2000

19) Clement, R., Chevalet, P., Rodat, O., Ould-Aoudia, V., Berger, M.: Withholding or withdrawing dialysis in the elderly: the perspective of a western region of France. Nephrol Dial Transplant, 20 : 2446-2452, 2005
20) Cohen, L.M., Germain, M.J., Poppel, D.M.: Practical considerations in dialysis withdrawal: "to have that option is a blessing". JAMA, 289 : 2113-2119, 2003
21) 大平整爾：透析中止のガイドライン～不可避だが苦渋のジレンマ～．日透析医誌，15：11-19，2000
22) 岡田一義：「透析中止」に関わる諸問題．臨床透析，23：1325-1333，2007
23) 瀧 史香 ほか：透析患者の終末期医療―病棟医の立場から―．臨床透析，25：1403-1410，2009
24) Fissell, R.B., Bragg-Gresham, J.L., Lopes, A.A., Cruz, J.M., Fukuhara, S., Asano, Y. et al.: Factors associated with "do not resuscitate" orders and rates of withdrawal from hemodialysis in the international DOPPS. Kidney Int, 68 : 1282-1288, 2005
25) Chater, S., Davison, S.N., Germain, M.J., Cohen, L.M.: Withdrawal from dialysis: a palliative care perspective. Clin Nephrol, 66 : 364-372, 2006
26) 大平整爾：終末期にある透析患者の治療継続と中止およびその後の加療．臨床透析，25：1397-1402，2009
27) Fine, R.L.: Language matters: "sometimes we withdraw treatment but we never withdraw care". J Palliat Med, 10 : 1239-1240, 2007

コーヒーブレイク

⑫ 透析患者の運動療法

透析患者は，腎性貧血，低栄養，炎症などの疾患特異的な問題以外に，筋力やバランスなどの運動機能低下，運動耐容能低下，筋肉量減少，身体活動量減少，抑うつ，生活の質（QOL）の低下など身体的および精神的な問題を抱えている．さらに，わが国の透析患者ではこれらの問題に，高齢化の問題が加わる．透析患者の高齢化により，透析合併症や心血管疾患などの併存疾患による重複障害例が多くなり，今後ますます運動機能や日常生活動作に制限（廃用症候群）のある症例が増加することが予想される．したがって，この透析患者の廃用症候群への対策として運動療法は非常に重要な治療方法の1つとなる．

腎臓リハビリテーションは，腎臓疾患患者に対して運動療法，教育，食事療法，精神的ケアなどを行う新たな内部障害リハビリテーションである[1]．主要な構成要素である運動療法は，透析患者の栄養低下・炎症複合症候群改善，タンパク異化抑制，運動耐容能改善，QOL改善などをもたらすことが明らかにされている[1]．また，運動耐容能の低い透析患者や運動習慣のない透析患者の生命予後は悪いことが報告されている[2]．今後は，透析患者においても，積極的に運動をすることを推奨する．

透析患者に対する**運動療法**は，非透析日に週3～4回，1回30～60分の歩行，エルゴメータなどの中等強度の有酸素運動と低強度～中等強度の筋力トレーニングを併用する方法が一般的である．入院中の患者では，透析後の循環動態の変化や疲労を考慮し，透析前に連日の運動療法を実施することも可能である．また最近では，透析の最中に下肢エルゴメータやトレーニングチューブを用いた筋力トレーニングを実施する施設も増加している．ただし，運動機能障害や心血管疾患を合併している症例が多いため，医師や理学療法士の監視下での運動療法の実施が望ましい．

一方で腎臓疾患患者に対するリハビリテーションの必要性は，まだ十分に認知され実施されているとはいえない．そこで，2011年に「日本腎臓リハビリテーション学会」が設立された[3]．今後の腎臓リハビリテーションの普及および発展を期待する．

（平木幸治）

文 献

1) 上月正博：CKD患者における運動の効用―これまでのエビデンスと可能性―．透析会誌，45（11）：988-989, 2012
2) Johansen, K. L. : Exercise in the end-stage renal disease population. J Am Soc Nephrol, 18 : 1845-1854, 2007
3) 日本腎臓リハビリテーション学会ホームページ：http://jsrr.jimdo.com/（2013年3月閲覧）

●演習問題●

第1章各論

1 乏尿のみられる患者に以下の所見を認めた．緊急透析の適応となるものを3つ選べ．
① 血清 Cr 2.0 mg/dL
② 血清 K 6.0 mEq/L（心電図変化を伴う）
③ HCO_3^- 18 mEq/L
④ 溢水
⑤ 著明な尿毒症（意識障害，心膜炎，出血傾向など）

2 末期腎不全患者に透析導入を行う場合において，誤っているものはどれか？
① 慢性腎不全の患者には橈側皮静脈などを点滴に使用しない．
② 透析導入にあたっては計画的透析導入が望ましい．
③ 透析導入について家族にも積極的に説明しておくことが望ましい．
④ 医師も積極的に患者の心理・精神的なサポートを行うべきである．
⑤ 透析用アクセス（バスキュラーアクセス）の作製は透析導入直前がよい．

3 透析中に生じる血圧低下の対応として誤りはどれか？
① 透析液の温度を下げる．
② ドライウェイトをすぐに上げる．
③ 除水を止めて血流量を下げる．
④ 心電図で虚血性疾患をチェックする．
⑤ 急激な血圧低下の場合は生理食塩液を 200 mL 程度急速に補液する．

4 透析中の合併症について誤りはどれか？
① 透析導入直後は頭痛や嘔吐・嘔気をきたしやすい．
② 透析中に低血糖は生じにくい．
③ 透析中は脳卒中の発症のリスクが高い．
④ 透析中に全身性の痙攣が生じたらただちに透析を中断する．
⑤ ACE 阻害薬内服症例での積層型ダイアライザの使用は血圧低下を生じる．

5 シャントの作製・管理について誤っているものはどれか．
① 湿疹には注意が必要である．
② 診察は，見て聴いて触ることが大切である．
③ シャント肢の浮腫は気にする必要はない．
④ シャント瘤の皮膚が薄く光沢を帯びてきた場合，破裂の危険がある．
⑤ 前腕にアクセス作製を考える場合は，アレンテストで血流を確認する．

6 透析患者の食事・栄養管理について誤りはどれか？
① タンパク摂取は 1.1〜1.2 g/kgBW が推奨されている．

② 透析患者の必要カロリーは27〜39 kcal/kgBWとされ活動量や糖尿病の有無により調整する．
③ 低アルブミン血症は結果であり，適切な食事がなされていれば問題ない．
④ 透析間の体重増加を抑えるためには，減塩と血糖コントロールが重要である．
⑤ 低栄養の患者には補助的に透析中に高カロリー輸液（IDPN）を行うことも選択肢の1つである．

7 透析患者に通常投与量で問題ない薬はどれか，2つ選べ．
① オセルタミビル（タミフル®）
② バンコマイシン
③ アジスロマイシン（ジスロマック®）
④ ジギタリス製剤
⑤ リドカイン

●解答と解説●

1 正解：②，④，⑤

　緊急透析についてのガイドラインは定まっていないが，一般的に急性腎障害（acute kidney injury：AKI）でも慢性腎臓病（chronic kidney disease：CKD）でも，2〜3日間の乏尿に加え，高度のアシドーシス（HCO_3^- ＜15 mEq/L）と上記の②，④，⑤の場合に緊急透析の適応とされている．

　また，血清Cr 5 mg/dL以上（1日0.5 mg/dLの増加）BUN 80 mg/dL以上（1日10〜30 mg/dL以上の増加）などが参考にされているが，上記のとおり，腎機能障害のみで緊急透析が検討されるわけではない．AKIの場合は，早期に透析を行うことは予後がよいとも考えられるが，結論は出ていない[1]．同様に持続的腎代替療法（continuous renal replacement therapy：CRRT）と間欠的腎代替療法（intermittent renal replacement therapy：IRRT）との優劣も結論は出ていない．一般的に，循環動態が不安定な患者に対してはCRRTが望ましいと考えられる[2]．

⇒p.145 第1章各論6参照

2 正解：⑤

① 将来のバスキュラーアクセス作製に備えて血管を温存しておく必要がある（p.116 **指導医レクチャー③**，p.34 **第1章総論4参照**）．
② 透析導入後の予後にも影響を与えるため可能な限り計画的透析導入が望ましい（p.64 **第1章各論1**，p.70 **コーヒーブレイク④参照**）．
③ 高齢患者が増えており，通院のサポートなど家族の協力を必要とすることが多い．また，高度認知症や担癌患者の場合などでは，ADLや予後も考慮し，維持透析導入を行うかど

うかも含めて十分に相談する必要がある（p.164 **第1章各論7参照**）．

④透析患者は多様な心理的ストレスに曝されることから特徴的な精神心理特性が存在し，サイコネフロロジー（psychonephrology）という学問分野になっている[3]．医療者は積極的な傾聴を通じて患者を支えるとともに，患者に十分な教育を行うことでアドヒアランス・セルフケア向上のために患者自らが変われるように支援する（エンパワーメント・アプローチ）べきである[4]．

⑤2007年末のわが国の慢性透析療法の現況によると，透析アクセスを導入1カ月前〜導入直後に作製した症例では，1カ月以上前に作成していた症例に比べて，死亡リスクが2倍程度に増加していた．また，K/DOQIでは「初回穿刺の最低でも1カ月，望ましくは3〜4カ月前」，日本透析医学会の慢性血液透析用バスキュラーアクセスの作製および修復に関するガイドライン（2011年版）では，「最低でも2〜3週間前に作製されることが望ましい」とされている．併せて考えると導入の1カ月前までにはアクセスを作製しておいた方がよいと考えられる（p.34 **第1章総論4参照**）．

3 正解：②

①体温を下げることにより末梢血管を収縮させ血圧を上昇させる．
②すぐにドライウェイトを上げるのではなく，体重増加が多すぎて1回の透析での除水量が多いのではないか，降圧薬の減量などの検討が必要．
③血圧低下時の基本的対応．
④糖尿病合併例では胸痛を訴えないことがあり注意が必要．
⑤血圧低下時の基本的対応．
　⇒p.80 **第1章各論2参照**

4 正解：②

①不均衡症候群と呼ばれる．透析により血漿浸透圧が低下するが，血液脳関門があるため脳脊髄液中の浸透圧低下が遅れ，脳浮腫が生じるためと考えられている．同様の理由で，脳卒中直後の透析も注意が必要である．対策としては，短時間・頻回透析など緩徐な透析を行い予防に努めることや透析中にグリセオール®を投与するなどがある．
②透析を行っている人には糖尿病患者が多く低血糖に注意が必要である．また，透析患者は糖新生の低下が示唆され，非糖尿病患者でも透析中に血糖低下がみられるという報告もある[5]．
③除水による血液濃縮，循環動態の変化，抗凝固薬の使用が原因としてあげられる．
④原因としては症候性てんかんが多い．低血糖にも注意が必要である．
⑤積層型ダイアライザーはGAMBROから発売されておりAN69というPAN膜を使用している．ACE阻害薬内服中の患者ではショックを起こす可能性がある．同様にLDL吸着のカラムでも注意が必要である．
　⇒p.80 **第1章各論2参照**

5 正解：③

①シャント肢の皮膚トラブルはバスキュラーアクセス感染につながる．敗血症の大半がバスキュラーアクセス感染に伴うものであり，皮膚乾燥があれば保湿剤の使用を行い患者にスキンケアを指導することが重要である．

②患者自身にも日々行うように指導する．またシャント肢の挙上も行って観察する．早期に狭窄などを見つけて閉塞をきたす前にVAIVTなどの処置を行いバスキュラーアクセスを長持ちさせることが大切である．

③静脈高血圧のサインであり，シャント静脈中枢側の狭窄・閉塞している可能性がある．

④破裂のサイン．他に急速に大きくなる，感染を伴う場合などは外科的処置が必要となる．

⑤血流に問題なくとも動脈硬化が強くバスキュラーアクセスに伴う虚血を生じる場合（スチール症候群）がある．軽度であればプロスタグランジン製剤などを使用し経過をみる．

⇒p.101 第1章各論3参照

6 正解：③

①透析日には1.4 g/kgBWでも窒素バランスが負になるという報告もあるが，リンのコントロールも重要であり1.1〜1.2 g/kgBWが推奨されている[6]．

②透析患者の生命予後は栄養状態と関連し，栄養状態不良の患者では生命予後が悪いため，十分なエネルギーを摂取することが必要である[7]．

③低アルブミン血症は強力な予後不良因子であり，alb 3.5〜3.7 g/dL以上が目標．この原因として，低栄養やカロリーとタンパク質の摂取不足だけでなく，慢性炎症が存在していることも多く注意が必要である[8]．

④高ナトリウムに伴う口渇・飲水刺激は抑えられない．また高血糖も口渇をきたし飲水量を増加させ，透析間の体重増加をきたす．そのため減塩と血糖コントロールが重要である．

⑤アミノ酸製剤や50%ブドウ糖液などが透析中に投与できるが，栄養不良のすべてをまかなうことはできず補助的な手段である．

⇒p.128 第1章各論5参照

7 正解：③，⑤

①透析患者では，タミフル® は 75 mg 1回のみ内服で十分である．

②透析後に1 g（体重に合わせて0.75〜1.5 g）使用し，1〜3回の透析後に追加投与する．血中濃度を測定し用量を調整する．

③テトラサイクリン系やマクロライド系は通常量で投与可能である．ペニシリン系やセフェム系などはおおむね半量とする．

④透析で除去できないため，血中濃度を測定し用量の調整が必要である．添付文書では，ジゴキシン0.125 mgを3～4回/週，目標血中濃度0.8～1.4 ng/mLと記載されているが，経験上は週2～3回で十分なことが多い．

⑤常用量使用可能である．

⇒p.120第1章各論4参照

【問題作成：村尾 命】

文 献

1) Gibney, R. T., Bagshaw, S. M., Kutsogiannis, D. J., Johnston, C. : When should renal replacement therapy for acute kidney injury be initiated and discontinued? Blood Purif, 26 (5) : 473-84, 2008
2) 松田兼一，森 武史，針井則一，柳沢政彦，原田大希：AKIへの急性血液浄化療法の実際．ICUとCCU, 34（4）: 309-316, 2010
3) 福西勇夫，福西朱美：サイコネフロロジー．診断と治療, 99（6）: 1056-1059, 2011
4) 堀川直史：精神障害（認知症を含む）．腎と透析, 72（04）: 491-497, 2012
5) 小松まち子，日下まき，久米惠司，南 幸，水口 潤，川島 周，島 健二：血液透析中の血糖低下と血清インスリン濃度の関係．透析会誌, 40（11）: 907, 2007
6) 渡 有三，坂 洋裕，成瀬友彦：糖尿病性腎症での食事療法．日本臨床, 62（848）: 435, 2004
7) Bddhu, S., Pappas, L.M., Ramkumar, N. et al.: Malnutrition and atherosclerosis in dialysis patients. J Am Soc Nepyrol, 15: 733-742, 2004
8) 越川昭三：食事療法概論．日本臨床, 62（848）: 435, 2004

第2章 アフェレシス

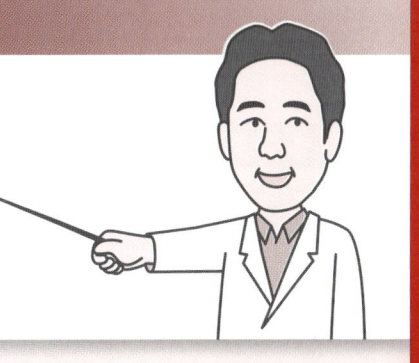

総論
アフェレシスを知ろう

- アフェレシスとは？ 188

第2章 アフェレシス

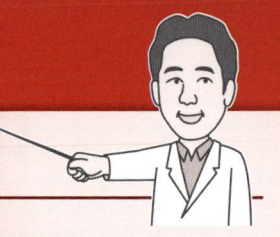

総論 アフェレシスを知ろう

■ アフェレシスとは？

宮本雅仁

ポイント
① アフェレシスとは**「体外循環によって血液から病因物質を除去する治療法」**である．
② 病因物質の血液内での存在分画を想定し，存在分画に対応した治療法を選択することが重要である．
③ 血漿交換療法では利点と欠点を把握したうえで単純血漿交換・二重膜濾過血漿交換・血漿吸着を選択すべきである．

アフェレシスの基本

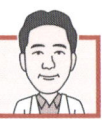

1）アフェレシスの概念

　アフェレシス（apheresis），ギリシャ語で分けるという意味の言葉が語源である．アフェレシス療法の基本は**「血液から血漿成分を分離し，その血漿から体外循環によって病気の原因となる病因物質（抗体・サイトカイン・中毒物質等）を除去する治療法」**である．すなわち，血漿を分離して処理し，治療を行う血漿浄化療法がアフェレシスの根本である．しかし，技術的に近いことから，全血液をそのまま処理治療する血液浄化療法や，血球浄化療法，さらには血液を扱わない腹水濾過濃縮再静注法（cell-free concentrated ascites reinfusion therapy：CART）などもアフェレシスとして包括的に組み込まれている（図1）．

2）血液の構成成分

　アフェレシスを理解するうえで，その材料ともいえる血液，その構成成分を理解することが重要である．血液は血球と血漿に分けることができ，血漿には分子量の大小さまざまな物質が含まれている（図2）．
　これらがおのおのの疾患の病因物質となりうる．アフェレシスは図1のごとくさまざまな

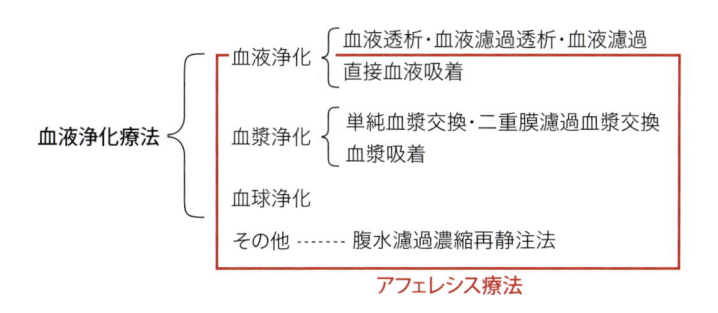

図1　アフェレシスの位置づけ

```
                    ┌ 血液浄化 ┬ 血液透析・血液濾過透析・血液濾過
                    │         └ 直接血液吸着
血液浄化療法 ┤         ┌ 単純血漿交換・二重膜濾過血漿交換
                    ├ 血漿浄化 ┤
                    │         └ 血漿吸着
                    ├ 血球浄化
                    └ その他 ……… 腹水濾過濃縮再静注法
```
アフェレシス療法

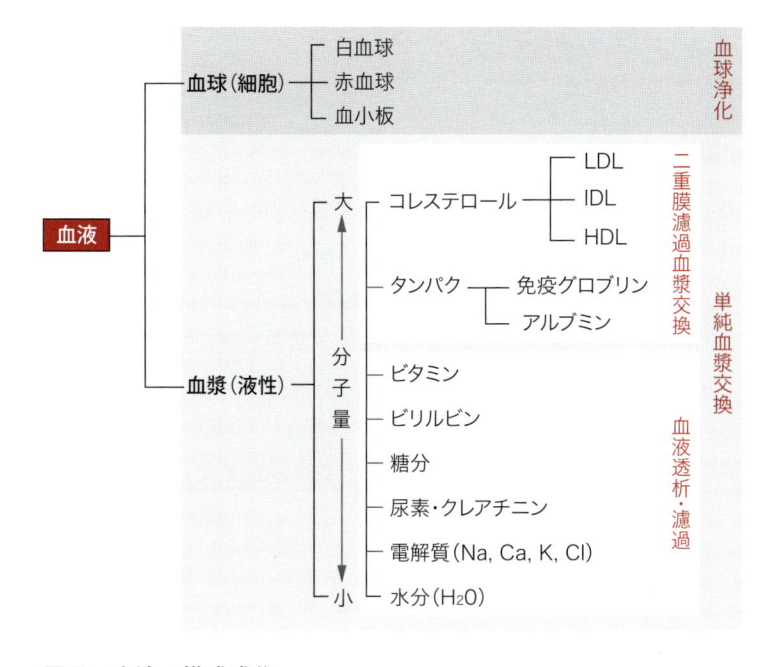

図2　血液の構成成分

血液
├ 血球（細胞）─┬ 白血球
│   ├ 赤血球
│   └ 血小板   　　　　　　　　　血球浄化
│
└ 血漿（液性）─┬ コレステロール ┬ LDL
　　　　　　　 │   ├ IDL   二重膜濾過血漿交換
　　　　　　　 │   └ HDL
　　　　　　　 ├ タンパク ┬ 免疫グロブリン
　　　　　　　 │   └ アルブミン   単純血漿交換
　　　　　　　 ├ ビタミン
　　　　　　　 ├ ビリルビン
　　　　　　　 ├ 糖分
　　　　　　　 ├ 尿素・クレアチニン   血液透析・濾過
　　　　　　　 ├ 電解質（Na, Ca, K, Cl）
　　　　　　　 └ 水分（H_2O）

（分子量　大←→小）

治療法があるが，血液のどの分画に病因物質が存在するかを想定し，どの分画にターゲットを絞って治療法を選択するかを考えることが必要である．例えば病因物質が血漿全体に存在する可能性がある場合，これは単純血漿交換の適応となる．また，病因物質が免疫グロブリンのように比較的分子量の多い血漿分画に存在する場合，これは二重膜濾過血漿交換が効果を示すこととなる．一方で，電解質や尿毒症物質が病因物質の場合や血漿でも分子量の小さい分画をターゲットにする場合は血液透析や血液濾過が治療法となる．

3）アフェレシスの目的

　アフェレシスの第一の目的は体内から疾患の原因となる病因物質を除去し病状を改善させることである．病因物質としては免疫関連物質であるγグロブリンや炎症性物質であるサイ

トカイン，中毒性物質や肝不全時に蓄積する肝排泄の毒性物質，さらに活性化白血球などの細胞等がある．

　第二の目的は物質の補充を行い，病状を改善させることである．これには血漿交換療法時の血漿タンパクの補充がある．肝不全や血栓性微小血管症のように凝固因子を大量に補充したい場合は新鮮凍結血漿（fresh frozen plasma：FFP）を大量に補充し病状を改善させる．病因物質除去と必要物質補充により免疫能の賦活，細胞機能の回復，薬剤への反応性の回復，循環動態の改善等の二次的効果も認められる．

アフェレシスの原理

1）膜分離

　血液を血漿と血球に分離し，さらには血漿分画を分離する技術である．この技術は単純血漿交換，二重膜濾過血漿交換，血漿吸着の血漿交換療法に使用される．分離は分離膜にて血液を濾過することによってなされる．分離膜には細孔が開いており，細孔より小さな分子量の物質は濾過されるが，細孔より大きな分子量の物質はこれら細孔を通過できず，濾過されない．図3のように，血液を血漿と血球に分離する血漿分離膜を使用すると，血球は細孔を通過できず濾過されないが，血漿は細孔を通過し濾過され，血球と血漿は分離される．血漿分画膜では血漿中の分子量の大きい物質が細孔を通過できず濾過されない．一方で分子量の小さい物質が細孔を通過し濾過され分離する．この分離された血漿分画を除去または浄化することによって血漿浄化が行われる．

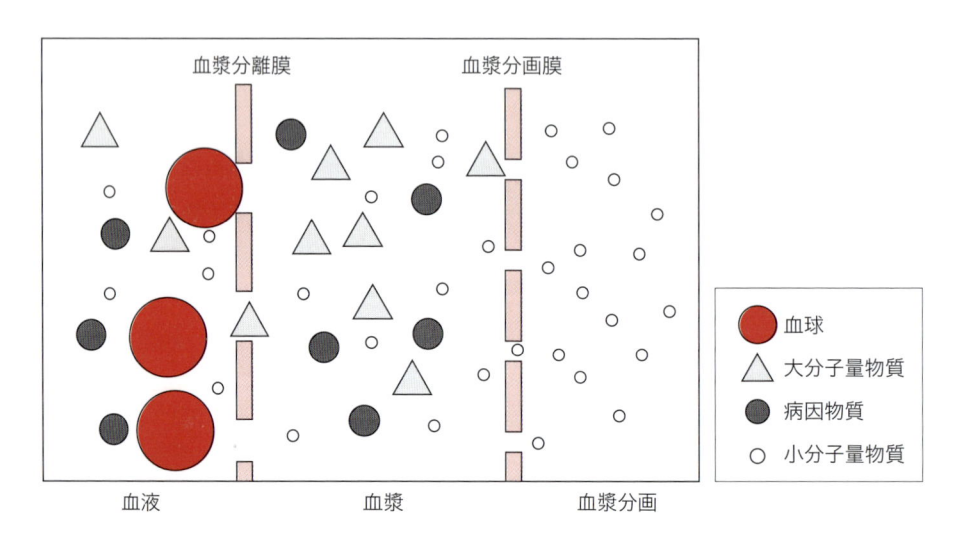

図3　血漿分離

2）吸着

　ある特定の物質を吸着する吸着材，それを充填したカラムに血液を灌流することによって，血液から病因物質を除去する方法である．方法は2種類あり，血液をそのまま灌流させる直接血液吸着と，分離した血漿を灌流させる血漿吸着である．これらは吸着剤の種類によって使い分けられる．

治療法

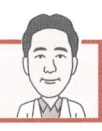

1）単純血漿交換（図4）

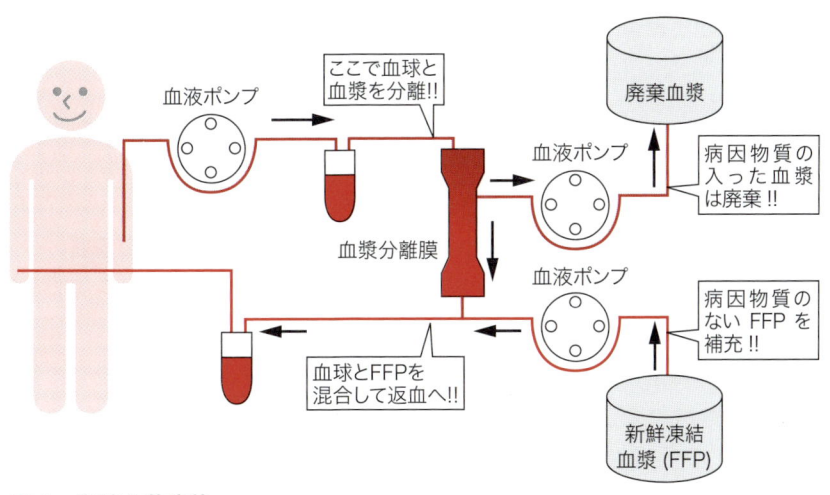

　単純血漿交換（plasma exchange：PE）は血液から血漿を分離し，病気の原因となる病因物質を血漿ごと除去し，新しい血漿（FFP）を投与する方法である．血漿に存在しうる広範囲にわたる大小さまざまな分子量の病因物質を除去することができる．一方で血漿損失分の血液製剤の補充が必要となり，医療費や生物学的資源の問題，輸血に伴うアレルギーや感染のリスクなどの問題点がある．

2）二重膜濾過血漿交換（図5）

　二重膜濾過血漿交換（double filtration plasmapheresis：DFPP）では血液から血漿を分離し，さらに血漿を分画分離する．病気の原因となる病因物質を分画分離した血漿分画ごと除去する方法である．病因物質は分子量の大きい脂質やγグロブリン分画に多く，その分画のみを分離除去する．有用物質であるアルブミンやビタミンなどは血球とともに体内へ戻す．病因物質を選択的に除去し，有用物質の損失を減らすことができる．血液製剤の補充も単純

図4　単純血漿交換

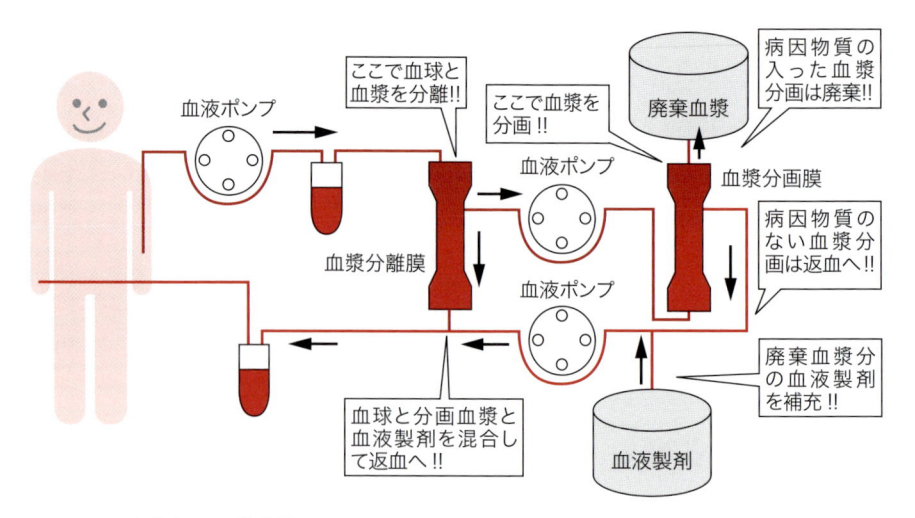

図5　二重膜濾過血漿交換

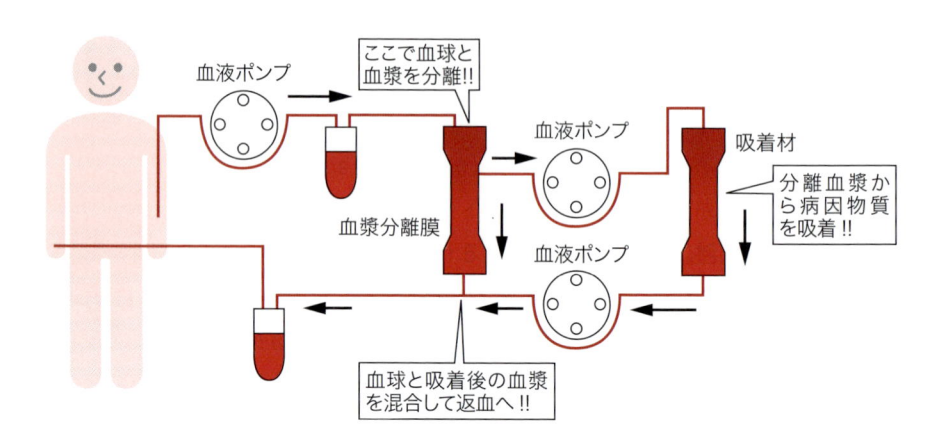

図6　血漿吸着

血漿交換より減量することが可能で，通常はFFPではなくアルブミン製剤が使用される．そのため，凝固因子損失が欠点であり，病因物質の除去能力も単純血漿交換に劣る．

3）血漿吸着（図6）

血漿吸着（plasma adsorption：PA）は分離された血漿成分を吸着材の充填されたカラムに灌流させ，選択的に病因物質を除去する方法である．アルブミン等の有用物質の損失がないので血液製剤等の補充を必要としない．よって輸血に伴うアレルギーや感染の危険が少ない．施行には疾患に対する病因物質が推定されていて，かつ病因物質に対応する吸着材が開発されている必要がある．そのため対応疾患が単純血漿交換や二重膜濾過血漿交換と比べて限られている．血漿交換療法の比較を**表1**に示す．血漿吸着には血漿からLDLコレステロールを特異的に吸着するLDL吸着療法や各種抗体を吸着する免疫吸着療法等がある．

表1 血漿交換療法の比較

	単純血漿交換	二重膜濾過血漿交換	血漿吸着
病因物質の除去	広範囲	アルブミンより大分子量	選択的
病因物質不明疾患	適応あり	適応あり	適応なし
血漿補充	新鮮凍結血漿	アルブミン	なし
感染のリスク	あり	あり	少ない
アレルギーのリスク	比較的多い	中等度	比較的少ない
その他	凝固因子の補充が可能	必要物質の除去が欠点	処理量の上限あり

図7 直接血液吸着

4) 直接血液吸着（図7）

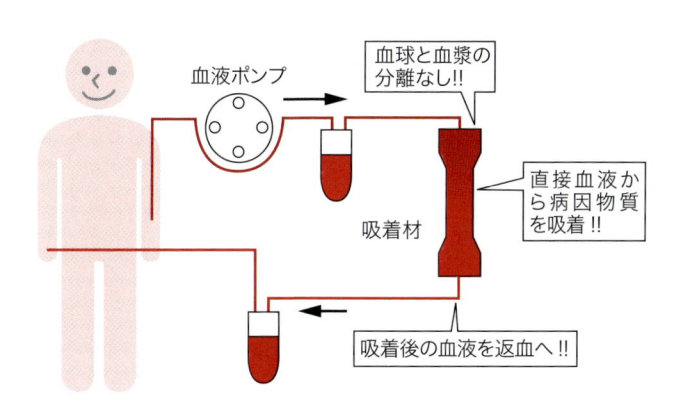

　　直接血液吸着（direct hemoperfusion：DHP）は吸着材の充填されたカラムに血液をそのまま灌流させ，選択的に病因物質を除去する方法である．分離が必要ないため簡便に施行することができる．しかし，血球成分が吸着材に接するため，カラムの凝固が起こりやすく生体適合性も求められる．エンドトキシン吸着療法や活性炭を吸着材に用いた薬物吸着療法がこの方法で行われる．また，血球浄化である白血球除去療法（leukocytapheresis：LCAP）や顆粒球除去療法（granulocytapheresis：GCAP）もこの様式が用いられる．

アフェレシスの副作用

　　アフェレシスの副作用は，体外循環を行うがために起こる副作用と，浄化，つまり病因物質の除去を目論むために起こる副作用がある．これら副作用とその対処法を表2に記す．
　　体外循環によって起こる副作用として，体外循環による体内血液量の低下によって起こる血圧低下があり，最も頻度の多い副作用である．また，体外循環中に血液は生体外物質との接触を免れず生体反応が生じる．そのため，蕁麻疹やアナフィラキシー等のアレルギー反応

表2　アフェレシスの副作用

	副作用	対処法
体外循環によるもの	血圧低下	・輸液 ・昇圧薬（アメジニウム・ドロキシドパ・ミドドリン等）投与 　＊血圧低下はアレルギーが原因の場合もある
	出血傾向	・抗凝固薬をナファモスタットメシル酸塩へ変更
浄化によるもの	アレルギー	・抗ヒスタミン薬投与 ・ステロイド投与 ・エピネフリン投与 ・アフェレシスの間隔延長 ・原因となっている補充液の交換
	凝固因子の低下	・FFP投与による凝固因子の補充
	電解質異常	・血液透析の併用 ・低Ca血症に対してグルコン酸Caの静注
	易感染	・補充液をFFPに変更

が副作用として起こる可能性がある．体外循環には抗凝固薬の使用も必須であり，抗凝固薬使用による副作用として出血傾向もある．

　浄化に伴う副作用としては，FFP等の補充液に対するアレルギーが頻度の多い副作用である．また，単純血漿交換や二重膜濾過血漿交換，血漿吸着施行時の凝固因子（フィブリノーゲン等）減少による出血傾向がある．さらには，単純血漿交換時に使用するFFPに含まれているクエン酸ナトリウムによる高ナトリウム血症，低カルシウム血症，代謝性アルカローシスもある．免疫グロブリンの減少による易感染性も副作用の1つである．

保険適応

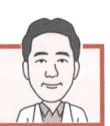

　アフェレシスは適応疾患ごとに施行頻度や施行回数，施行方法が細かく定められている．表3（次頁）に適応疾患を記す．

文　献
1) 「アフェレシスマニュアル」（一般社団法人 日本アフェレシス学会 編），学研メディカル秀潤社，2010
2) 「アフェレシス療法ポケットマニュアル」(野入英世，花房規男 編著)，医歯薬出版株式会社，2010
3) 岩本ひとみ，古賀信彦：アフェレシス療法の適応疾患．日本アフェレシス学会雑誌，30：202-208，2011

表3 アフェレシス疾患別保険適用一覧

	保険適用疾患	PE	DFPP	PA	その他	算定方法に伴う留意事項
神経疾患	重症筋無力症	○	○	○		一連につき月7回を限度に3月間に限る
	多発性硬化症	○	○	○		一連につき月7回を限度に3月間に限る
	慢性炎症性脱髄性多発根神経炎	○	○	○		一連につき月7回を限度に3月間に限る
	Guillain-Barré症候群	○	○	○		一連につき月7回を限度に3月間に限る
皮膚疾患	天疱瘡	○	○			一連につき週2回を限度に3月間に限る，重症度が中等度以上はさらに3月間算定
	類天疱瘡	○	○			一連につき週2回を限度に3月間に限る
	中毒性表皮壊死症	○				一連につき8回を限度
	Stevens-Johnson症候群	○				一連につき8回を限度
血液疾患	多発性骨髄腫	○	○			一連につき週1回を限度に3月間に限る
	マクログロブリン血症	○	○			一連につき週1回を限度に3月間に限る
	血栓性血小板減少性紫斑病	○				一連につき週3回を限度に3月間に限る
	溶血性尿毒症症候群	○				規定なし
	インヒビターを有する血友病	○				規定なし
	重度血液型不適合妊娠	○				規定なし
消化器疾患	潰瘍性大腸炎			○	○（血球成分除去）	一連につき10回を限度，ただし劇症患者については11回を限度
	Crohn病				○（血球成分除去）	2クールを限度，1クールは週1回5週間
肝疾患	劇症肝炎	○	○			一連につきおおむね10回を限度
	術後肝不全	○	○			一連につきおおむね7回を限度
	急性肝不全	○	○			一連につきおおむね7回を限度
	慢性C型ウイルス肝炎	○	○			5回を限度
	肝性昏睡				○（DHP）	規定なし
腎疾患	巣状糸球体硬化症	○	○			一連につき3月間に限り12回を限度
	透析アミロイド症				○（DHP）	1年を限度　治療終了後，症状の再発があれば，さらに1年使用可能
移植	同種腎移植	○	○	○		一連につき術前は4回，術後は2回を限度
	同種肝移植	○				一連につき術前は4回，術後は2回を限度
循環器疾患	家族性高コレステロール血症		○			週1回を限度
	閉塞性動脈硬化症		○			一連につき3月間に限り10回を限度
膠原病	全身性エリテマトーデス	○	○			月4回を限度
	悪性関節リウマチ	○				週1回を限度
	関節リウマチ				○（血球成分除去）	一連の治療につき1クールを限度，1クールにつき週1回を限度とし5週間に限る
	川崎病	○				一連につき6回を限度
その他	エンドトキシン血症・グラム陰性菌感染症疑い				○（DHP）	1回1本，2回まで
	薬物中毒	○				PE：一連につきおおむね8回を限度　DHP：回数制限なし
	難治性腹水・胸水症				○（CART）	一連の治療過程中，第1回目実施日に1回に限る．一連治療期間は2週間を目安とし，治療上必要があって初回実施後2週間を経過して実施した場合は改めて算定

PE：単純血漿交換　DFPP：二重膜濾過血漿交換　PA：血漿吸着　DHP：直接血液吸着　CART：腹水濾過濃縮再静注法

■ アフェレシスとは？

第2章 アフェレシス

各論

ケースで学ぶ，適応・使い分け・設定

1. 肺胞出血，腎障害のANCA関連血管炎患者です．治療としてアフェレシスを施行できますか？ ……… 198
2. 下部消化管穿孔のショック患者に対して，外科からエンドトキシン吸着の依頼です！ ……… 206
3. 免疫性神経疾患に対して血液浄化療法をした方がいいですか？ ……… 214
4. 閉塞性動脈硬化症の患者に対するLDLアフェレシスはどう行うのですか？ ……… 222
5. 潰瘍性大腸炎に血球成分除去療法を行うべきですか？ ……… 229
6. 薬物中毒患者さんの搬入です．活性炭吸着をお願いします！ ……… 239
- 演習問題1：アフェレシスの基本● ……… 245
- 演習問題2：さまざまな疾患に対するアフェレシス● ……… 250

第2章　アフェレシス

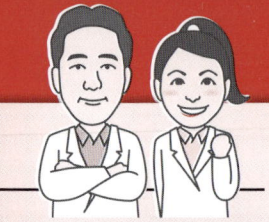

各論 ケースで学ぶ，適応・使い分け・設定

1 肺胞出血，腎障害のANCA関連血管炎患者です．治療としてアフェレシスを施行できますか？

瀧 康洋，小禄雅人

ポイント

① 抗好中球細胞質抗体（ANCA）関連血管炎は全身に多彩な症状を引き起こす疾患群であり，早期に診断・治療が必要である．ANCAの代表的抗原として，proteinase 3（PR3），myeloperoxidase（MPO）がある．

② ANCA関連血管炎を主たる病変とする血管炎として，多発血管炎性肉芽腫症〔GPA（旧名 Wegener肉芽腫症）〕，顕微鏡的多発血管炎（MPA），好酸球性肉芽腫性多発血管炎〔EGPA（旧名：Churg-Strauss症候群）〕，腎限局型血管炎などがあげられる．

③ ANCA関連血管炎の治療は，ステロイド，シクロホスファミドなどの免疫抑制薬が主体であるが，肺胞出血や高度の腎障害を認める場合はアフェレシスが有効という報告がある．また，高齢者に対しては過度の免疫抑制薬使用による感染症のリスクを考慮し，アフェレシスが併用されることがある．

研修医：アフェレシスの適応について学んできましたが，先日のカンファレンスでは抗好中球細胞質抗体（antineutrophil cytoplasmic antibody：ANCA）関連血管炎患者にもアフェレシスを施行していると聞いたのですが…．

指導医：よく気がつきましたね．実際，ANCA関連血管炎については血漿交換療法（plasma exchange：PE），二重膜濾過血漿交換療法（double filtration plasmapheresis：DFPP）が治療に選択されることがあります．

ANCA関連血管炎

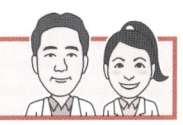

1) ANCA関連血管炎とは

> **ワンポイント！**
>
> **ANCA関連血管炎の分類と特徴**
>
> | 分類 | 疾患 | 特徴 |
> | --- | --- | --- |
> | 全身型 | 顕微鏡的多発血管炎（MPA） | 小血管（毛細血管，細静脈，細動脈）の壊死性血管炎で免疫複合体の沈着を認めない．小〜中動脈の動脈炎を伴うことがある |
> | | 好酸球性肉芽腫性多発血管炎〔EGPA（旧名：Churg-Strauss症候群）〕 | 小〜中血管（毛細血管，細静脈，細動脈，小動脈）の壊死性血管炎．好酸球浸潤を伴う気道の肉芽腫性炎症で，気管支喘息や好酸球増多症を伴う |
> | | 多発血管炎性肉芽腫症〔GPA（旧名：Wegener肉芽腫症）〕 | 小〜中血管の壊死性血管炎．気道の肉芽腫性炎症で，壊死性糸球体腎炎を伴うことが多い |
> | 臓器限局型 | 腎限局型血管炎（RLV） | MPAの腎限局型で，壊死性半月体形成性糸球体腎炎で，免疫複合体の沈着を認めない |
>
> MPA：microscopic polyangiitis
> EGPA：eosinophilic granulomatosis with polyangiitis
> GPA：granulomatosis with polyangiitis
> RLV：renal limited vasculitis

研修医：ANCA関連血管炎では，急速進行性糸球体腎炎や肺胞出血を伴う場合があり，そのような場合は重症となることがあると学びました．肺と腎臓を同時に傷害する疾患をまとめて肺腎症候群と呼びます．

指導医：そのとおりだね．急速進行性糸球体腎炎や肺胞出血は予後に影響します．ANCA関連血管炎の死亡原因は感染症が多いのですが，急速進行性糸球体腎炎から腎不全になり透析導入になることや，肺胞出血で重篤な呼吸不全になることもあります．だからこそ早期に診断・治療することが重要になるのです．

2) ANCA関連血管炎に対する治療

研修医：治療については，どのような選択があるのでしょうか？

指導医：治療の基本は，ステロイド，シクロホスファミドなどの免疫抑制薬が主体になり，年齢，重症度，臓器障害などによって治療法を選択します．また，シクロホスファミド以外にもアザチオプリンやミコフェノール酸モフェチルなども使用されていますが，このような薬剤は腎排泄性なので腎不全時には減量して投与する必要があります．

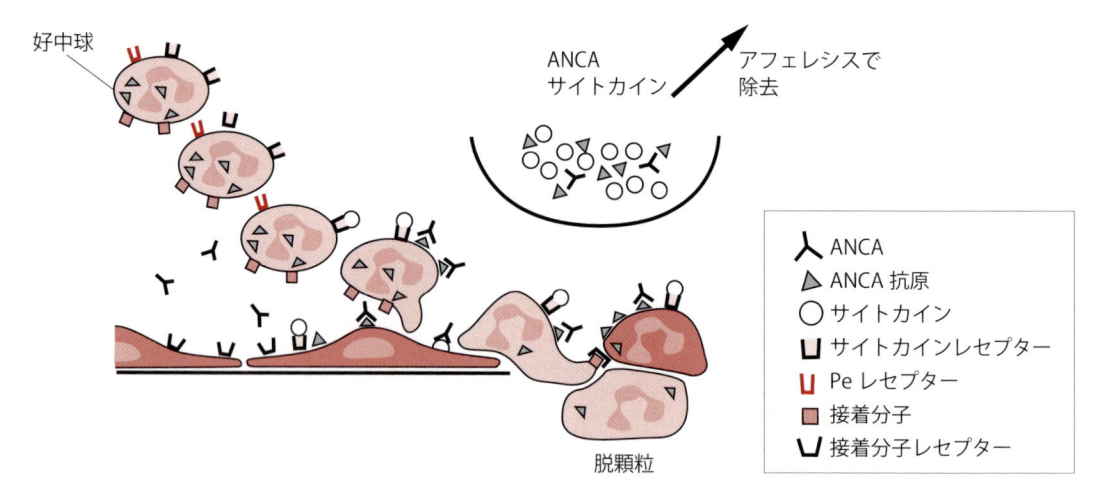

図1　ANCA関連血管炎に対するアフェレシス療法のイメージ

研修医：ステロイドや免疫抑制薬以外にはどのような治療法があるのですか？

指導医：例えば，ステロイドや免疫抑制薬を使用しても腎障害が進行する場合には血液透析を導入するし，多量の肺胞出血による重症の呼吸不全や消化管出血などの多臓器血管炎を呈する場合には積極的なPEを考慮することもあります．

3）ANCA関連血管炎に対するアフェレシス

研修医：ANCA関連血管炎の病態に対して，アフェレシスはどのような効果があるのですか？

指導医：ANCA関連血管炎の病態や発症機序についてはまだ不明な点もありますが，活性化された好中球ではPR3やMPOが好中球や単球の膜表面に発現され，ANCAと反応して好中球の脱顆粒や活性酸素の放出が起こり，血管内皮障害を引き起こすため，それにより肺胞出血や糸球体での半月体形成をきたすと考えられています[1]．そのため，PE等のアフェレシスがANCAや脱顆粒されたタンパク，活性酸素などの複数の因子を除去することによって病態が改善できるのではと期待されているのです（図1）．しかし，わが国の後ろ向き調査では，腎機能高度低下例の検討でもPE追加の腎予後，生命予後改善は認められていないこともあって[2]，現在のところANCA関連血管炎におけるアフェレシスは適応疾患にはなっていないのです．

研修医：なるほど．では，どのような場合に日本ではアフェレシスが施行されるのでしょうか？

指導医：欧米ではアフェレシス療法を施行した方が透析離脱患者の増加，腎機能回復が期待できると報告されていますし[3]，肺胞出血を伴うANCA関連血管炎ではアフェレシ

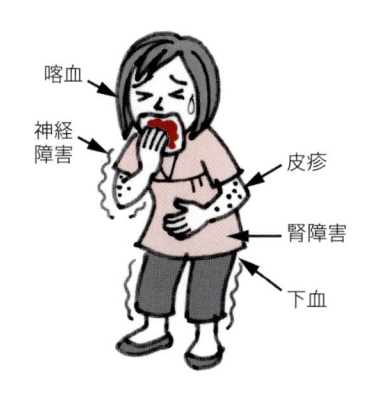

図2 ANCA関連血管炎でアフェレシスの適応が考慮される症状
(喀血, 神経障害, 皮疹, 腎障害, 下血)

スは標準的治療となっています．よって，**ステロイドや免疫抑制薬に対して十分な治療効果が得られず，腎障害や肺胞出血の増悪（肺腎症候群）も含めた重篤な多臓器血管炎（図2）の症状を認める場合は考慮**してもよいと思われます．また，ステロイドや免疫抑制薬の使用量を減らすことができれば，特に高齢者における，感染症による死亡率を改善できるかもしれません．

研修医：わかりました．アフェレシスの適応を考えながら，ANCA関連血管炎では高度腎機能障害や肺胞出血をきたした場合は考慮しなければいけないのですね．

4）血漿交換療法（PE），二重膜濾過血漿交換療法（DFPP）について

研修医：ところで，以前の症例でPEとDFPPのどちらかを選択するかについて議論されていましたが，どのような違いがあるのですか？

指導医：詳しくはp.188第2章総論を参照してください．ANCA関連血管炎についていえば，ANCA値の低減効果，反跳程度はDFPPと比較しPEの方が優れていると考えられています．理由として，DFPPでは急速に血流中の抗体を除去するため，抗体産生を行っている形質細胞の増殖を促して抗体価が反跳しやすくなります．一方，PEでは正常IgGが補給されるためB細胞が活性化されにくいと考えられているのです[4]．ただし，腎機能改善効果についてはPEとDFPPの差異はまだはっきりしていないので，今後の検討が必要です．

研修医：ありがとうございました．今後，ANCA関連血管炎を経験することがあれば，重症度，合併症などを考慮してアフェレシスの適応，治療方法の選択を考えたいと思います．

> **ワンポイント！**
>
> **血漿処理量**
> - 1回の血漿処理量は，1～1.5血漿量とされる．
> - 1血漿量（L）＝体重（kg）×1/12×（1－ヘマトクリット）を用いる．
> - DFPPは選択的な病因物質除去が可能であることから置換液をPEより減少することができるが，アルブミンよりも大きい物質を除去することから，凝固因子や免疫グロブリンなどの喪失を伴い，注意が必要である．
> - DFPPのタンパク喪失量は，血漿処理量などの治療条件に依存する．
>
> ●**PEで必要な新鮮凍結血漿（FFP）の量**
>
> 例；体重60 kg，ヘマトクリット37％であれば，1血漿量は60×1/12×（100-37）/100で，3.15 Lとなり，FFP-5（※）を7袋分となる．1.5血漿量を使用するなら約10袋使用となる．
>
> （※FFP-LR 1は約120 mL，FFP-LR 2は約240 mL，FFP-5は約450 mLで1単位あたりの容量が異なるため注意）
>
> ●**DFPP（一部のIgGは残る）で必要なアルブミンと生食の量**
>
> 例；除去したいIgGの量による（図3）．上記と同じ条件で，血清アルブミン3.0 g/dLであれば，70％のIgG除去を目指すなら置換液量は850 mLで，置換液アルブミン濃度は8.5 g/dLなので，25％アルブミン製剤300 mLと生食550 mLを使用することになる．

A) 置換液量の設定早見表

B) 置換液アルブミン濃度の設定早見表

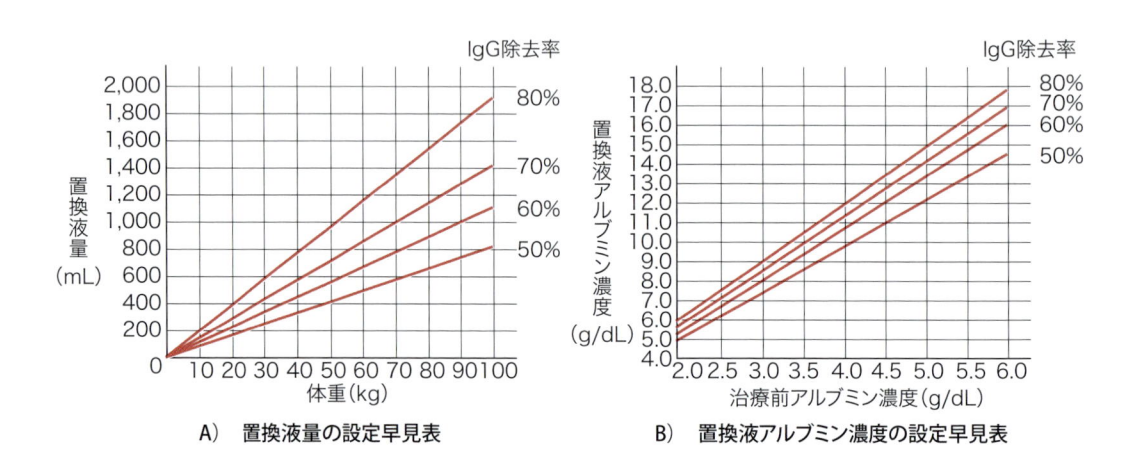

図3　DFPPにおける置換液量と置換液アルブミン濃度の早見表
文献5より引用．

アフェレシスの実際

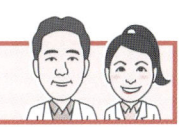

研修医：呼吸苦，血痰を主訴に患者さんが受診しました．
指導医：では，病歴と身体所見を詳しく診ていきましょう．

【症例】52歳，男性

主訴：呼吸困難感，血痰
現病歴：

受診1カ月前より咳嗽が出現し，喘鳴や血痰も認めていた．受診1週間前には血痰が増加したため近医を受診し，好酸球性肺炎と診断されてプレドニゾロン30 mgを処方された．しかし，血痰は減少せず，呼吸困難も出現したため，当院を受診した．

また，咳嗽が出現した頃から，下肢の痺れや痛みも認めており歩行時に足を引きずるようになっていた．

既往歴：慢性副鼻腔炎

身体所見：

意識清明，体温 37.3℃，血圧 120/78 mmHg，脈拍 112 回/分
呼吸数 24 回/分，SpO$_2$ 94 %（酸素 2 L）
眼瞼結膜：蒼白なし
聴診上，喘鳴あり
下腿伸側に紫斑あり，アキレス腱反射の低下あり

指導医：この患者さんは呼吸器症状だけではなく，皮膚症状や神経症状も認めていますね．全身に多彩な症状を引き起こす病態を考えて検査を進めていきましょう．
研修医：わかりました．紫斑の出現は血管炎の可能性も考えられますね．まずは血液・尿検査を行いますが，画像検査も進めていきます．

【検査】

血液・尿検査：

白血球 17,800/μL（好酸球 20 %），Hb 13.2 g/dL，BUN 26 mg/dL，Cr 1.6 mg/dL，CRP 11 mg/dL，IgE 1,020 IU/mL，抗核抗体 陰性，MPO-ANCA 890 EU，PR3-ANCA 陰性，抗GBM抗体 陰性
尿蛋白 3 +

胸部X線・CT：両側に多発する浸潤影を認める（○）

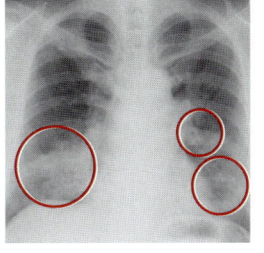

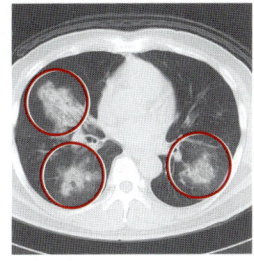

第2章 各論 1 肺胞出血，腎障害のANCA関連血管炎患者です．治療としてアフェレシスを施行できますか？

203

研修医：血液・尿検査では，腎機能障害や炎症反応だけではなく，MPO-ANCAや好酸球，IgE 上昇も認めています．また，X 線や CT では，肺に多発する浸潤影も認めました．

指導医：そうですね，特徴的な所見が多く認められていますね．どのような疾患が考えられて，これからはどのような検査をさらに進めていきますか？

研修医：はい．疾患としては好酸球性肉芽腫性多発血管炎（eosinophilic granulomatosis with polyangitis：EGPA）が考えられ，これからの治療の判断のためにも気管支肺胞洗浄や腎生検を行って肺や腎臓について評価をしたいです．

指導医：では，検査を進めて治療について考えていきましょう．

気管支肺胞洗浄：外観は血性で，好酸球 45 ％（細胞数 2.5×10^5 /mL）
経気管支肺生検：肺胞腔内に出血像があり，ヘモジデリンを貪食した組織球を認め，リンパ球や好酸球が浸潤している
腎生検：17 個の糸球体が観察され，7 個に細胞性半月体を認めた

研修医：肺胞出血や半月体形成腎炎を認め，ANCA 関連血管炎としては重症度が高いと考えます．ステロイドだけではなくアフェレシスを施行したいと思うのですが，どうでしょうか？

指導医：そうですね，腎障害や肺胞出血など多臓器血管炎の症状を認めているし，アフェレシスを考慮してもよいと思います．今回は MPO-ANCA も結果がわかりましたが，**肺腎症候群を認めた段階で，アフェレシスを検討**してもいいと思います．これまでの経過からも進行が速いことが考えられますので，早い段階でアフェレシスを行いましょう．

研修医：PE と DFPP ではどちらを選択したらよいのでしょうか．

指導医：ANCA 関連血管炎に対するアフェレシスでは，PE と DFPP で明らかな検討がされていないので，一定の見解は得られていません．凝固異常もないので DFPP でも大丈夫だと思いますが，肺胞出血もあることですし，PE を選択してみよう．

研修医：わかりました．治療効果を期待したいと思います．

【治療とその後の経過】
メチルプレドニゾロン・パルス療法 1 クール，PE 3 回を施行したところ，約 2 週間で MPO-ANCA はすみやかに陰性化し，肺浸潤影も改善した．また，尿潜血・尿タンパクも 1 カ月の経過で陰性化した．その後，2 年の経過で再発は認めていない．

文　献

1) Rarok, A. A., Linburg, P. C., Kallenberg, C. G.: Neutrophil-activating potential of antineutrophil cytoplasm autoantibodies. J Leukoc Biol, 74:3-15, 2003
2) Yamagata, K., Hirayama, K., Koyama, A. et al.: Apheresis for MPO-ANCA-associated RPGN-indications and efficacy:lessons learned from Japan nationwide survey of RPGN. J Clin Apher, 20:244-251, 2005
3) Jayne, D. R., Gaskin, G., Rasmussen, N., Abramowicz, D. et al.: Randomized trial of plasma exchange or high-dosage methylprednisolone as adjunctive therapy for severe renal vasculitis. J Am Soc Nephrol, 18:2180-2188, 2007
4) Nasca, T. J., Munder, R. R., Thomas, D. B. et al.: Antibody response to pneumococcal polysaccharide vaccine in myasthenia gravis:effect of therapeutic plasmapheresis. J Clin Apheresis, 5 (3):133-139, 1990
5) 江口 圭：置換液の使用方法と至適濃度設定法．日本アフェレシス学会雑誌，26（1）：36-47, 2007

コーヒーブレイク

⑬　膠原病におけるアフェレシス

　血漿交換療法が保険適応となっている代表的な膠原病疾患は全身性エリテマトーデス（systemic lupus erythematosus：SLE）と悪性関節リウマチ（malignant rheumatoid arthritis：MRA）である．

　SLEに対しては，1974年Jonesらにより初めてアフェレシスが施行されて以来，多数の報告がなされている．ループス腎炎（lupus nephritis：LN）はSLE患者の約50〜80％に合併し，透析導入となることも多い．1992年，LewisらがLNに対するRCTで血漿交換が標準治療と同等と報告した[1]が，観察期間が短く，薬剤除去の影響等があり，正しい評価はなされていない．2000年Bambauerらは，重症SLEに対しシクロスポリンに血漿交換を併用することで臨床症状の改善や使用薬剤の減量が可能となったことを報告した[2]．2006年Mokらはシクロホスファミド抵抗性の増殖性LNに対し，シクロスポリン，ミコフェノール酸モフェチル，免疫グロブリン静注，リツキサンの他に免疫吸着の有用性を報告した[3]．2008年には，Shwartzらが，Ⅳ型LNの症例のうち約半数に対し，ステロイドとシクロホスファミドに加え血漿交換を併用した際の有効性を報告している[4]．

　MRAは，全身性動脈炎型（結節性多発動脈炎と類似）と末梢動脈炎型（内膜の線維性増殖を呈する）に分けられ，間質性肺炎を併発する場合は予後不良である．難治性病態であるMRA特有の関節外症状に対しては，ステロイド，疾患修飾性抗リウマチ薬，免疫抑制薬，抗凝固療法，血漿交換などを組み合わせる．

　また，慢性関節リウマチ（rheumatoid arthritis：RA）のアフェレシス療法として白血球除去療法（leukocytapheresis：LCAP）が保険適応となっている．LCAPは免疫担当細胞を除去し，免疫調整機能の異常を是正することにより，RA，炎症性腸疾患，慢性脱髄性神経疾患などの疾患に対して有効である．また，臓器障害の副作用や感染のリスクが少ないことも特徴である．従来の血液処理量は3Lであるが，小沼らはこれを上回る5Lを用いて，これまで到達しなかった改善効果を報告している[5]．

（白井小百合）

文　献

1) Lewis, E. J. et al.: A controlled trial of plasmapheresis therapy in severe lupus nephritis. N Eng J Med, 326：1373-1379, 1992
2) Bambauer, R. et al.: Cyclosporin A and therapeutic plasma exchange in the treatment of severe systemic lupus erythematosus. Artif Organs, 24（11）：852-856, 2000
3) Mok, C. C.: Therapeutic options for resistant lupus nephritis. Semin Arthritis Rheum, 36：71-81, 2006
4) Schwartz, M. M. et al.: The prognosis and pathogenesis of severe lupus glomerulonephritis. Nrphrol Dial Transplant, 23：1298-1306, 2008
5) 小沼 心 ほか：関節リウマチに対する白血球除去療法（臨床成績を中心に）．日本アフェレシス学会雑誌，28：44-49, 2009

第2章 アフェレシス

各論 ケースで学ぶ，適応・使い分け・設定

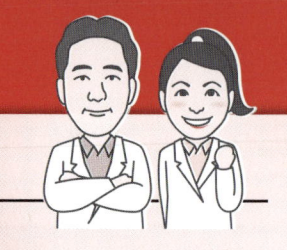

2 下部消化管穿孔のショック患者に対して，外科からエンドトキシン吸着の依頼です！

内田大介，鶴岡佳代

ポイント

① PMX-DHPはグラム陰性菌感染による敗血症性ショックに関与するエンドトキシンを，選択的に血液浄化で取り除こうと試みる手段である．

② PMX-DHPは，敗血症性ショックの際の1つの治療法となるかもしれないが，エビデンスとしてはまだ確立されたものはなく，現在進行中の研究結果に期待される．

【症例】55歳，男性

生来健康で既往歴なし．早期S状結腸癌に対して内視鏡手術を施行した．食事再開後，夜間から腹痛が出現．腹膜刺激徴候を伴っており，腹部CTでS状結腸近辺にfree-airを認めた．消化管穿孔からの細菌性腹膜炎を疑い，血液培養を採取し抗菌薬加療を開始．緊急開腹術では，内視鏡手術部位近辺の結腸穿孔と，混濁した腹水を認めた．結腸部分切除術および洗浄ドレナージ術を施行した後，集中治療室で昇圧薬や人工呼吸器管理が継続された．術後から39.5℃の発熱を認め，血液検査では白血球1,200/μL，血小板13,000/μLと著明に減少し，凝固系異常，肝機能障害と腎機能障害を認めた．十分な輸液の投与後に血管作動薬が開始されたが，ノルアドレナリン0.2μg/kg/分投与でも収縮期血圧60〜70 mmHg（平均血圧45〜55 mmHg）しか維持できない状況であった．難治性の敗血症性ショックにPMXが検討された．

研修医：外科の先生からPMX（エンドトキシン吸着）の依頼の電話です！
指導医：よし，一緒に診ましょうか．

PMX-DHPの概略

1) エンドトキシン吸着とは

指導医：エンドトキシン吸着って聞いたことありますか？

研修医：いいえ，ありません．細菌学で学んだような気もするのですが…．トキシンということは毒ですよね．

指導医：そうです．エンドトキシン，別名は内毒素．敗血症性ショックをきたす要因となる物質で，グラム陰性菌による感染が原因です．

研修医：そうでした．しかし，敗血症性ショックって恐い病態ですよね．

指導医：治療法などの進歩もあって，敗血症性ショックの死亡率は減少傾向ですが[1]，未だ死亡率が50％前後の非常に危険な病態です．高齢者に多いですが[2]，元気な若年者でも罹患することがあり，数日や数時間で急激に病状が進むため，恐いのです．

研修医：元気な人でも起こすのですね．

指導医：そこで，敗血症性ショックの原因となっているエンドトキシンを血液中から取り除いてしまおうという発想でエンドトキシン吸着という治療法が生まれたのです．

研修医：理にかなったいい治療法ですね．

指導医：1970年にNolanが報告して以降，日本で開発が進められた治療法で，有効性が報告されています．ただし，敗血症性ショックのときに抗菌薬は必ず投与しますが，PMXを行うべきかどうかは，未知な部分が多いのです．実は，欧米のほとんどの国では行われていない治療なのです．

ワンポイント！

エンドトキシン吸着の原理と方法

- グラム陰性菌の治療薬である"ポリミキシンB"が，エンドトキシンと結合する性質（図1下）を利用．
- 体外循環装置を用いて，全血をポリミキシンBを繊維と結合させたカラム（図1上）に直接血液灌流（direct hemoperfusion）させ（図2），エンドトキシンを吸着除去．

2) どのような症例が対象になるのか？

研修医：PMXはグラム陰性菌が産生するエンドトキシンに関連する病態に効果があるのですよね．しかし，グラム陰性桿菌感染を起こしている症例はたくさんありますよね．

指導医：そうですね．当然そのすべての症例にPMXを施行することはありません．日本の保険適応条件は次のようになっています．

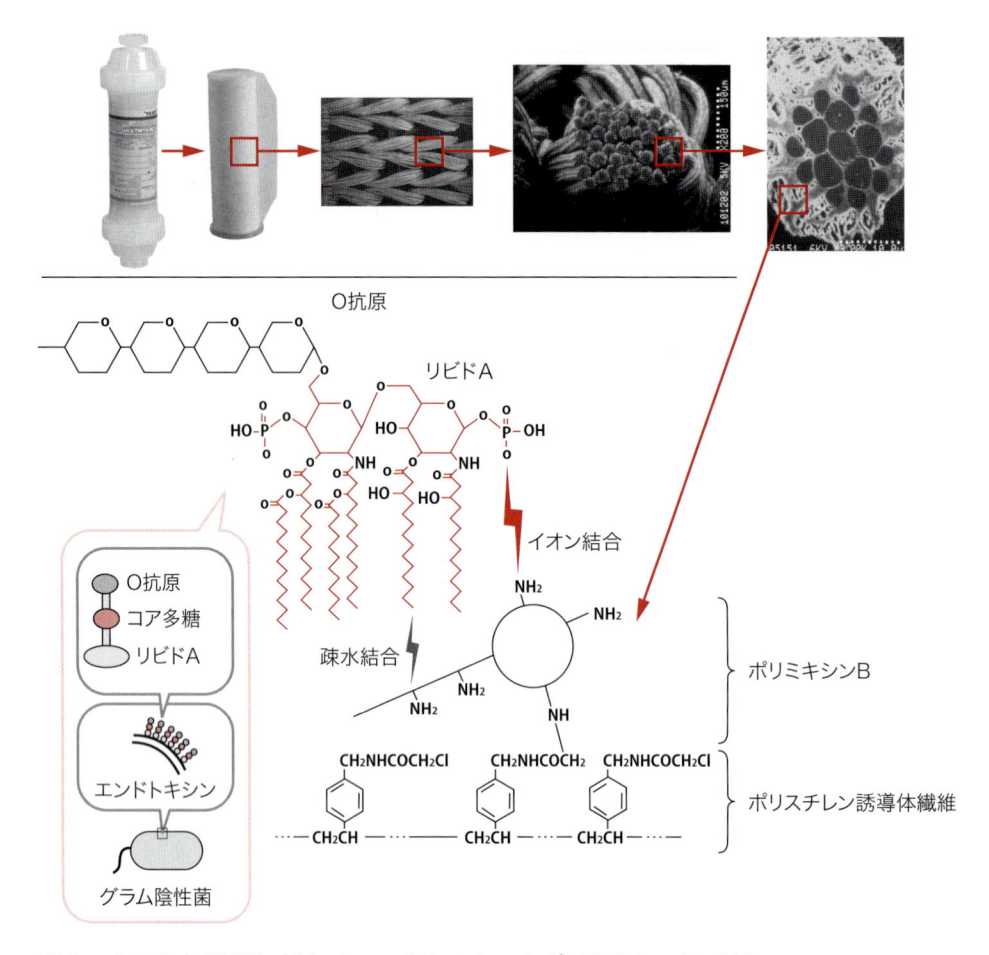

図1 カラム内部構造（上）とエンドトキシンとポリミキシンB（下）
文献7をもとに作成．（画像提供：東レ・メディカル株式会社）

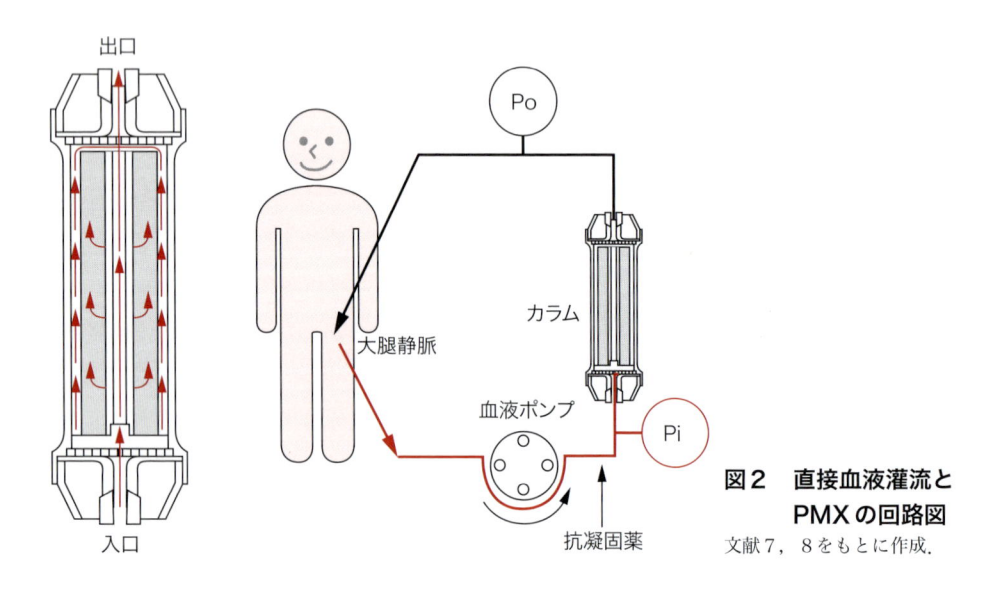

図2 直接血液灌流と PMX の回路図
文献7，8をもとに作成．

> **ワンポイント！**
>
> **PMX-DHPの保険適応条件**
>
> ①エンドトキシン血症，またはグラム陰性菌感染が疑われるもの．
>
> ②SIRSの診断基準を満たすもの．
>
> （体温：＞38℃または＜36℃，心拍数：＞90/分，呼吸数：＞20/分または$PaCO_2$＜32 mmHg，白血球数：＞12,000/mm³または＜4,000/mm³あるいは未熟顆粒球＞10％，の2つ以上を満たす）
>
> ③昇圧薬を必要とする敗血症性ショック
>
> ただし，肝障害が重症化したもの（総ビリルビン10 mg/dL以上かつヘパプラスチンテスト40％以下であるもの）を除く

指導医：保険上は2回まで施行可能なのですが，1回のみと2回のPMX施行を比較した研究報告は，残念ながらまだありません．実際の臨床では，1回目から約24時間後に，病態に応じて2回目を追加することが多いです．また，非常に高価な治療です．

PMX-DHPの実際

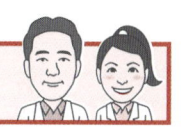

1）治療導入のタイミング

指導医：ところで，敗血症性ショックの治療でもっと大事なことがあります．

研修医：知っています！ EGDT（early goal-directed therapy）ですよね．

指導医：敗血症における初期蘇生には，国際的ガイドラインであるSSCG（surviving sepsis campaign guidelines）で大きな柱であるEGDTのプロトコールが用いられます[9]．初期の輸液，血管作動薬，輸血の適切な治療目標を具体的に定め，不可逆的な循環不全に陥らないように努めることを目標とし，敗血症性ショックで有意な死亡率改善をもたらします．

研修医：循環動態を改善させるって，すごいことなのですね．

指導医：**敗血症性ショックの治療では，まずEGDTが最優先**されます．同時に，適切な抗菌薬を適切な量で投与し，感染源のコントロールをしっかり行うことが大前提ですよ．これらの処置を行ってもなお平均動脈圧≧65 mmHgを保てないような敗血症性ショックが遷延しているときに，PMXの出番となるわけですね（**図3**）．

研修医：本症例では，感染源の処置を行い，適切な補液と昇圧薬が行われた状況で，まだ平均動脈圧は低いままですね．だからPMXが検討されるというわけですね．

指導医：そうです．さっそく準備しましょうか．

研修医：はい！

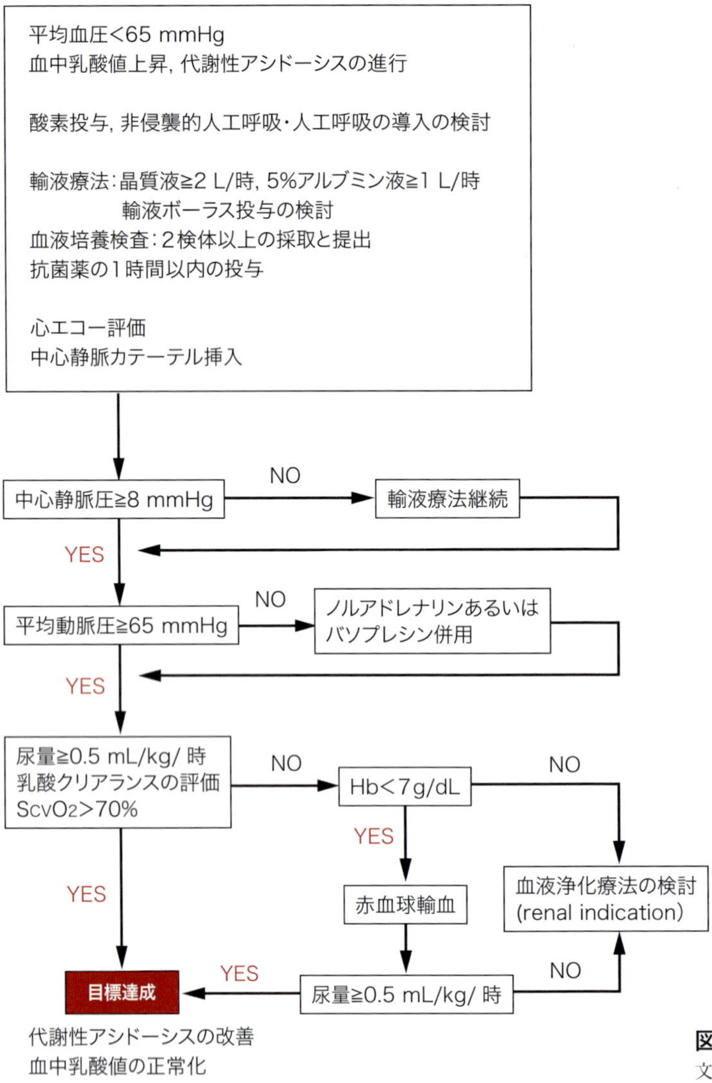

```
平均血圧＜65 mmHg
血中乳酸値上昇，代謝性アシドーシスの進行

酸素投与，非侵襲的人工呼吸・人工呼吸の導入の検討

輸液療法：晶質液≧2 L/時，5%アルブミン液≧1 L/時
         輸液ボーラス投与の検討
血液培養検査：2検体以上の採取と提出
抗菌薬の1時間以内の投与

心エコー評価
中心静脈カテーテル挿入
```

中心静脈圧≧8 mmHg → NO → 輸液療法継続
↓ YES

平均動脈圧≧65 mmHg → NO → ノルアドレナリンあるいはバソプレシン併用
↓ YES

尿量≧0.5 mL/kg/時
乳酸クリアランスの評価
ScvO₂＞70% → NO → Hb＜7g/dL → NO → 血液浄化療法の検討 (renal indication)
↓ YES   ↓ YES
              赤血球輸血
目標達成 ← YES ← 尿量≧0.5 mL/kg/時 → NO → 血液浄化療法の検討

代謝性アシドーシスの改善
血中乳酸値の正常化

図3　敗血症の初期蘇生
文献10より転載．

ワンポイント！

治療の準備

- **バスキュラーアクセス**：体外循環に十分な血流量を得るため，通常は透析用ダブルルーメンカテーテルの留置を行う．敗血症による血小板数低下や凝固異常などもあるため，細心の注意が必要である．
- **体外循環装置**：血液を体外循環させるための血液ポンプ，抗凝固薬を注入させるシリンジポンプ，カラムの前後の圧力モニタを備えた血液浄化用装置が必要で，持続血液濾過装置でも可能．
- **カラム**：トレミキシン®（東レ・メディカル株式会社）で，3種類ある（図4）．新生児や未熟児にはPMX-01R，小児にはPMX-05R，成人ではPMX-20Rが用いられる．

- **回路**：p.208 図2のように血液回路を組み立てる．カラム内の充填液は酸性（pHが約2くらい）であるため，必ず生理食塩液などで洗浄する．

実際の一般的な治療
- 血流量：80〜120 mL/分（PMX-20R），20〜40mL/分（PMX-05R）
- 抗凝固薬：ナファモスタットメシル酸塩
- 時間：2時間
- 注意点：血液透析時の注意点（別項）を参照

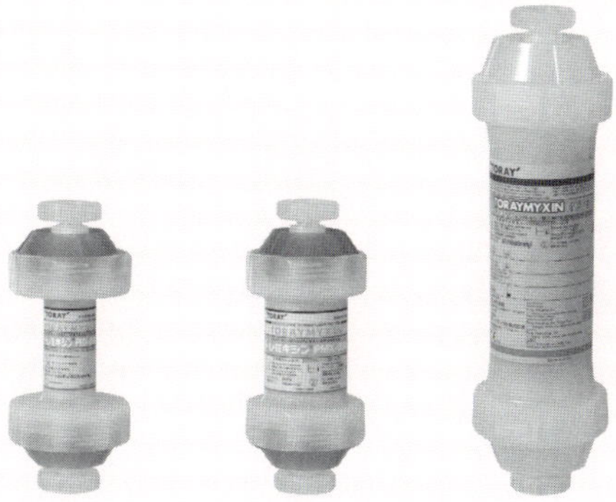

図4　トレミキシン®
(画像提供：東レ・メディカル株式会社)

【その後の経過】
血圧を診ながらPMXを開始した．開始後1時間ほどで徐々に血圧は上昇し，終了後には収縮期血圧 90〜100 mmHgと保たれるようになった．翌日以降，徐々に昇圧薬は減量し，回復に至った．

ワンポイント！

PMX-DHPのエビデンス

- 28の英語論文によるシステマティックレビューでは，PMX-DHPの施行で平均血圧の上昇，ドパミン使用量の低下，P/F比の改善，死亡率の低下が示された[4]．しかし，症例のクロスオーバーやdouble publicationの可能性，publication biasなどの数多くの問題点が指摘されている．
- PMX-EUPHAS研究[5]；
  デザイン；海外での多施設共同前向き無作為化比較試験
  対象；腹腔内感染症による重症敗血症で緊急腹部手術した64例を対象
  介入；通常の治療に加えて，2回のPMX-DHP施行群と非施行群
  Primary outcome；72時間後の平均動脈圧（MAP）や昇圧薬依存度指数．治療前後の数値の各群内で検定では，PMX-DHP群では改善，非PMX-DHP群では変化が

なかった．しかし，治療前後の平均動脈圧の差を，PMX-DHP 群と非 PMX-DHP 群間で検定すると有意差は得られていない[6]．

Secondary outcome；PMX-DHP 群で 28 日間の死亡ハザード比は有意な低下を認めたものの，少数例の追跡研究で 60 日後の死亡率に差はなかったと後で補足している．

・日本集中治療医学会から提言された敗血症のガイドラインでは，「予後を改善するかどうかの結論を出すには根拠が不十分である」とされている[10]．

・現在，フランス，アメリカ，スイスで前向き研究が行われており，その結果が期待される．

文　献

1) Martin, G. S., Mannino, D. M., Eaton, S., Moss, M. : The epidemiology of sepsis in the United States from 1979 through 2000. N Engl J Med, 348 (16)：1546-1554, 2003
2) Danai, P. A., Sinha, S., Moss, M., Haber, M. J., Martin, G. S.: Seasonal variation in the epidemiology of sepsis. Crit Care Med, 35 (2)：410, 2007
3) 小玉正智，谷　徹，花沢一芳 ほか：エンドトキシン除去用ポリミキシンB固定化繊維充填カラム (PMX) の設計、性能評価および臨床における有用性評価．基礎と臨床，28：1421-1432, 1994
4) Cruz, D. N., Perazella, M. A., Bellomo, R., de Cal M, Polanco, N., Corradi, V., Lentini, P., Nalesso, F., Ueno, T., Ranieri, V. M., Ronco, C.: Effectiveness of polymyxin B-immobilized fiber column in sepsis: a systematic review. Crit Care, 11 (2)：R47, 2007
5) Cruz, D. N., Antonelli, M., Fumagalli, R., Foltran, F., Brienza, N., Donati, A., Malcangi, V., Petrini, F., Volta, G., Bobbio Pallavicini, F. M., Rottoli, F., Giunta, F., Ronco, C.: Early use of polymyxin B hemoperfusion in abdominal septic shock: the EUPHAS randomized controlled trial. JAMA, 301 (23)：2445-2452, 2009
6) Kida, Y.: Polymyxin B hemoperfusion and mortality in abdominal septic shock. JAMA, 302 (18)：1969; author reply 1969-1970, 2009
7) 東レ・メディカル株式会社　トレミキシン® 製品カタログ：http://www.toray-medical.com/medical/kyusei/pdf/PMX.pdf
8) 独立行政法人医薬品医療機器総合機構：http://www.info.pmda.go.jp/downfiles/md/PDF/480220_20500BZZ00926000_A_01_01.pdf
9) Rivers, E., Nguyen, B., Havstad, S., Ressler, J., Muzzin, A., Knoblich, B., Peterson, E., Tomlanovich, M.; Early Goal-Directed Therapy Collaborative Group : Early goal-directed therapy in the treatment of severe sepsis and septic shock. N Engl J Med, 8；345 (19)：1368-1377, 2001
10) 日本版敗血症診療ガイドライン：http://www.jsicm.org/SepsisJapan2012.pdf（2013年4月閲覧）

コーヒーブレイク

⓮ 間質性肺炎に対するPMX

　特発性間質性肺炎や膠原病肺の急性増悪は予後不良であり，有効な治療法は確立されていない．近年，ポリミキシンB固定化ファイバー（polymyxin B-immobilized fiber：PMX）を用いた血液浄化療法が感染症治療だけではなく間質性肺炎の急性増悪などの重症呼吸器疾患におけるアフェレシス療法として臨床応用されている．

　特発性肺線維症の急性増悪に対してPMX療法が酸素化改善効果をもたらすと報告され，多くの施設において急速進行性の間質性肺炎，慢性の間質性肺炎の急性増悪に対するPMX療法が施行されるようになっている．現在ではステロイドや免疫抑制薬に治療抵抗性の間質性肺炎に対して，PMX療法を施行し，病態の改善を認めたという報告が増えている．また，間質性肺炎の急性増悪に対する効果として，長時間使用の有効性も報告されている[1]．

　この他，特発性間質性肺炎のみならず，皮膚筋炎に伴う急速進行性間質性肺炎に対するPMX療法の有効性も報告されている[2]．

　PMXは本来エンドトキシン除去を目的に開発されたものであるが，エンドトキシン除去以外の作用として，活性化された好中球の吸着[3]，好中球由来の活性酸素の抑制，血清MMP-9（matrix metalloproteinase-9）の改善，血清IL-8（interleukin-8）や好中球エラスターゼなど炎症性メディエーターの除去などが報告されている．びまん性肺胞障害により，間質性肺炎は急性増悪するが，このときに好中球が病態の中心的な役割を果たしている．したがって，PMXが活性化された好中球を吸着し，産生される炎症性メディエーターを抑制することが肺組織傷害に対して有効である可能性が考えられる．

　特発性間質性肺炎や膠原病肺の急性増悪は予後不良な病態であり，有効な治療法も確立されていないことから，PMX療法は期待される治療法である．

〈小禄雅人〉

文　献

1) Kono, M. et al.：Evaluation of different perfusion durations in direct hemoperfusion with polymyxin B-immobilized fiber column therapy for acute exacerbation of interstitial pneumonias. Blood Purif, 32：75-81, 2011
2) Kakugawa, T. et al.：Rapidly progressive interstitial pneumonia associated with clinically amyopathic dermatomyositis successfully treated with polymyxin B-immobilized fiber column hemoperfusion. Intern Med, 47：785-790, 2008
3) Abe, S. et al.：Neutrophil adsorption by polymyxin B-immobilized fiber column for acute exacerbation in patients with interstitial pneumonia：a pilot study. Blood Purif, 29：321-326, 2010

第2章 アフェレシス

各論　ケースで学ぶ，適応・使い分け・設定

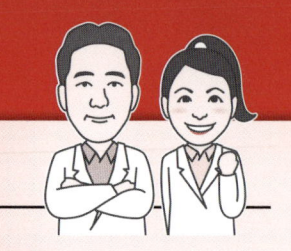

3 免疫性神経疾患に対して血液浄化療法をした方がいいですか？

芳賀吉輝，白井小百合

ポイント

① Guillain-Barré症候群や慢性炎症性脱髄性多発ニューロパチー（CIDP）に代表される免疫性神経疾患は，治療困難な難治性疾患であったが，アフェレシスを含むさまざまな治療法の開発により現在は治療が可能となってきている．

② 免疫性神経疾患に関与する病態として，A.細胞性免疫，B.液性免疫に大きく分けられるが，必ずしも単一の免疫異常によるものではない．

③ アフェレシスの治療メカニズムとして，A.病因物質の除去，B.体外免疫調整機構が知られている．

免疫性神経疾患におけるアフェレシスの概略

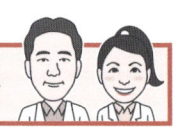

研修医：Guillain-Barré症候群でアフェレシスをするのをみたことがあります．しかし，Guillain-Barré症候群を代表とする免疫性神経疾患の病態や，アフェレシスの適応についてよくわかりません．先生，その病態や，アフェレシスの原理について教えてください．

指導医：従来，免疫性神経疾患は治療困難な疾患とされてきましたが，ステロイド療法，免疫グロブリン静注療法（intravenous immunoglobulin：IVIG），アフェレシスなどの治療法が続々と開発され，さらにこれらを組み合わせることによって，多くの免疫性神経疾患の治療が可能となってきています．今回はGuillain-Barré症候群，慢性炎症性脱髄性多発ニューロパチー（chronic inflammatory demyelinating polyneuropathy：CIDP）におけるアフェレシスについて勉強していこう．

ワンポイント！

免疫性神経疾患の病態とアフェレシス

- 免疫性神経疾患におけるアフェレシスは，自己抗体・補体・サイトカインなど，血漿中に存在する病因物質，細胞成分を除去し，主に病態の鎮静化を促進する治療法である．
- 病因物質としては，例えば，重症筋無力症（myasthenia gravis：MG）の抗アセチルコリンレセプター抗体（Ach-R抗体）や，視神経脊髄炎（neuromyelitis optica：NMO）におけるアクアポリン4抗体（AQP4抗体）などの各疾患に特異性を有する自己抗体があげられる．
- Guillain-Barré症候群やCIDPに対するアフェレシスには血漿交換（plasma exchange：PE），二重膜濾過血漿交換（double filtration plasmapheresis：DFPP），免疫吸着法（immunoadsorption plasmapheresis：IAPP），白血球除去療法（leukocytapheresis：LCAP）などがある．

研修医：なるほど！一言でアフェレシスといってもいろいろあるのですね．
指導医：そうですね．アフェレシスもいろいろ種類があって勉強するのが大変だけれど，ポイントをしっかり押さえて頑張ろう．では，まずはGuillain-Barré症候群やCIDPの病態について解説していきましょう．

ワンポイント！

Guillain-Barré症候群の病態 [1, 2, 4, 5]

- 感冒，下痢などの先行感染後，数週間で急性に発症する運動優位の自己免疫性多発性ニューロパチー（図1参照）．
- GM1, GD1a, GalNac-GD1a, GD1bなどのガングリオシドに対する抗体などが病因と考えられる．
- 神経伝導速度の異常や髄液検査で蛋白細胞解離を示す．
- 症状は急激に悪化して4週間程度でピークに達し，その後は徐々に軽快傾向を示す．
- 急性期には呼吸筋の障害や重度の自律神経障害をきたし，必ずしも予後良好な疾患ではない．
- 一般に発症より極期に達するまでの期間が短いものほど予後が悪いとされている．
- Guillain-Barré症候群は末梢神経の髄鞘から傷害される脱髄型Guillain-Barré症候群と，軸索から障害され回復が遅延する軸索型Guillain-Barré症候群（acute motor axonal neuropathy：AMAN）に大別される．わが国ではAMANが約半数を占める．
- Guillain-Barré症候群は単相性の疾患であり，発症初期の積極的治療によって罹患期間と重症期間を著しく短縮できる．

末梢神経の髄鞘

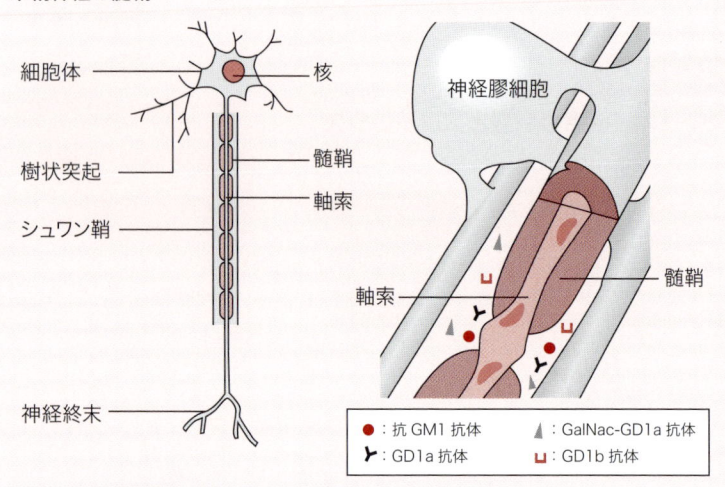

図1　末梢神経の構造とGuillain-Barré症候群の病態

研修医：なるほど．何となくGuillain-Barré症候群のこと思い出してきました．先行感染に伴って抗ガングリオシド抗体などが産生される自己免疫疾患でしたね．この自己抗体を除去する目的でアフェレシスを行うのですか？

指導医：その通り．さすがだね！Guillain-Barré症候群は*Campylobacter jejuni*などの感染によって末梢神経ミエリンを構成する糖脂質を抗原とした自己免疫機序が病態にかかわっています．ですから，この自己抗体を除去して罹病期間を短縮し，重症化を予防するためにアフェレシスも治療オプションの1つとして考えられているのです．

研修医：では，Guillain-Barré症候群に対するアフェレシスの位置づけを教えてください．

ワンポイント！

Guillain-Barré症候群に対するアフェレシス[1, 2, 4]

- Guillain-Barré症候群の治療については複数のランダム化比較試験（RCT）でアフェレシスとIVIGの有効性が示されている．
- ステロイド単独での治療の有効性は，RCTで否定されている．
- アフェレシスとIVIGの治療効果において，両者の治療効果はほぼ同等であったとされている．
- アフェレシスの適応はHughes分類　Grade 3以上（歩行に介助が必要）の重症例・急速進行例であり，発症より14日以内に施行する（**表1**）．
- アフェレシス回数についての検討は，現在までのRCTで，重症例においてPE 4回と6回の施行で有効性に差を認めなかったと報告されている．
- 発症から7日以内に治療を開始した症例では，それ以降に治療を開始した症例と比較して罹病期間が有意に短縮された．

- IAPP群，PE群，IVIG群に分けて行われたRCTでは，治療効果に関しては3群間に有意な差はないとの結果が出ている．

表1　Hughes の機能尺度（functional grading）

0. 健康
1. 軽微な神経症状で，走ることは可能
2. 歩行器，杖あるいは支えなしで5m以上歩行可能であるが走ることはできない
3. 歩行器，杖を用いて，あるいは支えられて5mの歩行が可能
4. ベッド上あるいはイス上に限定
5. 補助呼吸を必要とする
6. 死亡

研修医：アフェレシス以外にもIVIGなどの治療オプションもあるのですね．しかもアフェレシスとIVIGの間に治療効果の有意差がないとは…．では，どのようなときにアフェレシスを選択するのですか？

指導医：いい質問ですね．基本的にアフェレシスとIVIGの使い分けに関しては，IgA欠損症，腎不全，脳・心血管障害の合併例ではIVIGは禁忌または慎重投与であり，アフェレシスの方が望ましいとされています．その他にも，アフェレシスを行うにあたっては重篤な副作用（p.188 **第2章総論**参照）がいろいろあるから患者さんの状態をみながらriskとbenefitを勘案して決定していきます（**表2**）．では，次にCIDPについて勉強しましょうか．もう少しだから頑張ろう！

研修医：はい！　よろしくお願いします！

表2　アフェレシスとIVIGの違い

	アフェレシス	免疫グロブリン大量静注療法
作用機序	病因物質の除去	免疫調整
安全性	IVIGより劣る	アフェレシスより優る
治療費用	IVIGと比較すると低い	アフェレシスより高価
患者の負担（肉体的・精神的）	大	小
使い分け	血圧低下，不整脈などではアフェレシスは行わない方がよい．また，IgA欠損症，腎不全，脳・血管疾患ではIVIGは禁忌または慎重投与でありアフェレシスが望ましい	

> **ワンポイント！**
>
> **慢性炎症性脱髄性多発ニューロパチー（CIDP）の病態**[1~3]
> - CIDPは，再発寛解ないし慢性進行性の経過で，左右対称性の筋力低下や感覚障害をきたす末梢神経障害である．
> - CIDPは先行感染を伴うことは少なく，また，再燃から8週以上かけて進行し，極期に達する．さらに表在感覚障害に比べて深部感覚障害が高度である，などといった特徴がある．

研修医：なるほど．では，CIDPの治療の現在の考え方を教えてください．

> **ワンポイント！**
>
> **慢性炎症性脱髄性多発ニューロパチー（CIDP）に対するアフェレシス**[1~4]
> - CIDPに対する治療で有効性が確立しているのは，ステロイド，IVIG，アフェレシスである．その他に免疫抑制薬やインターフェロンなども考慮される場合がある．
> - 治療効果に関しては，ステロイド，IVIG，アフェレシス間に有意差はない．
> - アフェレシスは施行の際に重篤な副作用が問題になる（p.188 **第2章総論**参照）ため，ステロイドやIVIG無効時の治療法として施行されることが多い．
> - アフェレシスに関してはPEの有効性のみがRCTで確立している．
> - PE以外にDFPPにおいてはRCTではなく症例報告での有効性が示されている．

指導医：Guillain-Barré症候群や，CIDPのアフェレシスに関する考え方は今まで説明した通りだよ．一応，大まかなアウトラインはこれでおしまいだけど，さらに理解を深めるために実際の症例をみてみよう．

【実際の症例】

66歳，男性．午前8時頃に降圧薬内服時に飲み込みづらさと両手のしびれを自覚．昼食時には食べ物がのどを通らず嘔吐．その際に呂律障害に気付き，左上肢の脱力も認めたため，近医を受診．受診直後，意識レベルは清明で，ふらつきなく独歩可能で，神経学的所見としては，右眼瞼下垂，右口角下垂，嚥下障害を認め，徒手筋力テスト（manual muscle test：MMT）は左上肢で3以外はfullであった．また両手掌に限局した感覚障害を認めていた．頭部MRIでは明らかな血管障害を示唆する所見はなかった．発症20日前に感冒症状を認めていたことよりGuillain-Barré症候群が疑われた．嚥下障害に伴う誤嚥および肺炎合併による呼吸状態の悪化も示唆されたため，気管内挿管施行．全身管理の必要性があったため高度医療施設へ搬送となる．その後の精査で抗GD-1a抗体陽性であることが判明し，Guillain-Barré症候群と診断．IVIG 2クール施行，その後にステロイドパルス療法を

施行したが，いずれも効果が認められなかった．免疫吸着法を計7回施行後，症状が改善傾向になり，最終的には呼吸器を離脱することができ，転院となった．

指導医：この症例も最終的には現在エビデンスのある治療法をすべて行っているのですね．
研修医：先生に免疫性神経疾患のアウトラインを教えていただいて理解することができました！ありがとうございます．

文 献
1) 王子 聡 ほか：アフェレシス．BRAIN MEDICAL, 20（2）:182-189, 2008
2) 「アフェレシス療法ポケットマニュアル」（野入英世，花房規男 編著），医歯薬出版，2010
3) 「EBM 神経疾患の治療 2009-2010」（岡本幸市 ほか 編），中外医学社，2009
4) 特集 神経疾患の免疫吸着療法・血漿交換療法．神経内科, 42 (6), 1995
5) 飯島正博, 小池春樹, 祖父江元：慢性炎症性脱髄性多発ニューロパチー．神経治療学, 29(1): 29-34, 2012

コーヒーブレイク

⓯ 神経疾患に対するアフェレシスのEBM

神経疾患の治療として用いられるアフェレシスの方法には，血漿交換（plasma exchange：PE），二重膜濾過血漿交換（double filtration plasmapheresis：DFPP），免疫吸着（immunoabsorption plasmapheresis：IAPP）の3つの方法がある．ここでは，神経疾患におけるアフェレシスについてエビデンスを踏まえて概説する．

①Guillain-Barré症候群：GBS

Guillain-Barré症候群（Guillain-Barré syndrome：GBS）に対するPEについては，欧米において2つの大規模なRCTが行われ，その有効性が明らかとなった．1985年の北米のグループにおける検討（PE群122例，無治療群123例）では，発症7日以内の早期にPEを開始することにより，身体機能障害の回復期間が大幅に短縮することが示された[1]．また，1987年のフランスにおける検討（PE群109例，無治療群111例）においても，PEにより回復までの期間が短縮されたことが示された[2]．この検討では，PE群を新鮮凍結血漿置換群52例とアルブミン置換群57例に分けた解析も行われた．その結果，治療効果に差異はなかったものの，新鮮凍結血漿置換群では感染症の合併が有意に高かったことが示されたため，アルブミン置換が推奨された．これらに対して，わが国ではGBSに対するDFPP，IAPPが主に行われているが，大規模RCTにより検討した報告はない．しかし，小規模な検討での有効性の報告は散見される．Dienerら[3]は76例のGBSを対象とし，免疫グロブリン静注療法（IVIG）群，PE群，IAPP群のRCTを行い，3群間で治療効果に差異がないことを示した．わが国においては，重症GBS症例での検討で，DFPP群が対症療法群に比較して有意な改善を得たとする報告[4]や，後ろ向きの検討ではあるものの，PE施行例との比較でIAPPが優れていたとする報告[5]もある．

②慢性炎症性脱髄性多発ニューロパチー：CIDP

慢性炎症性脱髄性多発ニューロパチー（chronic inflammatory demyelinating polyneuropathy：CIDP）に対するPEの有効性の検討はGBSで示されたような大規模なものはないが，Dyckら[6]（29例のCIDP），Hahnら[7]（18例のCIDP）の二重盲検RCTにて，PEの有効性が報告されている．しかし，いずれの報告もPEの効果は短期であり，長期的にはステロイドや免疫抑制薬の併用が必要となり，PE単独での有効性には疑問がもたれる．欧米におけるDFPPやIAPPの有効性やPEとの比較についての報告はない．一方，わが国ではDFPP，IAPPが経験的に高頻度に施行されており，その有効性について熊沢ら[8]が14例のCIDP症例での検討で報告している．

上記のようにGBS，CIDPにおけるアフェレシスについて，エビデンスを踏まえて概説した．いずれもアフェレシスの有効性は示されているが，PE，DFPP，IAPPの差異は明白でない．したがって，わが国では血液製剤による置換の必要性が少ないIAPPが多く選択されているのが現状である．また，IVIGとアフェレシスが同等の治療効果があることが示されており[9]，IVIGは保険適応も得ている．このため，侵襲の少ないIVIGを第一選択とし，IVIG無効例や最重症例にアフェレシスを選択する施設が多いことも現状である．

③多発性硬化症：MS

大規模なRCTによる多発性硬化症（multiple sclerosis：MS）に対するアフェレシスの有効性を示すデータはない．PEはMS増悪期の病勢の鎮静化と寛解を促進するが，長期的な予後には影響しないとする報告[10]もある．しかし，重症例やステロイドなどの薬物療法に抵抗性を示す症例に対して施行すべきとの見解を示す報告もある[11]．IAPPについても大規模RCTに基づく有効性の報告はないが，IAPPとPEとの比較検討でIAPPはPEと同等の治療効果が得られたとの報告もあり[12]，わが国では重症例や薬物療法抵抗性のMSに対し，IAPPが多く行われている．

④重症筋無力症：MG

重症筋無力症（myasthenia gravis：MG）におけるアフェレシス療法はRCTに基づく有効性は示されておらず，その有効性は小規模な臨床試験の報告にとどまる．MGクリーゼ症例におけるIVIGとPEの比較検討でPEの方が有効であったとする報告[13]がある

が，一方で両者に差がないとする報告もある[14]．また，わが国でもステロイド治療抵抗性MGにおけるIAPPの検討が小規模ながらされているが，その効果は一過性であり，IAPP単独治療の有効性は示されていない．MGの治療は抗コリンエステラーゼ阻害薬，ステロイド，免疫抑制薬による薬物療法が中心であり，アフェレシスは薬物療法で治療抵抗性を示す症例や重症例，MGクリーゼ症例に補助的治療として選択するにとどまるのが現状であろう．また，アフェレシスの方法ではPEとDFPPのIAPPの治療効果の差については明らかでない．したがって，脱髄性神経疾患と同様にわが国では血液製剤による置換の必要性が少ないため，IAPPが多く選択されている．

（関谷秀介）

文献

1) The Guillain-Barre Syndrome Study Group：Plasmapheresis and acute Guillian-Barre Syndrome. Neurology, 35：1096-1104, 1985
2) French Cooperateive Group inplasma Exchange in Guillain-Barre Syndrome：Efficiency of plasma exchange in Guillain-Barré Syndrome：Role of replacement fluid. Ann Neurol, 22：753-761, 1987
3) Diener, H. C. et al.：A preliminary, randomized, multicenter study comparing intravenous immunoglobulin, plasma exchange, and immune absorption in Guillain-Barre Syndrome. Eur Neurol, 46：107-109, 2001
4) 桑原聡 ほか：ギラン・バレー症候群における二重濾過法，免疫吸着によるプラズマアフェレーシスの有効性．臨床神経，36：289-292, 1996
5) 荒木俊彦 ほか：ギラン・バレー症候群のトリプトファンカラムによる免疫吸着療法の検討：抗ガングリオシド抗体の検討も含めて．臨床神経，40：979-985, 2000
6) Dyck, P. J. et al.：Plasma exchange in chronic relapsing inflammatory demyelinating polyradiculoneeuropathy. N Engl J Med, 314：461-465, 1986
7) Hahn, A. F. et al.：Plasma-exchange therapy in chronic inflammatory demyelinating polyneuropathy. A double-blind, sham-controlled, cross-over study. Brain, 119：1055-1066, 1996
8) 熊沢和彦 ほか：慢性炎症性脱髄性多発神経炎における二重膜濾過法．－有効群と無効群の比較－．臨床神経，38：719-723, 1998
9) Plasma Exchange/Sandoglobulin Guillain-Barre Syndrome Trial Group：Randomized trial of plasma exchange, intravenous immunoglobulin, and combined treatments in Guillain-Barre Syndrome. Lancet, 349：225-230, 1997
10) Weiner, H. L. et al.：Double-blind study of true vs. sham plasma exchange in patients treated with immunosuppression for acute attacks of multiple sclerosis. Neurology, 39：1143-1149, 1989
11) Weinshenker, B. G. et al.：A randomized trial of plasma exchange in acute central nervous system inflammatory demyelinating disease. Ann Neurol, 46：878-886, 1999
12) Palm, M. et al.：Immunoadsorption and plasma exchange in multiple sclerosis: complement and plasma protein behaviour. Biomater Artif Cells Immobilization Biotechnol, 19：283-296, 1991
13) Qureshi, A. I. et al.：Plasma exchange versus intravenous immunoglobulin treatment in myasthenic crisis. Neurology, 52：629-632, 1999
14) Gajdos, P. et al.：Clinical trial of plasma exchange and high-dose intravenous immunoglobulin in myasthenia gravis. Myasthenia Gravis Clinical Study Group. Ann Neurol, 41：789-796, 1997

第2章 アフェレシス

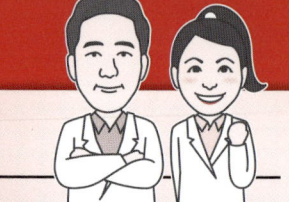

各論 ケースで学ぶ，適応・使い分け・設定

4 閉塞性動脈硬化症の患者に対するLDLアフェレシスはどう行うのですか？

岡本岳史，櫻田 勉，冨永直人

ポイント

① LDLアフェレシスの原理は吸着である．
② LDLアフェレシスの適応疾患は閉塞性動脈硬化症，家族性高コレステロール血症，巣状糸球体硬化症である．
③ LDLアフェレシスを行う場合には，必ずアンジオテンシン変換酵素阻害薬の使用の有無を確認する．
④ LDLアフェレシスを行っている間はアレルギー症状の発現に注意する．

研修医：先生，先ほど循環器内科の先生から閉塞性動脈硬化症（arteriosclerosis obliterans：ASO）の患者さんに対して血液浄化療法を施行してもらえないかと相談を受けました．閉塞性動脈硬化症は透析で治療できるのですか？

指導医：はい．それはLDLアフェレシスのことですね．透析というよりも吸着の原理でコレステロールを除去する方法です（図1）．
さっそくですが，どのような患者さんか説明してくれますか．

研修医：わかりました．

【症例】

62歳，女性．
10年来の2型糖尿病・高血圧症・脂質異常症，そして3年前に心筋梗塞の既往あり．3カ月前より左下肢の第1足趾および第5足趾に潰瘍形成を認めた．皮膚科で外用薬の処方を受けたようだがあまり改善しなかったため，血管外科に紹介され，足関節上腕血圧比（ankle brachial pressure index：ABI）を受けている．その際，ABIは0.35と高度の下肢虚血が疑われ，身体所見上もFontaine分類IV度を認めたことから早期の治療が必要と判断され，精査加療目的にて入院となった．

入院後の下肢造影CTでは，膝窩動脈までの狭窄・閉塞を認めなかったが，前脛骨および後脛骨動脈でのびまん性の狭窄を認めた．バイパス手術も検討されたが，患者の希望もありカテーテルによる血管内治療を行う方針となった．しかし，いずれの動脈も石灰化が強く，血管拡張術が奏効しなかったため，血液浄化療法の適応はどうかと相談があった．

指導医：なるほど．脂質異常症に対して治療していましたか？
研修医：アトルバスタチンを20 mg 1日1回投与されていたようですが，LDLコレステロールは240 mg/dLとコントロールは不十分だったみたいです．ところで，LDLアフェレシスの適応にはどのような疾患があるのですか？
指導医：そうですね．閉塞性動脈硬化症だけでなく，家族性高コレステロール血症（familial hypercholesterolemia：FH）や巣状糸球体硬化症（focal glomerular sclerosis：FGS）などにも適応があります．

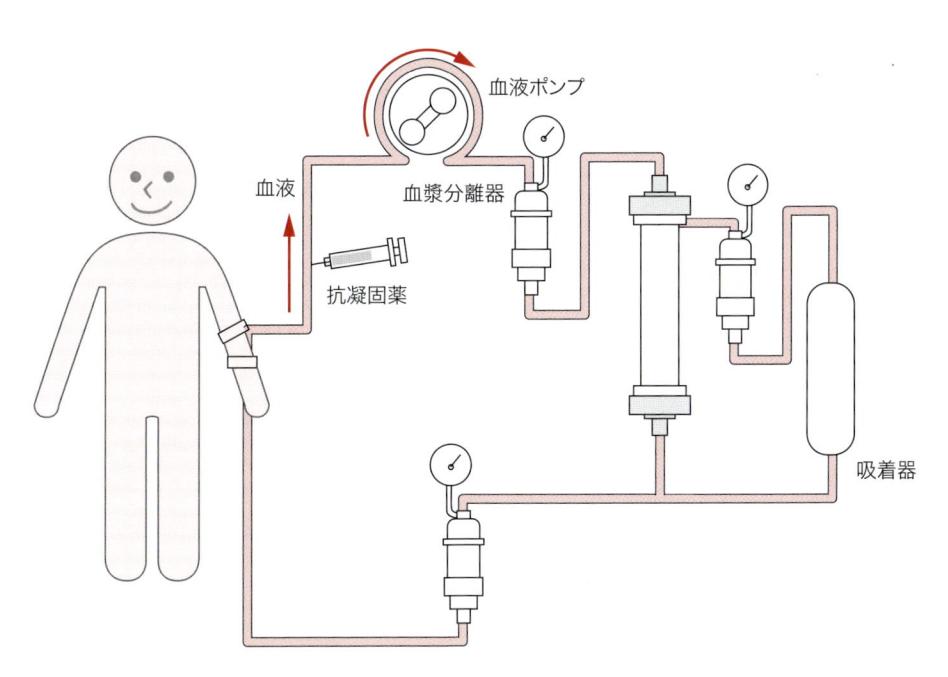

図1 LDLアフェレシスの原理
陰性荷電をもつデキストラン硫酸を多孔質セルロースビーズに固定し，LDL表面に存在する陽性荷電をもつアポタンパクBと静電的相互作用により選択的にLDLを吸着除去する治療法である．LDLアフェレシスはわが国で開発され，家族性高コレステロール血症ホモ接合体患者だけでなくヘテロ接合体患者にも効果を上げている．高コレステロール状態が病態の悪化に関係する疾患の治療に応用されている．LDL吸着器には血漿灌流型と直接血液灌流型があるが，現在国内で使用可能なものは血漿灌流型のリポソーバー（LA-15）である．

> **ワンポイント！**
>
> ### LDLアフェレシスの保険適応条件について
>
> #### 1．家族性高コレステロール血症（familial hypercholesterolemia：FH）
>
> 次のいずれかに該当する者のうち，黄色腫を伴い，負荷心電図および血管造影により冠状動脈硬化が明らかな場合
> Ⅰ．空腹時定常状態の血清総コレステロール値が500 mg/dLを超えるホモ接合体の者
> Ⅱ．血清コレステロール値が食事療法下の定常状態（体重や血漿アルブミンを維持できる状態）において400 mg/dLを超えるヘテロ接合体で薬物療法を行っても血清コレステロール値250 mg/dL以下に下がらない者
> 維持療法としての当該療法の実施回数は週1回を限度として算定する
>
> #### 2．閉塞性動脈硬化症（arteriosclerosis obliterans：ASO）
>
> 次のいずれにも該当する者に限る
> Ⅰ．Fontaine分類Ⅱ度以上の症状を呈する者
> Ⅱ．薬物療法で血中総コレステロール値220 mg/dLまたは，LDLコレステロール値140 mg/dL以下に下がらない高コレステロール血症の者
> Ⅲ．膝窩動脈以下の閉塞または広範な閉塞部位を有する等外科的治療が困難で，かつ従来の薬物療法では十分な効果を得られない者
> 一連につき3月間に限って10回を限度として算定する
>
> #### 3．難治性ネフローゼ症候群〔特に巣状糸球体硬化症（focal glomerular sclerosis：FGS）由来〕
>
> 従来の薬物療法では効果が得られず，ネフローゼ状態を持続し，血清コレステロール値が250 mg/dL以下に下がらない場合
> 一連につき3月間に限って12回を限度として算定する

研修医：先生，コレステロールを除去するといいましたけど，いわゆる善玉コレステロールのHDLコレステロールも低下すると問題にならないのですか？

指導医：いい質問ですね．LDLアフェレシスはLDLやVLDL表面のアポタンパクBが陽性荷電していることを利用し，静電結合により吸着除去する方法だと説明しましたよね．しかし，HDLの表面にあるアポタンパクAは陽性荷電していないため吸着されないのですよ．またLDL，VLDL以外にもフィブリノゲンなどの血液凝固関連因子も吸着するのです（図2）．

研修医：なるほど，よくできていますね．

指導医：ところで，この患者さんは高血圧も合併していたけど，薬は何を飲んでいましたか？

研修医：ニフェジピンが20 mgを1日2回とカルベジロールが10 mgを1日1回投与されていたみたいですね．自宅では収縮期血圧は120〜130 mmHg程度で安定していたみたいです．

指導医：そうですか，安心しました．**LDLアフェレシスはアンジオテンシン変換酵素阻害薬（ACEI）を服用している患者さんでは禁忌なのです．**

研修医：えっ，どうしてですか？

指導医：ブラジキニンを分解するキニナーゼの阻害薬であるACEIを服用している場合には，ブラジキニンの分解が阻害され，血中濃度が高まり，急激な血圧低下やショック症状を起こすことがあります．

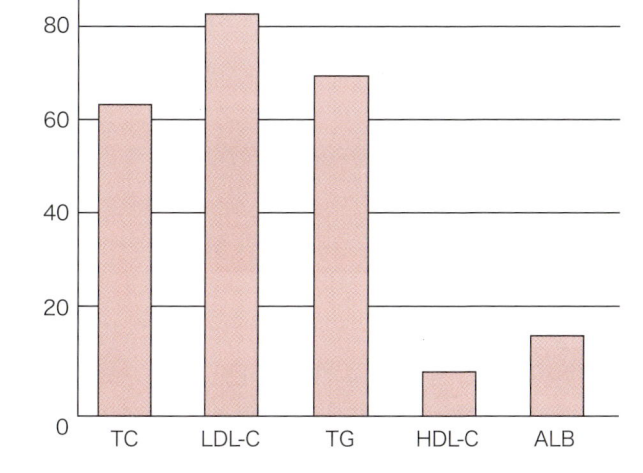

図2 LDLアフェレシスによる脂質の除去率
文献4より引用．

表 推測されるLDLアフェレシスの効果発現機序

1．脂質やその毒性を低下させることによる，マクロファージの機能およびその糸球体や間質への浸潤の改善
2．フィブリノゲンや凝固因子を除去することによる血液流動の改善
3．VEGF/NO/ブラジキニンなどの産生増加，およびトロンボキサンA2減少に伴う血管拡張効果
4．循環血管透過性因子の減少
5．抗炎症作用
6．血管内皮細胞機能異常の改善
7．脂質低下に伴う，ステロイドやシクロスポリンの効果増強

VEGF：vascular endothelial growth factor，血管内皮増殖因子
NO：nitric oxide，一酸化窒素
文献7をもとに作成．

研修医：へえー．知らなかったです．これは覚えておかないといけないですね．
指導医：また，最近ではLDLを除去する以外にも血液粘稠度の改善，赤血球の変形能の改善，血管内皮細胞機能の改善，炎症性サイトカインの減少などの効果が報告されています．このような背景からLDLが決して高くない症例においてもLDLアフェレシスが奏効した症例もあるようです（**表**）．
研修医：へえー，おもしろいですね．
指導医：LDLアフェレシスに対する理解も深まったところで，準備を始めましょうか．
研修医：よろしくお願いします！
指導医：まず，体外循環を必要とする治療だからバスキュラーアクセスを確保する必要がありますね．バスキュラーアクセスは治療回数，治療間隔，血液流量を考慮して選択します．

例えばこんな方法があります．

①腕の肘部の静脈から脱血→違う静脈に返血する方法で体外循環：最も一般的
②ダブルルーメンカテーテルを中心静脈に挿入して体外循環：表在静脈から十分な血流がとれない場合に考慮
③動脈への直接穿刺：抗凝固薬の影響や凝固因子が吸着されることがあるので特に出血には注意が必要

標準的な設定を以下に示します．
1) 通常血流量：通常60〜120 mL/分
2) 血漿流量：血流量の30％以下（当院では20％以下）
3) 処理する血漿量：1回の治療あたり3〜6 L（処理量は1〜1.5倍の循環血漿量が一般的）

研修医：この患者さんの場合，肘の静脈は太くて十分な血流量がとれそうなので静脈穿刺にします．

指導医：了解．それでは始めましょう！ ところで抗凝固薬は何を選択しますか？

研修医：ヘパリンでよいかと思っていますが，いかがでしょうか？

指導医：通常はヘパリンでよいのですが，ナファモスタットメシル酸塩はブラジキニンの産生を抑制するから副作用も出にくいとされています．

研修医：へえー，勉強になります！

ワンポイント！

LDLアフェレシスの必要物品と実際

必要物品	
リポソーバー（LA-15）	1セット
血漿分離器	1本
血液回路	1セット
抗凝固薬（ナファモスタットメシル酸塩またはヘパリン）	適宜
生理食塩液	1,500 mL以上
ヘパリン加（1〜2単位/mL）Caを含む溶液	750 mL以上
Caを含む溶液	血漿処理量相当量
賦活液	1,000 mL程度
回収用生理食塩液	400 mL以上
鉗子	数本
その他	

＊血漿分離器の洗浄量を含む

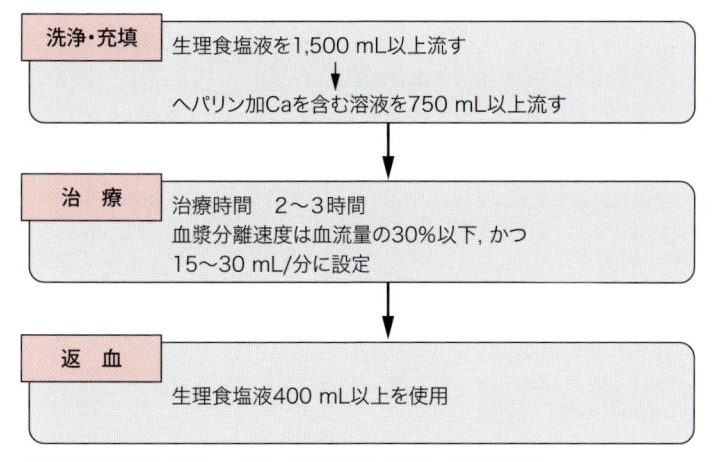

```
洗浄・充填  生理食塩液を1,500 mL以上流す
              ↓
           ヘパリン加Caを含む溶液を750 mL以上流す
              ↓
  治 療    治療時間 2〜3時間
           血漿分離速度は血流量の30%以下，かつ
           15〜30 mL/分に設定
              ↓
  返 血    生理食塩液400 mL以上を使用
```

抗凝固薬使用の目安：ヘパリン初回投与1,000〜2,000単位，
　　　　　　　　　　　持続投与1,000〜1,500単位/時間
ナファモスタット
メシル酸塩を用いる場合　：プライミング20〜30 mg
　　　　　　　　　　　　　持続20〜50 mg/時間
血漿分離機のTMPは60 mmHg以下に保つ
吸着器の血漿入口圧と出口部圧の差を100 mmHg以下に保つ

図3　LDLアフェレシスの実際

　〜クリニカルエンジニアが医師の指示のもとに，LDLアフェレシスの準備や設定を行い，研修医が両肘の静脈を2カ所穿刺して，いよいよ治療が開始となりました（図3）．

指導医：この治療中に注意しないといけないことは何でしょうか？
研修医：出血，血圧低下，不整脈，頭痛，嘔気・嘔吐，かゆみや発疹などのアレルギー反応です．特に呼吸困難を認めるようであれば治療を中止し，ステロイドや抗ヒスタミン薬などの薬剤を投与します．
指導医：完璧だね．では，後はよろしく！

補足：血液透析患者の末梢動脈疾患（PAD）に対するLDLアフェレシス

　透析患者はPADの罹患率が非透析患者に比べて約10倍高いといわれている．また，米国では四肢切断を受けた透析患者の2/3は，切断後2年以内に死亡していると報告されている．わが国においても四肢切断後の5年後生存率は非透析症例で42％であるのに対し，透析症例では14％と非常に予後が悪い．バスキュラーアクセスをすでに有しているため比較的容易に施行できる環境にはあるが，PAD合併透析患者のLDLアフェレシスにおける効果についての無作為化比較試験はなく，その効果はエビデンスとして確立されていない．

文　献

1) 白石忠義：LDL吸着器（構造と原理，種類，生体反応）．腎と透析，(65増)：269-272，2009．
2) 中村 司 ほか：血液吸着療法．臨牀透析，26(10)：1343-1350，2010
3) 岩本紀之 ほか：【アフェレシスUpdate-各科領域における進歩と展望】脂質異常症に対するアフェレシス療法の現況．臨牀透析，27(12)：1555-1560，2011
4) 岩本ひとみ ほか：血漿吸着法．日本アフェレシス学会誌，(30)：253-263，2011
5) 末梢閉塞性動脈疾患の治療ガイドライン．Circulation Journal 73, suppl. Ⅲ：1507-1558，2009
6) 伊丹儀友 ほか：HD患者のPADに対するLDLアフェレシス．日本アフェレシス学会誌，(30)：102-109，2011
7) Kobayashi, S.: Applications of LDL-apheresis in nephrology. Clin Exp Nephrol, 12：9-15, 2008
8) Hobbs, H., H., Russell, D., W., Brown, M., S., Goldstein, J., L.: The LDL receptor locus in familial hypercholesterolemia: mutational analysis of a membrane protein. Annu Rev Genet, 24：133-170, 1990
9) McCarthy, E., T., Sharma, M., Savin, V., J.: Circulating permeability factors in idiopathic nephrotic syndrome and focal segmental glomerulosclerosis. Clin J Am Soc Nephrol, 5(11)：2115-2121, 2010

第2章 アフェレシス

各論 ケースで学ぶ，適応・使い分け・設定

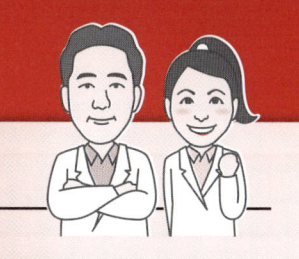

5 潰瘍性大腸炎に血球成分除去療法を行うべきですか？

久道三佳子，今井直彦

ポイント

① 血球成分除去療法（cytapheresis）とは，カラムにより血液中の血球成分を除去する治療法で，erythrocytapheresis（赤血球除去療法），leukocytapheresis（白血球除去療法），plateletpheresis（血小板除去療法）がある．

② このうち，日本で保険適応があるのは白血球除去のみで，潰瘍性大腸炎，Crohn病，関節リウマチに適応がある．

③ 白血球の除去はビーズで除去するGCAP（顆粒球除去療法，アダカラム®が使われる），フィルターで除去するLCAP（白血球除去療法，セルソーバ®が使われる）がある．

④ 有効性があり，かつ重篤な副作用がない治療法として今後の適応拡大や発展が期待されている．

研修医：先生，CAPって何ですか？

指導医：帽子じゃないよ．cytapheresis（血球成分除去療法）の略で，自己免疫疾患において，**活性化された白血球を除去・吸着して白血球の機能変化をもたらす治療法**のことです．自己免疫疾患で使うステロイドは副作用が多いので，長期間多量には使えないけれど，すぐに再発してしまったり，なかなか炎症を抑えられず，ステロイドを減量できないことがあるのです．そのようなときにCAPを使って炎症細胞を直接取り除こうというのが目的だよ．

研修医：そんなことができるのですか？

指導医：そう，まずメカニズムをみていこうか．

CAPのメカニズム

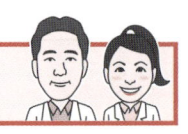

ワンポイント！

メカニズム

- 自己免疫疾患では，活性化された好中球・好酸球・リンパ球が炎症病変部位に動員されるが，これらを末梢血から体外へと除去する（図1）.
- **アダカラム**®のビーズ表面には凹凸があり，まずイムノグロブリンや補体成分が吸着し，これらに対するレセプターを持つ顆粒球や単球が，**オプソニン効果**（抗体や補体が付着した異物が，顆粒球や単球の受容体と結合し，食作用を受けやすくなる効果）と同様のメカニズムで吸着される.

指導医：白血球を除去する以外にも，血液がカラムを通ることによって，抗炎症性のT細胞やサイトカインが増加したり，炎症性サイトカインの産生が低下したりするメカニズムがあります．その他にも，接着分子発現低下，活性化を受けていない未熟な顆粒球を末梢へ動員することによる炎症是正，CD34陽性細胞の末梢への動員による腸管粘膜修復などによって病態改善が図れると考えられています．

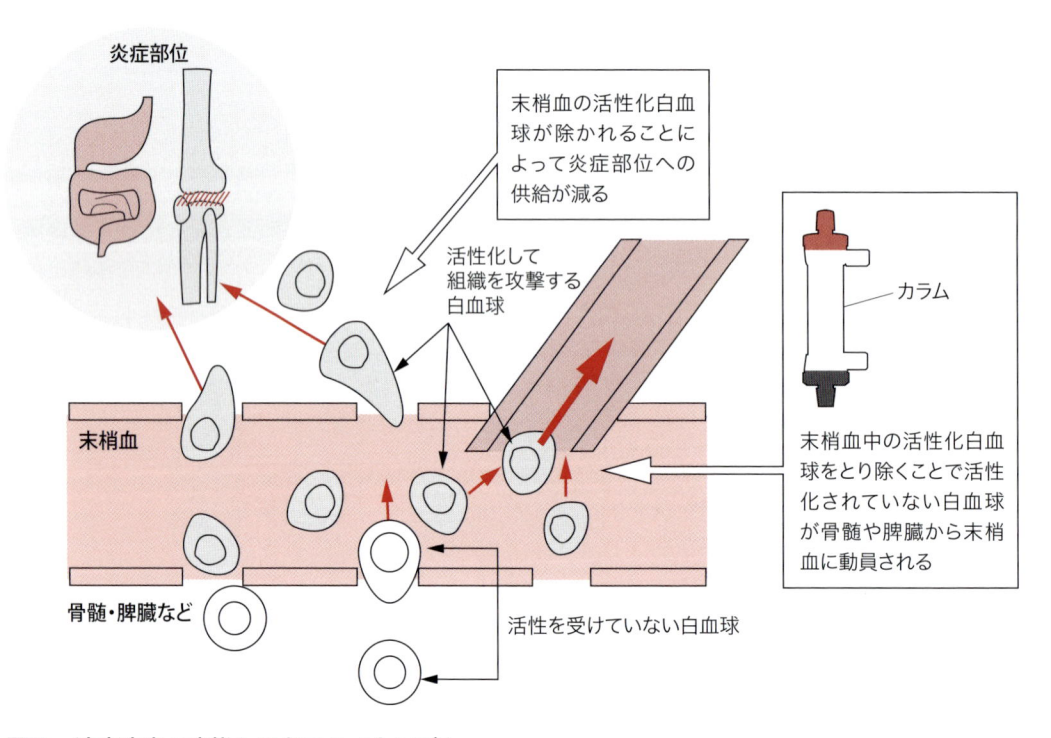

図1 適応疾患の病態とミクロのメカニズム

マクロの仕組み

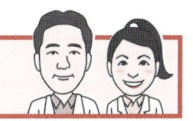

研修医：先生，CAPでは，抗凝固薬を使ったりするのですか？

指導医：やはりCAPでも回路内で凝血が起こりやすいので，抗凝固薬は必要です．ただし，適応疾患に出血しやすい病態が多いため，ナファモスタットメシル酸塩を使用します．

研修医：CAPをするのに，アクセスはどうするのですか？ ダブルルーメンのようなカテーテルは必要ですか？

ワンポイント！

バスキュラーアクセス（図2）

- 原則，カテーテル挿入は不要
- 表在静脈を主に使い，左右別の上腕からとる方が再循環しにくい（例：脱血は肘部正中皮静脈もしくは大腿静脈，返血はもう片方の正中皮静脈）
- CAPは18～19Gの針を使う（ただし，脱水などで脱血困難な場合や血管確保困難な場合は中心静脈穿刺でカテーテル挿入が必要）
- すでに挿入されているIVH用のカテーテルは治療には使わない方がよい（炎症による血小板増加や脱水による血液粘度上昇がある状況で，体外物と血液を接触させることになるので，カテーテル内凝固のリスクが高くなる）

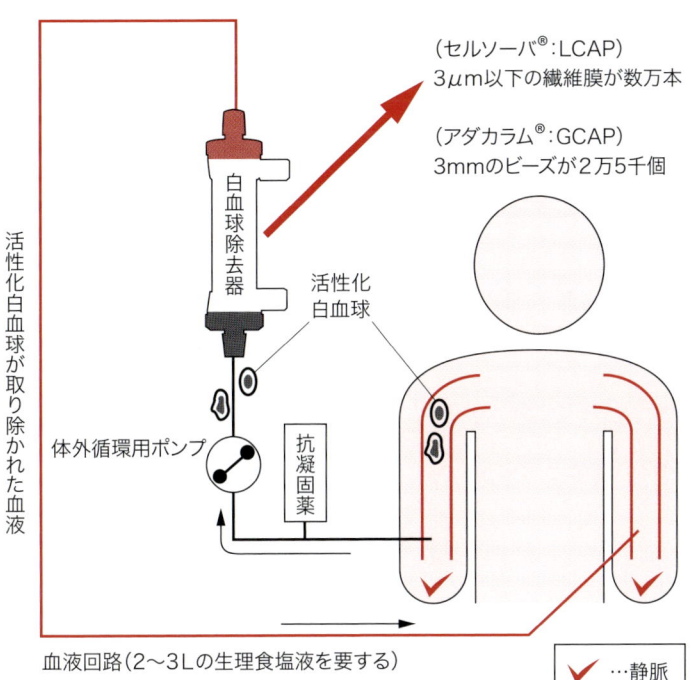

（セルソーバ®：LCAP）
3μm以下の繊維膜が数万本

（アダカラム®：GCAP）
3mmのビーズが2万5千個

白血球除去器
活性化白血球
活性化白血球が取り除かれた血液
体外循環用ポンプ
抗凝固薬
血液回路（2～3Lの生理食塩液を要する）

✓…静脈

図2　CAPの模式図

LCAPとGCAPの比較

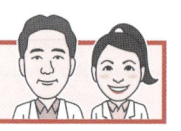

研修医：先生，LCAP（leukocytoapheresis，白血球除去療法），GCAP（granulocytapheresis，顆粒球除去療法）のカラムの違いは図2でわかったのですが，具体的にどのように使うのですか？

指導医：それでは下の**ワンポイント**の表をみてみよう．

ワンポイント！

血球成分除去療法の特徴

CAP	LCAP	GCAP
適応疾患	潰瘍性大腸炎（UC） 関節リウマチ（RA）	潰瘍性大腸炎（UC） クローン病
カラム	UC→セルソーバ®E RA→セルソーバ®CS-100 　　セルソーバ®CS-180S※1	アダカラム®
吸着材	ポリエチレンテレフタラート	酢酸セルロースビーズ
血液処理量	2.0〜4.0 L	1.5〜2.0 L
除去性能	顆粒球・単球はほぼ100％ リンパ球・血小板を30〜60％	顆粒球・単球を30〜50％
禁忌	アンジオテンシン変換酵素阻害薬内服中：1週間前に中止※2	・顆粒球2,000/mm³以下 ・感染症合併（疑いも含む）
流速・時間	流速30〜50 mL/分で60分	流速30 mL/分で60分

※1：この数値は主に繊維の細さ（細い程除去効率が高い）を表している．
※2：ブラジキニン代謝を阻害し，血圧低下をきたす可能性があるため．
UC：ulcerative colitis，潰瘍性大腸炎
RA：rheumatoid arthritis，関節リウマチ

研修医：GCAP，LCAPのどちらを使うかはどのようにして決めているのですか？

指導医：使い分けに関しては明確な基準はまだないのですが，おおよそ以下のような特徴を考慮して選んでいるよ[4]．

ワンポイント！

LCAP，GCAPの特徴と有効例

LCAP

・リンパ球を取り除くことができる
　→慢性持続炎症などにかかわるリンパ球を取り除く

・血小板も取り除ける
　→潰瘍性大腸炎には末梢血血小板も病態に関与しており，活性化血小板を取り除く

GCAP
- 顆粒球・単球といった急性期の白血球を取り除くことができる
  有効な例：高度炎症，下血増強，LCAP無効
- カラムが詰まりにくいため低流速で回すことができる
  有効な例：脱水，血液粘稠亢進

指導医：大腸内視鏡で深い潰瘍や易出血性粘膜，線維性狭窄がある例では炎症活性はもはや低く，抗炎症治療の効果は少ないので，このような場合は外科手術を選択することもあります．

各適応疾患について

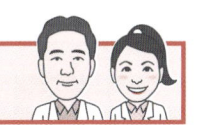

1) 潰瘍性大腸炎

指導医：潰瘍性大腸炎（ulcerative colitis：UC）では，腸管粘膜において活性化された顆粒球や単球が炎症性サイトカインを産生して炎症を引き起こし，大腸が傷害され，これをくり返すという病態が起こっています．また血小板が病態に関与しているともいわれています．

研修医：潰瘍性大腸炎のなかでも，どういう人に適応があるのですか？

指導医：内科的治療抵抗性，または副作用などによって治療に耐えられない人で，左側または全大腸炎型急性期の患者さんに適応があります．CAPの目的は活動期への寛解導入とその長期維持なのです．保険適応の治療回数については下の**ワンポイント**を参照してください．

ワンポイント！

血球成分除去療法CAPの保険適応

保険適応疾患	限度回数
潰瘍性大腸炎	一連につき10回（劇症患者は11回）
Crohn病	一連につき2クール（1クール週1回，5週）
関節リウマチ	一連につき1クール（週1回，5週）

研修医：使い分けはあるのですか？

指導医：LCAPとGCAPの有効性についてはほぼ同等といわれています．例えば，潰瘍性大腸炎患者120人に行われた無作為割付試験ではGCAP群58.5％，薬物治療群44.2％とGCAP群が有意に高い有用性を示しました．LCAPでも，ステロイド治療

抵抗性の潰瘍性大腸炎に対して，LCAP追加群74％，ステロイド増量群38％とLCAP施行群で有意な改善が認められており，副作用の面ではGCAP 8％，LCAP 24％で，軽微な副作用しか認めなかったと報告されています[5]．

研修医：副作用はどんなものがあるのですか？
指導医：血流が遅いことによる凝血や，静脈から脱血していることによる脱血不良があります．そして何よりも大切なのは，免疫細胞を除去しているのだから，感染症がありますね．
研修医：本当に効いているのですか？
指導医：主な治療指標は血便の改善度合いや下痢の回数，炎症マーカーや潰瘍性大腸炎のスコアリングでみるよ．

ワンポイント！
今後期待される治療効果

潰瘍性大腸炎に対するLCAPで，血液処理量を3,000 mL/回ではなく半分の1,500 mL/回でも治療効果十分という報告や，30 mL/kg/回とする方法が考えられている．メリットとして，1回の量が少ない分，施行時間が短縮されて，回路やカラム内の凝血を抑制できる．高度脱水，低体重，炎症による血液粘稠性亢進症例で有用とされている．

2）Crohn病

研修医：Crohn病は，活性化された白血球により全消化管に障害が起こる病気で，適応は潰瘍性大腸炎と同じように従来の治療抵抗例やステロイド依存例ですね．保険適応の治療メニューはp.233の**ワンポイント**「血球成分除去療法CAPの保険適応」に書いていましたね．では，治療指標は何をみるのですか？
指導医：症状や，活動性の指標である赤沈，CRPやスコアリングなどを使ってみているよ．
研修医：Crohn病に対するCAPはどのくらい効果があるのですか？
指導医：GCAPを施行した場合，治療抵抗性の症例の52〜83％で有効性が認められ，LCAPを施行した場合，50％で効果があったという報告があるよ．最近では，GCAPと抗TNF-α抗体製剤との併用によるhybrid治療の有用性も報告されているよ．

ワンポイント！
他の疾患におけるCAP療法

関節リウマチ
- 治療適応：保険上の制限からみると，腫脹関節6カ所以上，ESR 50 mm/時以上またはCRP 3 mg/dL以上，発熱などの全身症状，多関節の激しい滑膜炎を呈する急速進行型で，かつ多剤耐性の症例．
- 治療スケジュール：週1回，5週間連続．

- 治療指標：CRP，ESR，MMP-3など．注意すべき検査値は，**血球減少をモニター**すること．特に開始前に白血球3,000/mm³未満，Hb 10 g/dL未満，血小板10万/mm³未満は慎重に導入．
- 効果：2カ月程度持続．改善程度としては，3L処理の場合，20％以上の改善程度を満たした症例は60～70％，50％以上の改善程度は20～30％と報告があり，5L処理の場合はさらに高い改善が得られている（アメリカリウマチ学会のcore setを用いた評価）．

指導医：CAPについては日進月歩なので，そのつど最新の情報を参考にしてくださいね．さらに患者さんごとに病態が異なっているので，患者さんをよく診て，主治医の先生ともよく話し合うことが大切ですね．

ワンポイント！

副作用・注意事項

① **易感染性**：免疫細胞を取り除くため，易感染性の状態となる．すでにステロイド治療を施行していることが多いので，さらに悪化しうる．

② **凝血**：吸着器やエアートラップチャンバーで凝血が起こりやすい．動脈圧と静脈圧の差が大きくなっている場合は凝血の可能性があるので，返血を行う必要がある場合もある．

③ **脱血不良**：駆血や掌握運動を行うと脱血しやすい．また血管内脱水により脱血不良が起きている場合は生理食塩液を投与するとよいこともある．

④ 吸着器に振動を与えると吸着した白血球が流出する可能性があるため，**振動は与えない**ようにする．

実際の症例〜潰瘍性大腸炎〜

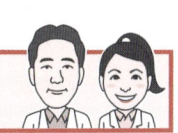

研修医：先生，消化器内科からこんな依頼がきています．

【消化器内科→腎臓内科コンサルト】

56歳，女性．
3年前に血便で発症，近医の処方でメサラジン内服していた．
3カ月前に寛解増悪する下痢があり，大腸内視鏡を施行したところ中等度以上の潰瘍性大腸炎と診断，1カ月前に消化器内科に紹介となった．排便回数増加，血便，下痢，腹痛，発熱，出血傾向を認め，当科に入院．入院後メサラジンは8,000 mgまで増量，その後IVH管理としている．活動性も高いため，CAPの施行をお願いできますか．

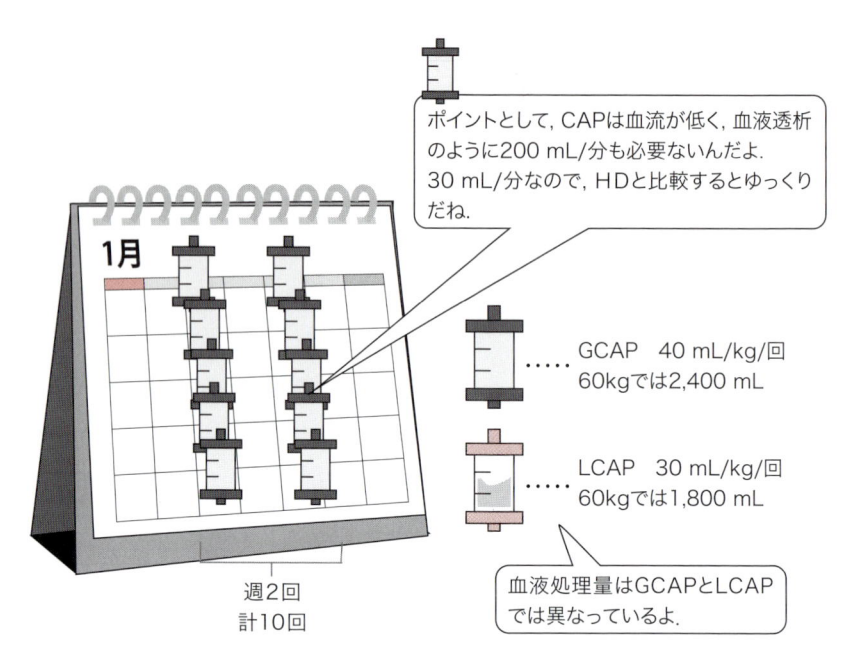

図3　本症例での治療スケジュール

（カレンダー内注釈）
- ポイントとして，CAPは血流が低く，血液透析のように200 mL/分も必要ないんだよ．30 mL/分なので，HDと比較するとゆっくりだね．
- GCAP　40 mL/kg/回　60kgでは2,400 mL
- LCAP　30 mL/kg/回　60kgでは1,800 mL
- 血液処理量はGCAPとLCAPでは異なっているよ．
- 週2回　計10回

指導医：カルテをみると，排便回数，血便，発熱，頻脈，貧血，赤沈の情報から中等度と評価されているね．貧血は8.8 g/dLと重度，赤沈は91 mm/時とこれも重度だね．治療抵抗性のようですね．GCAPにするか，LCAPにするかは依頼医の先生と話し合って決めるのですが，今回は活動性の炎症が強く，GCAPが適していそうだね．それでは，週2回，計10回のスケジュール（図3）でやってみよう．

【腎臓内科カルテ～治療経過～】

上記のスケジュールで開始．治療開始翌日には腹痛・血便は改善し，2回目が終わった頃から便回数も減少傾向となった．3回目施行後にカテーテル感染（*Staphylococcus* sp.）を起こしたが，カテーテル抜去，抗菌薬治療で改善した．全体的に炎症は改善傾向となり，5回目施行頃よりCRPは低下傾向，赤沈も減少し，その後CRPは正常化した．この時期より経管栄養，流動食を徐々に開始していき，メサラジンも減量できた．また10回の施行後の大腸内視鏡では，粘膜病変に改善がみられた．

今後の展望・課題

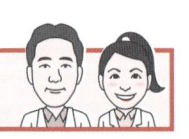

指導医：GCAP/LCAPは従来治療抵抗性であった疾患に効果が期待でき，副作用も軽度のものが多い．この有用性を活かして，今後も適応疾患の拡大が望まれるね．セルソーバ®では，潰瘍性大腸炎，関節リウマチ，全身性エリテマトーデス

表　血球成分除去療法CAPの有効性が期待される症例

保険非適応疾患	アフェレシス方法
潰瘍性大腸炎，Crohn病	血小板除去療法
間質性肺炎	エンドトキシン吸着，白血球除去療法
急性呼吸窮迫症候群	エンドトキシン吸着，白血球除去療法
ネフローゼ症候群（FSGS以外）	白血球除去療法

FSGS：巣状分節性糸球体硬化症

(systemic lupus erythematosus：SLE)など，アダカラム®では，潰瘍性大腸炎，関節リウマチ，SLE，Behçet病，Crohn病と保険適応内外問わず治療効果を認めています．

参考までに，アフェレシス療法が保険非適応だけれど，治療効果が期待されるため施行する疾患は次の表の通りだよ．

文　献

1) 福永 健：1 炎症性腸疾患治療におけるアフェレシス療法の現況と展望．特集　アフェレシスUpdate—各科領域における進歩と展望，臨牀透析，27（12）：1541-1547, 2011
2) 「アフェレシス療法ポケットマニュアル　第2版」（野入英世，花房規男 編著），p83-88, 198-199, 209-211, 254-258，医歯薬出版，2012
3) 「アフェレシスマニュアル　改訂第3版」（一般社団法人日本アフェレシス学会），p.139-148, 303-335, 363-370，学研メディカル秀潤社，2010
4) 福永 健，松本譽之：白血球系細胞除去の適応　潰瘍性大腸炎．血液浄化療法—2009, 65（増）：528-531, 2009
5) 下山 孝 ほか：潰瘍性大腸炎の活動期における顆粒球吸着療法-多施設共同無作為割付比較試験．日本アフェレシス学会雑誌，18：117-131, 1999

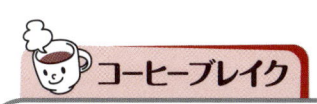

コーヒーブレイク

⑯ 消化器疾患におけるアフェレシス（CART，VRADについて）

CART（cell-free and concentrated ascites reinfusion therapy：腹水濾過濃縮再静注法）は，無菌的に採取した腹水から細胞成分を除去し，限外濾過で濃縮して点滴静注で体内に戻す方法であり，肝硬変や悪性腫瘍に伴う難治性腹水の治療に用いられる．

肝癌や肝硬変に伴う高度の腹水は，腹部臓器を圧迫して患者のQOLを損なう．腹水穿刺排液で一時的に軽快するが，再貯留するためくり返し穿刺による排液が必要になる．また，排出された腹水中に血漿タンパク成分が含まれるため低栄養や低タンパク血症が進行して腹水を誘発するという悪循環に陥る．CARTでは，排出した腹水を廃棄せずにタンパク成分を濃縮して再静注することで，低タンパク血症の進行を抑制することができる．

早くも1979年には症例報告[1, 2]があり1981年に健康保険適応となった治療法だが，点滴時に発熱・悪心・頭痛・血圧変動等の副作用が多く，普及しなかった．しかし，近年ではわが国にて回路を簡略化しつつ

副作用を軽減する方法[3]が考案され，その有効性が見直されている．

治療手順は，①腹水を無菌的に点滴バッグ等に採取し，②腹水容器に回路を接続して濾過と濃縮の処理を行い，③処理後の濃縮腹水を患者に点滴静注する(図)．

腹水採取時の血圧低下や，再静注時の副作用に注意を要し，また，治療に複数部署が関与する場合は，腹水と患者の取り違えが生じないようなシステムも必要になる．

VRAD (virus removal and eradication by DFPP) 療法は，二重膜濾過血漿交換療法を用いて血液中のHCVウイルス粒子を除去する治療法である．

2012年の「C型肝炎治療ガイドライン」(日本肝臓学会)によれば，C型肝炎の標準的な初回治療は，genotypeやウイルス量に応じて，PEG-IFN α，リバビリン，テラプレビルが単独または併用投与される．初回標準治療による治癒率は，最も難治性の「genotype 1b，高ウイルス量」群で50%程度である．VRAD療法は，標準治療が無効または効果不十分，もしくは再燃した患者で，2回目以降のIFN療法に併用することで成績が改善することが示されている[4]．2008年に保険適応となり，難治性C型肝炎の治療成績向上が期待されている．

方法は通常のDFPPと同様で，1回の治療に約2時間を要する．PEG-IFN αの投与に併せて2週間に5回程度施行する．血液流量確保 ($Q_B ≒ 100$ mL/分程度) のため一時的にバスキュラーアクセス用カテーテルの留置を要し，また処理後のフィブリノーゲン減少に留意する必要がある．

(今野雄介)

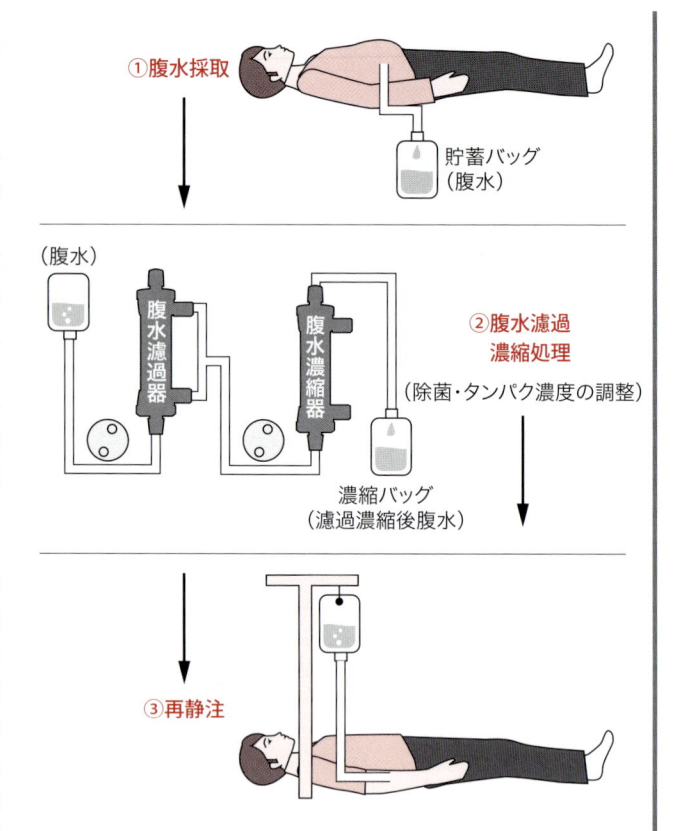

図　腹水濾過濃縮再静注法(CART)治療イメージ

文献
1) 小貫 誠 ほか：肝硬変難治腹水症および癌性腹水症における濃縮腹水還流装置での治療．昭和医学会雑誌，39 (3)：347-352, 1979
2) 山尾哲彦 ほか：難治性腹水に対するcapillary hollow fiberの適用．人工透析研究会会誌，12 (3)：1003-1004, 1979
3) Matsusaki, K. et al.：Novel cell-free and concentrated ascites reinfusion therapy (KM-CART) for refractory ascites associated with cancerous peritonitis: its effect and future perspectives. International Journal of Clinical Oncology, 16：395-400, 2011
4) Fujiwara, K. et al.：Double filtration plasmapheresis and interferon combination therapy for chronic hepatitis C patients with genotype 1 and high viral load. Hepatolory Research, 37：701-710, 2007

第2章 アフェレシス

各論 ケースで学ぶ，適応・使い分け・設定

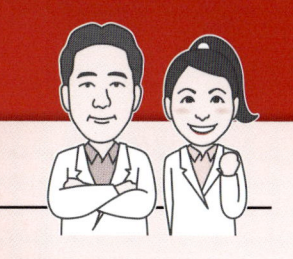

6 薬物中毒患者さんの搬入です．活性炭吸着をお願いします！

村澤 昌，若竹春明

ポイント

① 薬物中毒患者を診たら，原因物質の特定が必須である．
② 活性炭吸着による急性血液浄化療法の適応であっても，透析回路の組み立てや透析スタッフの確保などが必要であり，すぐに透析が開始できるわけではない．気道確保を含めたバイタル等の全身状態の安定化，消化管除染や中毒物質の排泄促進を図ることが大切である．
③ 活性炭吸着法の作用と，その適応を理解できるようになれば，救急診療に大いに役立つ．

研修医：活性炭吸着は，経験したこともみたこともないです．一体どのような治療法でしょうか．

指導医：今回では急性血液浄化療法のなかでも，活性炭吸着法を中心とした薬物中毒治療について学んでいきましょう．

急性薬物中毒の初期治療

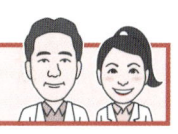

1）まず行うこと

【症例】
精神科通院中の50歳男性が内服薬を大量服用し，意識障害を主訴に救急外来に搬送されてきた．意識レベルはJCS-10であり，手首には新旧のリストカット痕がいくつか存在する．その後，内服歴と目撃者の証言からリチウム中毒が疑われた．

研修医：薬物中毒の人が運ばれてきたら，まずはバイタルチェックを行い，ルート確保・採血をすみやかに行います！

指導医：その通り，全身状態の把握ですね．しかしその前に，薬物中毒が疑われる患者さんを診るときは，**まず体表の除染（脱衣，洗浄など）を行い医療従事者の汚染を防ぐことが大切**です．その後，原因薬物の特定の他，薬物中毒に特有の処置を行います．

2）薬物中毒に特有の処置

研修医：内服薬の多量摂取であれば，とりあえず胃洗浄でしょうか？

指導医：服用後1時間以内であればそれも1つの手ですね．論理的に考えると以下のようになります．

ワンポイント！

薬物中毒患者の処置[1]

①消化管除染（gastrointestinal decontamination：GID）

Ⓐ胃内容物を強制的に出す；催吐（禁忌もあり場合によって施行），胃洗浄

Ⓑ腸管からの吸収を抑える；活性炭投与，中和剤

Ⓒ停滞時間を短縮する；下剤投与

②吸収されてしまった中毒物質の排泄促進

・活性炭投与による，腸管循環などの阻害
・尿アルカリ化による尿排泄促進
・急性血液浄化法
・解毒薬，拮抗薬投与

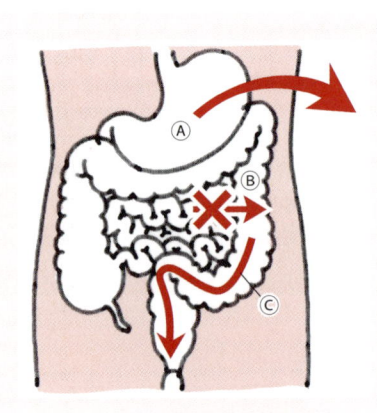

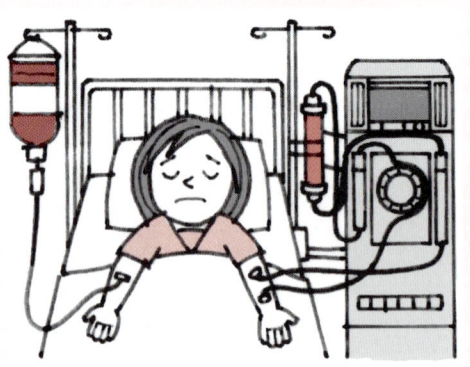

研修医：なるほど，わかりやすい考え方ですね．では，活性炭について詳しく教えてください！

活性炭とは

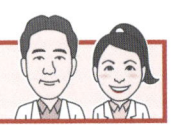

指導医：炭といえば，水道水の浄化剤や消臭剤に用いて，「何かを取り除いてくれる」というイメージがありますね．実際，活性炭はさまざまな物質を吸着する作用があり，世

界で最も権威のある中毒学の学術団体であるAmerican Academy of Clinical Toxicology（AACT），European Association of Poisons Centers and Clinical Toxicologists（EAPCCT）のガイドラインでは活性炭を消化管除染における第一選択としています．

> **ワンポイント！**
>
> **活性炭の作用と投与法**[2]
>
> ①活性炭の作用
> ・分子量100〜5,000 Da程度の吸着物質が活性炭の細孔に入り込むことによる可逆的物理的吸着
> ・活性炭の炭素分子による分子レベルでの疎水結合
>
> ②活性炭のくり返し投与（multiple-dose activated charcoal：MDAC）
> ・活性炭1 g/kgをソルビトールとともに胃内投与し，その後活性炭0.5〜1 g/kgを単独で2〜4時間ごとに，24時間後まで複数回投与
> ・吸着により薬物の腸肝循環を断ち切り，薬物の血中半減期を短縮
> ・有効とされる薬物：カルバマゼピン，フェノバルビタール，テオフィリン
> ・本治療による人工呼吸器管理期間や入院期間の短縮効果は示されていない

研修医：活性炭の力は，すごいのですね！ ところで，尿のアルカリ化についてピンとこないのですが．

指導医：アスピリンやフェノバルビタールなどの**弱酸性の薬物は，アルカリ性の尿中では陰イオン型の割合が増加**します．**陰イオン型は尿細管細胞を通過しにくいため再吸収が低下し，尿排泄が促進される**のです．

> **ワンポイント！**
>
> **尿のアルカリ化**[3]
>
> ・血液浄化療法の適応のない中等症〜重症のアスピリン／サリチル酸中毒で第一選択の治療
> ・重炭酸ナトリウム（1〜2 mEq/kgをボーラスで静脈投与し，150 mEqを5％ブドウ糖液1,000 mLに溶解したものを200〜250 mL/時で持続投与）により**尿pHを7.5〜8.0に維持**（注；8.4％ 20 mLには1.86 gの炭酸水素ナトリウムが含まれており，1 mL≒1 mEqとなる）

研修医：初めて知りました！ 透析以外にも行うべきことはいろいろあるのですね．

急性血液浄化療法

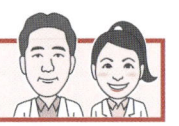

1) 薬物中毒における適応

研修医：先生，全身状態の安定化，原因薬物の特定，消化管除染なども行いましたが，ではどのようなときに急性血液浄化療法を行うのですか？

指導医：薬物中毒における急性血液浄化療法の適応は，以下のようなことがあげられます．

ワンポイント！

急性血液浄化療法の適応[4〜6]

- バイタルサインの異常を伴う重篤な場合
- 薬物の致死量を内服した場合
- 腎不全・肝不全による代謝能力低下を伴う場合
- 代謝産物が有毒で遅発性に毒性を発揮する場合（エチレングリコール等）
- 治療しても症状進行を認める場合

※絶対的禁忌はないが体外循環を必要とするため，循環動態が著しく不安定な場合は相対的禁忌となりうる．薬物の分布容積＊が小さいほど血液浄化療法は有効であると考えられている．

＊補足：薬物の分布容積（distribution volume：Vd）
→血管内，組織内への薬物分布率をみる指標で，体重あたりの薬物総量（mg/kg）を薬物の血中濃度（mg/L）で除した値である．薬物血中濃度が体重あたりの薬物総量よりも多い，すなわち分布容積が小さい薬物ほど血液浄化療法が有効であると考えられる．

2) 活性炭吸着法

研修医：活性炭による血液吸着法（p.188 第2章総論参照）はどのように行うのですか？

指導医：はじめに生理食塩液1L以上，その後ヘパリン加生理食塩液1Lを流し回路洗浄を行います．抗凝固薬については，**ナファモスタットメシル酸塩は活性炭に吸着されるため未分画ヘパリンを使用し，治療開始時に2,000単位，持続2,000単位/時を投与**します．**血液流量は100〜200 mL/分，治療時間は2〜4時間とすることが一般的**です[2]．吸着カラム（図）はブドウ糖を吸着するため低血糖が問題となりますが，プライミングをブドウ糖液で行うと，ブドウ糖吸着による浸透圧変化が起こり溶血をきたす可能性があるため，行ってはいけません．必要に応じて，ブドウ糖は別回路から注入するようにしましょう．

表1 薬物中毒における血液浄化療法の種類[5)]

方法	除去条件	代表薬物	長所	短所
血液透析	分子量500 Da以下 分布容積＜1L/kg タンパク結合率が低い	メタノール エチレングリコール など	持続可能/ 電解質補正可能	アシドーシスがなければ行う機会は少ない
血液濾過/血液濾過透析	分子量40,000 Daまで タンパク結合率が低い	アミノグリコシド バンコマイシン 鉄キレート剤	持続可能/ 電解質補正可能	タンパク結合率が高い薬物には無効
血液吸着	分子量は広範囲 タンパク結合率も広範囲	別記（多岐にわたる）	循環動態への影響が少ない	血小板減少、低血糖 血栓形成

表2 血液浄化療法の適応薬物〜CAT-MEAL〜[5〜7)]

語呂合わせ	薬剤	適応
C	Caffeine（カフェイン）	不整脈，心不全，遷延する低血圧
A (Anticonvulsants: 抗痙攣薬)	Phenobarbital（フェノバルビタール）	重篤な神経症状，臨床経過
	Phenytoin（フェニトイン）	徐脈，心機能低下 （活性炭吸着の効果は乏しい）
	Carbamazepine（カルバマゼピン）	重篤な神経症状 （血液吸着は，MDACに劣る） （HDと血液吸着は同等の効果）
	Sodium valproate（バルプロ酸）	不整脈，遷延する低血圧，肝不全，血中濃度＞1,000 mg/L（HDの方が血液吸着より優れている）
T	Theophyline（テオフィリン）	痙攣，不整脈の悪化，遷延する低血圧，血中濃度＞90 μg/mL
M	Methanol（メタノール）	新たな視覚障害，重症アシドーシス，血中濃度＞50 mg/dL（HDの方が血液吸着より優れている）
E	Ethylene glycol（エチレングリコール）	重症アシドーシス，腎不全，血中濃度＞50 mg/dL
A	Aspirin（アスピリン，サリチル酸塩）	重篤な神経症状，不安定な血行動態，腎不全，血中濃度＞100 mg/dL
L	Lithium（リチウム）	昏睡，痙攣，腎・肝不全，不安定な血行動態，血中濃度＞4 mEq/L（活性炭吸着は無効）

※ 緊急で血中濃度を測定できる薬物は少なく，臨床経過で判断することが最も大切である．

表3 活性炭に吸着されない物質〜AFIKLE〜[6)]

A	Alcohols（アルコール類），Alkalis（アルカリ類）
F	Fluorides（フッ化物）
I	Iron（鉄），Iodide（ヨウ化物），Inorganic acids（無機酸類）
K	Kalium（カリウム）
L	Lithium（リチウム）
E	Ethylene glycol（エチレングリコール）

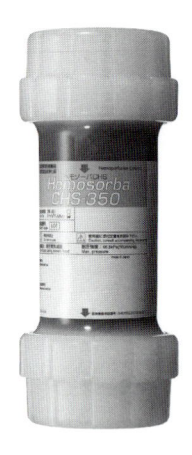

図　ヘモソーバCHS-350（旭化成メディカル株式会社）
(画像提供：旭化成メディカル株式会社)

研修医：そういえば先生，活性炭吸着以外の方法でも薬物は体から除去できないのですか？
指導医：いいところに気がつきましたね．ではそれぞれの方法の特徴をみてみましょう（**表1～3**）．
研修医：薬物によって，治療法が異なるのですね．でも，この**表**をみれば対応できそうです！先生，よくわかりました！リチウムを大量服薬したこの患者さんは，腎機能障害も出てきているため，血液透析を検討したいと思います．ありがとうございました！

文 献

1) Robert, G., H., Shana, K.: Gastrointestinal decontamination of poisoned adults. UpToDate, 2013
2) 「急性血液浄化法徹底ガイド第2版」（篠崎正博，秋澤忠男 編），p.29-34, 82-88, 149-152, 総合医学社，2010
3) 日本中毒学会学術委員会：急性中毒の標準治療：血液浄化法．中毒研究，17：159-162, 2004
4) 血液浄化療法—2009. 腎と透析，65増：245-249, 2008
5) 「救急診療指針改訂第3版」（日本救急医学会専門医認定委員会 編，日本救急医学会 監），p.335-345, へるす出版，2008
6) 「イラスト＆チャートでみる急性中毒診療ハンドブック」（上條吉人 著，相馬一亥 監）p.61-69, 医学書院，2005
7) 「ワシントン集中治療マニュアル」（田中竜馬 監訳），メディカル・サイエンス・インターナショナル，p.259-268, 2010

●演習問題1●

第2章総論：アフェレシスの基本

1 以下の疾患と治療法のうち，保険適応のあるものはどれか．3つ選べ．

① 潰瘍性大腸炎―顆粒球単球除去療法（granulocyte and monocyte apheresis：GMA）
② MPO-ANCA陽性急速進行性糸球体腎炎―血漿交換
③ Guillain-Barré症候群―免疫吸着法（IAPP）
④ 抗リン脂質抗体症候群（APS）―免疫吸着法（IAPP）
⑤ 悪性関節リウマチ―二重膜濾過血漿交換（DFPP）

2 血漿交換の置換液として新鮮凍結血漿（FFP）やアルブミン製剤が使用されるが，FFPの使用時により注意が必要な合併症はどれか．3つ選べ．

① アナフィラキシー
② テタニー
③ γグロブリンの低下
④ 出血傾向
⑤ B型肝炎ウイルス感染

3 中枢神経性ループスの患者に血漿交換を行いたい．体重（BW）50 kg，ヘマトクリット（Ht）30％の場合，適切な1回あたりの血漿処理量はどれか．1つ選べ．

① 1 L
② 2 L
③ 3 L
④ 4 L
⑤ 5 L

4 アンジオテンシン変換酵素（ACE）阻害薬内服中の患者に行ってはならない治療法はどれか．3つ選べ．

① LDL吸着療法
② 二重膜濾過血漿交換（DFPP）
③ 白血球吸着療法（LCAP）
④ 免疫吸着法（IAPP）
⑤ 血漿交換

5 血漿分離が必要な治療法はどれか．3つ選べ．

① エンドトキシン吸着療法（PMX-DHP）
② 顆粒球単球除去療法（GMA）
③ ウイルス除去療法（VRAD）
④ LDL吸着療法
⑤ 免疫吸着法（IAPP）

6 アフェレシスに関する記載のうち誤りはどれか．3つ選べ．

① IAPPでは補充液を必要としない．
② IAPPではフィブリノゲンの減少に注意が必要である．

③ IAPPでは抗凝固薬は不要である．
④ DFPPは血漿交換よりも大量の置換液が必要となる．
⑤ DFPP後にPT，APTTが正常範囲であれば，出血傾向の心配はない．

7 疾患とアフェレシスの組み合わせで正しいものはどれか．4つ選べ．
① 天疱瘡―DFPP
② 透析アミロイド症―β_2-ミクログロブリン（β_2-MG）除去療法
③ 血栓性血小板減少性紫斑病（TTP）―血漿交換
④ 閉塞性動脈硬化症―LDL吸着療法
⑤ 劇症肝炎―DFPP

8 以下の腎疾患のうち，アフェレシス療法の適応があるものはどれか．2つ選べ．
① 巣状分節状糸球体硬化症（FSGS）
② ループス腎炎
③ 膜性腎症
④ 微小変化型ネフローゼ
⑤ 常染色体優性多発性嚢胞腎

●解答と解説●

1 正解：①，③，⑤

アフェレシスの有効性が期待される疾患は多数あるが，実際に保険適応のある疾患は30疾患のみである．

① ○　重症，劇症あるいは難治性の潰瘍性大腸炎に対して，GMAおよび白血球除去療法（LCAP）の適応がある．
② ×　高度腎機能障害例（血清クレアチニン5.8 mg/dL以上）に対する腎予後改善効果が報告されているが（MEPEX試験），わが国ではANCA関連血管炎に対するアフェレシスの保険適応はない．
③ ○　Hughes重症度分類4度の重症例に対して，血漿交換，DFPP，IAPPの保険適応がある．
④ ×　APSに対してアフェレシスが有効である可能性はあるが，保険適応はない．
⑤ ○　血管炎により高度の関節外症状（難治性下腿潰瘍，多発性神経炎および腸間膜動脈血栓症による下血など）を呈し，従来の治療法では効果が得られない場合に，血漿交換，DFPP，IAPPの保険適応がある．

2 正解：①，②，⑤

① ○　アナフィラキシーや蕁麻疹などのアレルギー症状はFFPで頻度が高い．
② ○　FFPに抗凝固薬として含まれるacid citrate dextrose（ACD：酸性クエン酸デキストロース）中のクエン酸がカルシウムをキレートするため，FFP投与により低カルシウム血症が起こる可能性がある．また，クエン酸は重炭酸に代謝されるため代謝性

アルカローシスとなり，イオン化カルシウムはより低下傾向となる．このため，グルコン酸カルシウム（FFP1単位につきカルチコール1 mL程度）の投与や血液透析の併用が必要である．
③ ×　FFPにはγグロブリンが含まれるがアルブミン製剤には含まれないため，アルブミン製剤でより起こりやすい．
④ ×　FFPには凝固因子が含まれるがアルブミン製剤には含まれないため，アルブミン製剤使用時により注意が必要である．
⑤ ○　B型肝炎，C型肝炎，HIVなどの血液媒介感染症の危険性はアルブミン製剤よりもFFPの方が高い．

3 正解：③

血液量はBWの約7%とすると，血漿量（L）＝$0.07 \times BW (kg) \times (1-Ht)$で計算される．本患者の血漿量は$0.07 \times 50 \times (1-0.3) = 2.45$ Lとなる．1回あたりの血漿処理量は一般的に血漿量の1～1.5倍とされているので，2.45～3.675 Lとなる．

4 正解：①，③，④

免疫吸着器（イムソーバ，セレソーブ），LDL吸着器（リポソーバー），白血球吸着器（セルソーバ）は陰性に荷電している．血漿が陰性荷電に接触するとブラジキニンが産生される．ブラジキニンはキニナーゼⅡによってすみやかに分解されるが，ACE阻害薬はキニナーゼⅡを阻害しブラジキニンが蓄積してショックを引き起こす．このため，ACE阻害薬内服者には免疫吸着器，LDL吸着器および白血球吸着器の使用は禁忌となっており，内服薬の確認が必須である．顆粒球単球除去療法（GMA）で用いられるアダカラムでもACE阻害薬内服時にショックを起こした報告があり，アダカラムの使用も控えるべきである．

5 正解：③，④，⑤

回路の構造と原理の理解を問う問題．
① ×　PMX-DHPはポリミキシンB固定化吸着カラムに直接血液を灌流するため，血漿分離は不要である．
② ×　GMAは酢酸セルロースビーズが充填されたカラムに直接血液を灌流するため，血漿分離は不要である．
③ ○　VRADの原理はDFPPと同じであるため，血漿分離が必要である．
④ ○　一次膜で分離した血漿中のLDLコレステロールを二次膜で吸着するため，血漿分離が必要である．
⑤ ○　一次膜で分離した血漿中の自己抗体や免疫複合体などを二次膜で吸着するため，血漿分離が必要である．

6 正解：③，④，⑤

① ×　補充液を使用しないことがIAPPの最大のメリットである．

②× イムソーバTR350はフィブリノゲンを吸着するため，フィブリノゲンが低下する．施行前・後にフィブリノゲン値の確認が望ましい．
③○ 血漿交換，DFPP，IAPPのいずれにおいても抗凝固薬は必要である．
④○ DFPPでは二次膜を通過したアルブミンなどを体内に戻すため，血漿交換と比較して少量の置換液で施行可能である．
⑤○ 凝固因子第13因子（F XIII）は凝固カスケードに含まれていないが，形成されたフィブリンを安定化させる作用をもつ．DFPPによりF XIIIは除去されるため，アルブミン置換の場合はF XIIIが低下する．そのため，凝固時間や出血時間の延長は起こさないが，高度に低下すると（＜5％）大出血を起こす可能性がある．また，フィブリノゲンも低下するため，くり返しDFPPを施行する場合はフィブリノゲンの確認も必要である．観血的処置や手術を行う場合には，FFPを用いた血漿交換またはDFPP後に血漿輸注を行うのが安全である．

7 正解：①，②，③，④
①○ 天疱瘡は，皮膚細胞間接着分子であるデスモグレインなどに対する自己抗体が原因で発症する．重症例に対して血漿交換またはDFPPが施行される．
②○ 透析アミロイド症に対してβ_2-MG吸着器（リクセル）による治療が行われる．ただし保険適応には，①手術または生検によりβ_2-MGによるアミロイド沈着が確認されている，②透析歴が10年以上で手根管解放術を受けている，③画像診断による骨囊胞像の確認，のいずれかが必要である．
③○ ADAMTS13（a disintegrin-like and metalloproteinase with thrombospondin type 1 motifs 13）インヒビターおよび超高分子量von Willebrand因子重合体の除去，ならびにADAMTS13および正常von Willebrand因子の補充のため，FFPを用いた血漿交換が基本である．
④○ Fontaine分類II度以上かつ薬物療法で血清コレステロールが低下しない場合に施行される．なお，コレステロール低下以外の機序により，血清コレステロール値が高値でない症例にも有効であることが報告されている．
⑤× 肝性脳症惹起物質，ビリルビンの除去と凝固因子などの補充が必要であり，通常FFPを用いた血漿交換が行われる．多くの場合，HDまたはHDFが併用される．

8 正解：①，②
腎疾患でアフェレシスの保険適応がある疾患は，FSGS，ループス腎炎および同種腎移植のみである．
①○ 薬物治療抵抗性ネフローゼかつ血清コレステロールが250 mg/dL以下に低下しない場合，血漿交換，DFPP，LDL吸着療法の適応がある．
②○ 薬物治療抵抗性のループス腎炎および中枢神経性ループスに対して血漿交換，DFPP，IAPPの適応がある．

③ ×　膜性腎症に対してLDL吸着療法が有効であるという報告はあるが，保険適応はない．

④ ×　微小変化型ネフローゼに対してLDL吸着療法が有効であるという報告はあるが，保険適応はない．

⑤ ×　現在のところ，常染色体優性多発性嚢胞腎に対して確立された治療法はなく，アフェレシスの適応はない．

【問題作成：山内淳司】

●演習問題2●

第2章各論：さまざまな疾患に対するアフェレシス

1 急速進行性腎炎症候群（RPGN）について誤っているものはどれか？
① MPO-ANCAやPR3-ANCAや抗GBM抗体が陽性となる．
② 治療の基本は，ステロイドと免疫抑制薬である．
③ 最重症例に対してアフェレシス療法の併用が推奨されている．
④ 抗GBM抗体型RPGNに対し，アフェレシス療法併用が推奨されている．
⑤ 血漿交換（PE）や二重膜濾過血漿交換（DFPP）が保険適応となっている．

2 エンドトキシン吸着（PMX-DHP）療法について誤っているものはどれか？
① 保険適応の1つは，敗血症性ショックであり，エンドトキシン血症，または，グラム陰性菌感染が疑われるものである．
② 1回の治療は原則1時間である．
③ 持続的血液濾過透析（CHDF）も行うときは，PMX療法を先行するのが望ましい．
④ 血液流量は，80〜120 mL/分が理想的である．
⑤ 難治性間質性肺炎などでPMX療法の効果が期待されている．

3 Guillain-Barré症候群について誤っているものはどれか？
① 先行症状として咽頭炎や下痢を認める．
② 治療には，免疫グロブリン大量静注療法（IVIG）とアフェレシス療法が行われている．
③ アフェレシスの保険適応は，血漿交換（PE），免疫吸着法（IAPP），二重膜濾過血漿交換（DFPP）である．
④ 欧米では，PEにて治療期間が短縮された報告が多い．
⑤ PEが最も効果のある治療法である．

4 全身性エリテマトーデス（SLE）に関して誤っているものはどれか？
① 治療の基本は，ステロイドと免疫抑制薬である．
② アフェレシス療法は根本治療ではない．
③ ループス腎炎は，SLEの半数以上に合併する．
④ ループス腎炎や中枢神経ループスに対して二重膜濾過血漿交換（DFPP）や免疫吸着法（IAPP）が施行される．
⑤ SLEの基本治療として血漿交換（PE）が行われる．

5 LDL吸着療法について誤っているものはどれか？
① 保険適応は，家族性高コレステロール血症，閉塞性動脈硬化症（ASO）のみである．
② 血管拡張作用を有するブラジキニン産生を増加する．
③ アンジオテンシン変換酵素阻害薬（ACEI）との併用は禁忌である．
④ 二重膜濾過血漿交換（DFPP）もLDLコレステロール除去には有効な方法である．

⑤ 家族性高コレステロール血症ではFHホモ接合体のみならず，FHヘテロ接合体にも保険適応がある．

6 炎症性腸疾患について誤っているものはどれか？
① 治療抵抗性の潰瘍性大腸炎やCrohn病が血球除去療法の適応となる．
② 潰瘍性大腸炎における血球除去療法の保険適応は週1回までである．
③ 血球除去療法には，重篤な副作用もない．
④ 白血球吸着と顆粒球吸着には未だ明らかな使い分けのエビデンスはない．
⑤ 白血球吸着と顆粒球吸着は，低い血流量で行える．

7 薬物中毒について誤っているものはどれか？
① 薬物中毒に対するアフェレシスの予後改善効果のエビデンスはない．
② 薬物除去に影響する因子は，タンパク結合率，分子量，分布容積である．
③ 血液透析では，比較的分子量の大きな薬物も除去可能である．
④ タンパク結合率の高い薬物では，血液透析での除去が優先される．
⑤ 活性炭吸着は，タンパク結合率の高い薬物にも有効である．

8 アフェレシス治療に関して誤っているものはどれか？
① 天疱瘡（尋常性，落葉状），類天疱瘡に対しアフェレシス療法が一般的加療となっている．
② Stevens–Johnson症候群には，アフェレシス療法の保険適応がある．
③ 膿疱性乾癬には，アフェレシス療法の保険適応はない．
④ 多発性硬化症（MS）に対して血漿交換（PE）や免疫吸着法（IAPP）が行われている．
⑤ 多発性骨髄腫（MM）に対してアフェレシス療法が行われることがある．

●解答と解説●

1 正解：⑤
① ○ それぞれ単独陽性や同時に陽性となる症例がある．
② ○ ステロイドと免疫抑制薬の単独や併用療法が一般的な治療である．
③ ○ 日本腎臓学会「急速進行性腎炎症候群の診療指針 第2版」によると，血清Cr，年齢，肺胞疾患の有無やCRPを指標に判断され，保険適応外ではあるが，最重症例に対してアフェレシス療法が施行されているのが実情である．
④ ○ 欧米では肺腎症候群，抗GBM抗体型RPGN，Goodpasture症候群の標準治療としてアフェレシス療法が行われている．日本では保険適応はないが，救命目的にて行われていることがある．

⑤ ×　現在は，ANCA関連血管炎でのアフェレシスの保険適応はないが，救命目的にて施行される場合がある．

⇒p.198 第2章各論1参照

2 正解：②
① ○　現在の保険適応は，エンドトキシン血症またはグラム陰性菌感染疑い，敗血症性ショックの状態（ただし重症肝障害を除く）である．
② ×　1回の治療は原則2時間である．間質性肺炎での長時間使用やCHDFとの併用での長時間の併用での報告もあるが，有効性の証明はされていない．
③ ○　PMX療法を先行して行い，循環動態が安定してからCHDFを行う．
④ ○　推奨血液流量は80〜120 mL/分である．
⑤ ○　予後不良の間質性肺炎の急性増悪において酸素化の改善効果が期待されているが，保険適応はない．

⇒p.206 第2章各論2参照

3 正解：⑤
① ○　咽頭炎や下痢などの先行感染の後に四肢脱力や感覚障害をきたす多発ニューロパチーである．
② ○　IVIG，アフェレシス療法，または，併用療法が行われている．
③ ○　保険適応は，Hughes分類Grade Ⅳ（歩行困難・四肢筋力低下・臥床）以上における重症例に対して，PE，IAPP，DFPPが月に7回，3カ月まで施行が認められている．
④ ○　人工呼吸器離脱，歩行可能までの期間の短縮，および人工呼吸器の使用率減少などの報告が多い．日本では，IVIGとアフェレシス療法では治療効果は同等であった．
⑤ ×　2013年現在までの臨床報告では，IVIG，PE，IAPPの治療効果は同等である．

⇒p.214 第2章各論3参照

4 正解：⑤
① ○　ステロイドと免疫抑制薬の単独や併用療法が一般的な治療である．
② ○　アフェレシスは根本治療ではなく，異常に産生された自己抗体などの液性因子を除去することによる多臓器障害の進展を抑制するために行われている．
③ ○　ループス腎炎は，SLEの50〜80％に合併すると報告されている．
④ ○　特定疾患受給者で，抗DNA抗体価や低補体血症が高度で，活動性が高く，ステロイド抵抗性な場合や，急速進行性のループス腎炎や中枢神経性ループスに対して，アフェレシス療法（PE，DFPP，IAPPなど）が保険適応となる．また，血栓性血小板減少性紫斑病や血球貪食症候群，多臓器不全を伴う症例では，PEが施行されている．
⑤ ×　SLE単独でのPEの保険適応はない．

⇒p.198 第2章各論1，p.205 コーヒーブレイク⑬参照

5 正解：①

① ×　適応は，家族性高コレステロール血症，閉塞性動脈硬化症，巣状糸球体硬化症である．
② ○　血管拡張作用を有するブラジキニンや一酸化窒素，プロスタグランジンI2産生を増加し，ASOの血行改善の一因となっている．また，血漿粘度の低下，抗炎症作用，および血管内皮機能の改善などの効果が期待されている．
③ ○　ACEIは，ブラジキニンの代謝を抑制する作用があるため，ショックを起こす可能性があり，併用禁忌である．LDL吸着療法を施行前に，7〜14日以上の休薬期間を設ける必要がある．
④ ○　DFPPでは，超低密度リポタンパク質コレステロール（VLDL）やLDLコレステロールを除去することができる．
⑤ ○　FHホモ接合体とFHヘテロ接合体の重症例に保険適応がある．

⇒p.222 第2章各論4参照

6 正解：②

① ○　ステロイドを用いても治療抵抗性や難治性の場合，血球除去療法の適応となる．最近はアザチオプリン治療抵抗性のCrohn病での血球除去療法の有効性も報告されている．
② ×　潰瘍性大腸炎の重症例に対しては，週2回以上施行する集中治療の有効性が報告され，週1回以上も保険適応となっている．一連の治療につき全10回まで，劇症型の場合には全11回まで施行可能である．
③ ○　吸着カラムやヘパリンに対するアレルギーを認めることはあるが，他に重度の副作用はほとんど認めない．比較的安全に行える処置である．
④ ○　現在はまだ疾患や病期や重症度におけるそれぞれの使い分けについて明らかなエビデンスはない．
⑤ ○　白血球吸着と顆粒球吸着により血流量は異なるが，低流量であるため太めの静脈からの血流でも脱血が可能な症例も多い．一般的に30 mL/分前後の血流量で施行が可能である．

⇒p.229 第2章各論5参照

7 正解：④

① ○　薬物中毒に対する血液透析やアフェレシスの予後改善効果の明確なエビデンスはない．
② ○　タンパク結合率が低く，分子量が小さく，組織への移行の少ない薬物ほど除去が可能である．
③ ○　血液透析の他，血液濾過透析でも比較的分子量の大きな薬物も除去可能である．
④ ×　血液透析は，タンパク結合率の高い薬物の除去には適していない．

⑤ ○　活性炭吸着は，タンパク結合率の高い薬物，低濃度の微量物質にも有効である．
⇒p.239第2章各論6参照

8 正解：①

① ×　天疱瘡（尋常性，落葉状），類天疱瘡に対し，難治性またはステロイドが使用できない（重症感染症合併症例など）症例にてアフェレシス療法が適応となっている．

② ○　Stevens-Johnson症候群は，ステロイドが第一選択の治療法である．ステロイドに反応しない症例やステロイドが使用できない（重症感染症合併症例など）症例でアフェレシス療法が行われ，有効な症例も多く保険適応となった．

③ ○　膿疱性乾癬に対する免疫吸着療法（GCAP，LCAP）の有効症例も報告はされているが，無効症例もある．そして，保険適応とはなっていない．

④ ○　MSのアフェレシス療法としては，再発寛解型の急性増悪期，ステロイド治療抵抗性症例，ステロイドが使用できない症例に対し，3カ月間に7回までPE，IAPP，二重膜濾過血漿交換（DFPP）の施行が認められている．重症筋無力症の急性増悪時，クリーゼ，胸腺摘徐術前にも同様にアフェレシス療法の適応がある．

⑤ ○　MMや原発性マクログロブリン血症は，過粘稠度症候群を発症する．この治療としてPEやDFPPが行われている．

⇒p.188第2章総論参照

【問題作成：山川 宙】

文　献
1）「アフェレシスマニュアル改訂第3版」（一般社団法人日本アフェレシス学会 編）2010
2）特集　アフェレシスUpdate　—各科領域における進歩と展望．臨牀透析，27（12）：1541-1606，2011
3）エビデンスに基づくアフェレシス療法．医学のあゆみ，234（13）：1141-1196，2010
4）急速進行性腎炎症候群の診療指針　第2版．日腎会誌，53（4）：509-555，2011

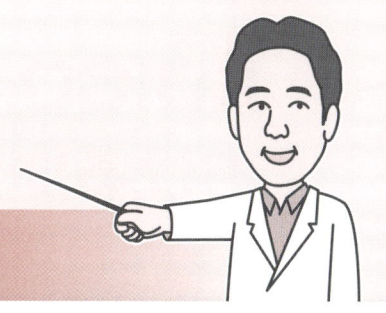

付録

KDIGO AKI ガイドラインにおける血液浄化療法

付録

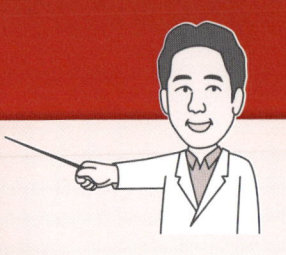

KDIGO AKIガイドラインにおける血液浄化療法

柴垣有吾

ガイドラインを知る意義

　2012年に国際的な腎疾患の予後向上を目指す専門機関であるKDIGO（Kidney Disease：Improving Global Outcomes）から，AKIの診療ガイドラインが発表され，Kidney International誌に掲載された[1]．本ガイドラインはガイドライン作成の方法論，AKIの定義，予防・治療，造影剤腎症，血液浄化療法の計5章から構成される包括的なものとなっている．

　AKIに対するマネジメントとしての血液浄化療法（腎代替療法，renal replacement therapy：RRT）に関しては最近，非常にエビデンスが増加しているところであるが，まだ十分とはいえない．よってわが国でも，十分に検証がなされないままに独自のAKIに対する血液浄化療法が発達している．国際的標準は日本人での検証を受けていないため，日本人独自の血液浄化療法があってもよいわけであり，必ずしも間違っているとは言い切れないが，日本人において科学的に正しいことも証明されない限り，独善的な治療ともなりうる．よって，今後は本ガイドラインも参考にしながら，検証を行うことが求められる．その意味で本ガイドラインの内容を，血液浄化療法の全体像を学ぶ読者は目を通しておくべきと考える．

　ここではKDIGOのAKIガイドラインのうち，第5章に相当する「AKIの血液浄化療法」をまとめ，特に，重要と思われるRRTの開始基準（第1項）・中止基準（第2項），血液浄化法（第6項），浄化量（透析量）（第8項）について解説する．一部，日本の実情と合わない点もあるが，このガイドラインを鵜呑みにするのではなく，国際的標準を知ったうえで日本のやり方を考えることで自分たちの日常診療に対する批判的吟味が可能になると思われる．

RRTの開始基準・中止基準

1) ガイドラインの内容

第5章第1項：AKIにおけるRRTの開始のタイミング

5.1.1：致命的な体液電解質・酸塩基平衡異常がある場合には緊急的にRRTを開始する（Gradeなし）

5.1.2：RRTの開始は，単にBUNや血清クレアチニン値で判断せず，それら検査値の推移やRRTによって是正されうる状態の有無など，全体的な臨床像を考慮して判断する（Gradeなし）

第5章第2項：AKIにおけるRRTの中止基準

5.2.1：自己腎の機能が十分に回復するか，患者のマネジメントの目標と相容れなくなり，もはや必要性がなくなった場合にはRRTを中止する（Gradeなし）

5.2.2：腎機能の回復を早める，あるいはRRTの施行期間や頻度を減らす目的での利尿薬は使用しないことが望ましい（2B）

2) 解説

　AKIにおける腎代替療法を行う際の最も基本的な疑問が，その開始および中止の基準であると思われる．しかしながら，現時点においてその明確な基準はコンセンサスを得ているものはない．そのため，実地臨床において，開始や中止基準には統一性が認められないのが現状である．

　実際，現在までに開始基準を検討したRCTは1つのみ[2]であり，早期開始（乏尿となってから12時間以内の開始）と遅い開始（BUN > 120 mg/dL，K > 6.5 mEq/L，肺水腫発症）では予後に差は出なかったという結論であった．その他は観察研究での知見に留まっており，開始基準においては体液量過剰や溶質蓄積（酸塩基・電解質異常や尿毒症）などの臨床所見を基にしていることが多く，それがなければ，腎代替療法自体の合併症や腎機能への悪影響などを考慮し，できるだけ腎代替療法は避ける風潮が強いと思われる．

　少なくとも，薬物治療抵抗性の致命的な溶質・体液量異常は腎代替療法の適応であるということと，1つの項目・症状のみで適切な開始時期を言うことは難しく，総合的な検査と臨床所見の絶対値，その動的推移を勘案して行うことが重要であるという点はコンセンサスを得ている（しかし，エビデンスはなく，Gradeなし）となっている．

　中止基準も同様にエビデンスに乏しい．観察研究では尿量の回復が中止可能な1つの目安となることが示されている[3]が，その具体的基準は明確でない．尿量に関しては，利尿薬の使用に注意が必要であるが，利尿薬は腎機能の回復にはつながらないことがRCTにて示されており，その目的での使用は望ましくないとされる[4]．結局は，腎代替療法なしでも患者の

体液恒常性が維持可能な腎機能の回復や，逆に，治療自体が患者の予後・QOLの改善につながらないと判断される場合に中止するという現状のプラクティスの追認を述べることがせいぜいである．

血液浄化療法

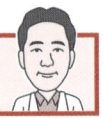

1）ガイドラインの内容

第5章第6項：腎代替療法の治療モード

5.6.1：AKI患者において持続的および間欠的腎代替療法は相互補完的な治療であり，状況に応じ使い分ける（Gradeなし）

5.6.2：血行動態の不安定な患者では標準的な間欠的腎代替療法でなく，持続的腎代替療法が望ましい（2B）

5.6.3：急性脳障害やその他の頭蓋内圧亢進・脳浮腫を合併するAKI患者では間欠的腎代替療法でなく，持続的腎代替療法が望ましい（2B）

2）解説

持続的腎代替療法（continuous renal replacement therapy：CRRT）と間欠的腎代替法（intermittent renal replacement rherapy：IRRT）のそれぞれの利点と問題点を**表1**に示す．その利点を持ち合わせ，問題点を克服しようとする治療法が緩徐低効率透析（sustained low efficiency dialysis：SLED）である．しかしながら，これらのRRTのモードのどれがAKIの治療として適切であるかは未解決である．少ないながらもエビデンスとしては，Cochrane Collaborationなどによるメタ解析が報告され，CRRTとIRRTで患者の予後には差がないとされている[5]．そもそも，ICU患者の多くがそうであるように，血行動態の不安

表1　IRRTとCRRTの比較

治療モード	適応	利点	問題点
CRRT	・血行動態が不安定な患者 ・頭蓋内圧亢進のリスクがある患者	・持続的に中毒物質を除去できる ・血行動態が安定する ・体液量過剰の是正が容易 ・医原性の頭蓋内圧亢進が起きない ・機器が扱いやすい	・中毒物質のクリアランスが遅い ・抗凝固薬の連用が必要 ・患者の不動化が必要 ・低体温 ・コスト増
IRRT	血行動態が安定している患者	・中毒物質と低分子量の溶質を迅速に除去できる ・診断と治療のための"down time"がある ・抗凝固薬の使用量が少ない ・CRRTよりも低コスト	・急速な除水による低血圧 ・透析による不均衡で脳浮腫のリスク ・技術的により複雑で，要求が厳しい

定な患者ではIRRTは施行が困難であり，そのような患者におけるRCTは実行が困難である．血行動態が不安定な患者においては体液量過剰の是正や溶質除去にはCRRTが有利であることは多くの観察研究で示されていることである．また，脳浮腫のリスクはIRRTでより顕在化するため，このような患者でもCRRTが望ましいといえる．しかし，CRRTは施設によっては行えない場合もあること，凝固異常などCRRTの問題点もあり，どちらがよいかのエビデンスがない現状ではCRRTとIRRTは相互補完的な治療と位置づけ，使い分けるべきであると思われ，一方に固執する必要はないと考えられる．

浄化量（透析量）

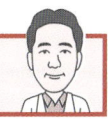

1）ガイドラインの内容

第5章第8項：浄化量（透析量）

5.8.1：各浄化療法を行う前に必要と思われる浄化量（透析量）を検討し，処方指示に反映させるべきである（Gradeなし）．実際の浄化量（透析量）を頻回に評価することにより，処方量を調整することを推奨する（1B）

5.8.2：個々の患者のニーズに合った電解質・酸塩基平衡，溶質・体液量管理の目標を達成できるような腎代替療法を提供する（Gradeなし）

5.8.3：間欠的腎代替療法（IRRTあるいはSLED）においては透析量としてKt/Vが3.9/週以上となるように行うことを推奨する（1A）

5.8.4：持続的腎代替療法（CRRT）においては濾液流量が20〜25 mL/kg/時となるように各浄化療法前に処方を行うことを推奨する（1A）．この目標を達成するには，実際の濾液流量はこれ以上の量を処方することが必要である（Gradeなし）

2）解説

浄化量に関しては混乱が多い．IRRTにおいては浄化量（透析量）とは透析液量（Q_D）であるが，CRRTではそのモードによって違い，持続的血液透析（CHD）はQ_D，持続的血液濾過（CHF）では限外濾過液量（Q_F），持続的血液濾過透析（CHDF）では濾液量（$Q_E = Q_D + Q_F$）がそれに相当する．さらに混乱させるのは透析の原理である拡散と，濾過の原理である限外濾過では除去される溶質の内容に差があるため，Q_DとQ_Fの絶対値は同等に比較できないということ，置換液の投与法（前希釈，後希釈）によっても差が出るということである．このため，同じCRRTでもCHD, CHF, CHDFの割合によって，試験同士の比較が単純にはできなくなっている．また，注意が必要なのは処方する浄化量と，実際に達成される浄化量は脱血不良やポンプの正確性，治療・処置などによるdown time（CRRTを一時的に離脱する時間）の問題などにより，差が出る（多くは処方量よりも達成浄化量が少ない）こ

とであり，処方量はこの点を考慮してやや多めに出す必要性が書かれている．

IRRTにおける浄化量＝透析量に関しては，主に尿素除去量の指標（Kt/V）が用いられる．大規模なRCTであるThe Veterans Affairs/National Institutes of Health Acute Renal Failure Trial Network（ATN）study[6]では週換算で3.9を超えるKt/Vでの予後の改善が得られないとの結果であったため，これが必要最小限の透析量とされている．しかしながら，CKDにおけるRCTであるHEMO study[7]や日本透析医学会の統計調査による観察研究においてはそれ以下の透析量でも予後に差がないことから，Weekly Kt/Vの値としての3.9が透析量が本当に必要最小限といえるのかはわかっていない．長期的な予後には尿素のような低分子物質でなく，中分子量以上の溶質である可能性もあり，そもそも透析量をKt/Vのみで規定してよいのかは疑問である．

CRRTにおける浄化量としては濾液流量（Q_E）として，RCTである前述のATN研究[6]やThe Randomized Evaluation of Normal vs. Augmented Level of RRT（RENAL）研究[8]などの結果からQ_E＝20〜25 mL/kg/時以上に増量しても予後改善が得られないことが示され，これをQ_Eの目標として採用されている．しかし，それ以下のとの比較を行ったRCTはなく，わが国では保険の縛りから，このQ_E＝20〜25 mL/kg/時は到達が困難であることもあり，より少ないQ_Eが予後を悪化させるかを調査する研究が必要である．藤井らは観察研究において，Q_E 14.2 mL/kg/時とQ_E 20.0 mL/kg/時を比較し，予後に差がなかった（逆に低い方で死亡率が少ない傾向）ことを示しており，注目に値する[9]．

KDIGO AKIガイドライン：第5章　血液浄化療法

第5章第1項：AKIにおけるRRTの開始のタイミング

5.1.1：致命的な体液電解質・酸塩基平衡異常がある場合には緊急的にRRTを開始する（Gradeなし）

5.1.2：RRTの開始は，単にBUNや血清クレアチニン値で判断せず，それら検査値の推移やRRTによって是正されうる状態の有無など，全体的な臨床像を考慮して判断する（Gradeなし）

第5章第2項：AKIにおけるRRTの中止基準

5.2.1：自己腎の機能が十分に回復するか，患者のマネジメントの目標と相容れなくなり，もはや必要性がなくなった場合にはRRTを中止する（Gradeなし）

5.2.2：腎機能の回復を早める，あるいはRRTの施行期間や頻度を減らす目的での利尿薬は使用しないことが望ましい（2B）

第5章第3項：抗凝固法

5.3.1：抗凝固法はその使用による患者の潜在的リスクや利益を勘案して決定する（Gradeなし）

5.3.1.1：RRTの抗凝固はもし患者に出血の高リスクや凝固異常がなく，全身的抗凝固療

法を受けていない場合に推奨する（1B）

5.3.2：RRTの抗凝固はもし患者に出血の高リスクや凝固異常がなく，全身的抗凝固療法を受けていない場合には以下のことが望ましい

 5.3.2.1：間欠的血液浄化療法の場合，非分画ヘパリンか低分子ヘパリンを他の凝固薬よりも推奨する（1C）

 5.3.2.2：持続的血液浄化療法の場合，クエン酸に禁忌がなければ，ヘパリンよりも局所クエン酸抗凝固法が望ましい（2B）

 5.3.2.3：持続的血液浄化療法の場合でクエン酸が禁忌の場合，未分画ヘパリンか，低分子ヘパリンが他の凝固薬よりも望ましい（2C）

5.3.3：出血のリスクのある患者に対する抗凝固療法として，以下の方法を提案する

 5.3.3.1：クエン酸に禁忌がなければ，クエン酸による局所抗凝固法がヘパリン使用よりも望ましい（2C）

 5.3.3.2：局所ヘパリン投与は避けることが望ましい（2C）

5.3.4：ヘパリン起因性血小板減少症（HIT）の患者においては，すべてのヘパリンを中止し，代わりに直接トロンビン阻害薬（アルガトロバン等）やXa因子阻害薬（ダナパロイドナトリウム，フォンダパリヌクスナトリウム等）の使用を他の抗凝固薬や凝固薬を使用しないことよりも，推奨する（1A）

 5.3.4.1：HIT患者で高度肝機能障害のない患者では他のトロンビン阻害薬やXa因子阻害薬よりもアルガトロバンの使用が望ましい（2C）

第5章第4項：バスキュラーアクセス

5.4.1：AKI患者において血液浄化療法を開始する場合，永久留置カテーテル（皮下トンネル作製）よりも一時留置カテーテル（カフなし・皮下トンネルなし）を使用することが望ましい（2D）

5.4.2：カテーテル挿入を行う静脈の部位選択の順は以下の通り（Gradeなし）：

 第1選択：右内頸静脈

 第2選択：大腿静脈

 第3選択：左内頸静脈

 最後に選択すべき部位（一番避けるべき部位）：鎖骨下静脈（利き腕側がより望ましい）

5.4.3：カテーテル挿入は超音波ガイド下で行うことが推奨される（1A）

5.4.4：内頸静脈および鎖骨下静脈へのカテーテル挿入後および初回使用前には胸部X線を撮ることを推奨する（1B）

5.4.5：AKIでRRTを必要とするICU患者に対しては，一時留置カテーテル（皮下トンネルなし）の挿入部の皮膚に抗菌薬の局所塗布は行わない方が望ましい（2C）

5.4.6：AKIでRRTを必要とする患者に一時留置カテーテル（皮下トンネルなし）の感染予防として抗菌薬ロック法は行わない方が望ましい（2C）

第5章第5項：ダイアライザ（透析膜）

5.5.1：AKI患者の間欠的あるいは持続的血液浄化療法には，生体適合性のある膜素材のダイアライザを使用することが望ましい（2C）

第5章第6項：血液浄化法

5.6.1：AKI患者において持続的および間欠的血液浄化療法は相互補完的な治療として使い分けながら，活用する（Gradeなし）

5.6.2：血行動態の不安定な患者では標準的な間欠的血液浄化療法でなく，持続的血液浄化療法が望ましい（2B）

5.6.3：急性脳障害や，その他の頭蓋内圧亢進・脳浮腫を合併するAKI患者では間欠的血液浄化療法でなく，持続的血液浄化療法が望ましい（2B）

第5章第7項：緩衝液（透析液・置換液）

5.7.1：AKI患者の透析液として，乳酸よりも重炭酸を緩衝液とした透析液を用いるのが望ましい（2C）

5.7.2：AKIとショックを合併する患者の透析液や置換液として，乳酸でなく重炭酸を緩衝液とした透析液を用いることを推奨する（1B）

5.7.3：AKIと肝不全あるいは乳酸アシドーシスによる酸血症を合併する患者の透析液や置換液として，乳酸よりも重炭酸を緩衝液とした透析液を用いるのがよいと思われる（2B）

5.7.4：AKI患者の透析液や置換液は細菌やエンドトキシンのコンタミネーションに関するAmerican Association of Medical Instrumentation（AAMI）の基準に合致したものを使用することを推奨する（1B）

第5章第8項：浄化量（透析量）

5.8.1：各浄化療法を行う前に必要と思われる浄化量（透析量）を検討し，処方指示に反映させるべきである（Gradeなし）．実際の浄化量（透析量）を頻回に評価することにより，処方量を調整することを推奨する（1B）

5.8.2：個々の患者のニーズに合った電解質・酸塩基平衡，溶質・体液量管理の目標を達成できるような血液浄化療法を提供する（Gradeなし）

5.8.3：間欠的血液浄化療法（あるいはSLED）においては浄化量（透析量）としてKt/Vが3.9/週 以上となるように行うことを推奨する（1A）

5.8.4：持続的血液浄化療法においては濾過液量が20〜25 mL/kg/時となるように各浄化療法前に処方を行うことを推奨する（1A）．この目標を達成するには，実際の濾過液量はこれ以上の量を処方することが必要である（Gradeなし）

推奨の強度とエビデンスの質の意味合い

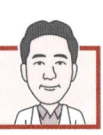

おのおのの推奨の中に，推奨の強度がレベル1，レベル2，Gradeなしと示されており，強度の元になるエビデンスの質はA，B，C，Dと示されている（**表2**）．

表2 推奨の強度とエビデンスの質

等級 Grade*	意味		
	患者にとって	医師にとって	ポリシー
レベル1 "――を 推奨する"	その状況下ではほとんどの人々に推奨された行動計画が受け入れられるだろうが，ほんのわずかな人々はそれを望まないだろう	ほとんどの患者は推奨された行動計画を受け入れるべきである	推奨は政策を決め，行動計画を作成するうえでの候補になりうる
レベル2 "――が 望ましい"	その状況下では多くの人々に推奨された行動計画を受け入れられるだろうが，それを望まない人も多いだろう	患者によっては異なる選択があるだろう．おのおのの患者がその価値観や好みに応じて決定を下す助けを必要とする	政策を決める前に，もっと討論が必要だろうし，利害関係者がその決定に関与する必要があるだろう

*"Grade なし"という新たなカテゴリーが，典型的には常識に基づくガイダンスやそのトピックには適切なエビデンスが適応できないような場合に使用された．最も一般的な例としては，測定間隔，カウンセリング，専門医への紹介に関する推奨がある．アップグレードされた推奨は通常シンプルな叙述文として書かれるが，レベル1や2よりも強い推奨と解されることを意味しない．

等級	エビデンスの質	意味
A	高い	真の効果が推測する効果に近いと確信できる
B	中等度	真の効果が推測する効果に近いと考えるが，結果的に異なる可能性が残る
C	低い	真の効果は推測する効果と結果的に異なる可能性がある
D	最も低い	推測する効果は大変不明確で，しばしば真の効果とかけ離れることがある

文 献

1) Kidney disease : Improving Global Outcomes (KDIGO) Acute Kidey Injury Work Group : KDIGO clinical Practice Guideline for Acute Kidney Injury. Kidney inter, Suppl, 2 : 1-138, 2012
2) Bouman, C. S., Oudemans-Van, Straaten, H. M., Tijssen, J. G. et al.: Effects of early high-volume continuous venovenous hemofiltration on survival and recovery of renal function in intensive care patients with acute renal failure: a prospective, randomized trial. Crit Care Med, 30: 2205-2211, 2002
3) Uchino, S., Bellomo, R., Morimatsu, H. et al.: Discontinuation of continuous renal replacement therapy: a post hoc analysis of a prospective multicenter observational study. Crit Care Med, 37: 2576-2582, 2009
4) van der Voort, P. H., Boerma, E. C., Koopmans, M. et al.: Furosemide does not improve renal recovery after hemofiltration for acure renal failure in critically ill patients: a double blind randomized controlled trial. Crit Care Med, 37: 533-538, 2009
5) Rabindranath, K., Adams, J., Macleod, A. M. et al.: Intermittent versus continuous renal replacement therapy for acute renal failure in adults. Cochrane Database Syst Rev, CD003773, 2007
6) Palevsky, P. M., Zhang, J. H., O'Connor, T. Z. et al.: Intensity of renal support in critically ill patients with acute kidney injury. N Engl J Med, 359: 7-20, 2008
7) Eknoyan, G., Beck, G. J., Cheung, A. K. et al.: Effect of dialysis dose and membrane flux in maintenance hemodialysis. N Engl J Med 2002; 347: 2010-2019.
8) Bellomo, R., Cass, A., Cole, L. et al.: Intensity of continuous renal-replacement therapy in critically ill patients. N Engl J Med, 361: 1627-1638, 2009
9) Fujii, T., Namba, Y., Fujitani, S. et al.: Low-dose continuous renal replacement therapy for acute kidney injury. Int J Artif Organs, 35: 525-530, 2012

索引 INDEX

欧文

A〜C

ABI ……………………… 222
ACD ……………………… 246
ACE阻害薬 ……………… 82
acid citrate dextrose …… 246
ACLS ……………………… 88
ACS ……………………… 148
acute coronary syndrome
 ………………………… 148
acute kidney injury ……… 160
acute motor axonal neuropathy
 ………………………… 215
AD ……………………… 173
advanced directive ……… 173
AFIKLE ………………… 243
AKI ……………………… 160
AMAN …………………… 215
ANCA …………………… 198
ANCA関連血管炎 ……… 198
ankle brachial pressure index
 ………………………… 222
ANP ……………………… 95
antineutrophil cytoplasmic
 antibody ……………… 198
APD ……………………… 52
arteriosclerosis obliterans … 222
arteriovenous fistula ……… 38
arteriovenous graft ……… 38
ASO ……………………… 222
atrial natriuretic peptide
 …………………… 85, 95
automated peritoneal dialysis
 ………………………… 52

AVF ……………………… 38
AVG ……………………… 38
BIA ……………………… 95
bioelectric impedance analysis
 ………………………… 95
blood volume monitor …… 95
BUN時間平均濃度 ……… 28
BVM ……………………… 95
CABG …………………… 145
CAPD …………………… 52
CAPの有効性 …………… 237
CART ……………… 188, 237
CAT-MEAL …………… 243
CCPD …………………… 53
cell-free concentrated ascites
 reinfusion therapy … 188, 237
CHDF …………………… 46
chronic inflammatory
 demyelinating polyneuropathy
 …………………… 214, 220
chronic kidney disease …… 66
Churg-Strauss症候群 …… 198
CI ………………………… 95
CIDP ……………… 214, 220
CK-MB分画 ……………… 86
CKD ……………………… 66
collapsible index ………… 95
continuous ambulatory
 peritoneal dialysis ……… 52
continuous cycling peritoneal
 dialysis ………………… 53
continuous hemodiafiltration
 ………………………… 46
continuous renal replacement
 therapy ………… 149, 258
coronary artery bypass grafting
 ………………………… 145
Crohn病 …………… 229, 234
CRRT …………………… 149

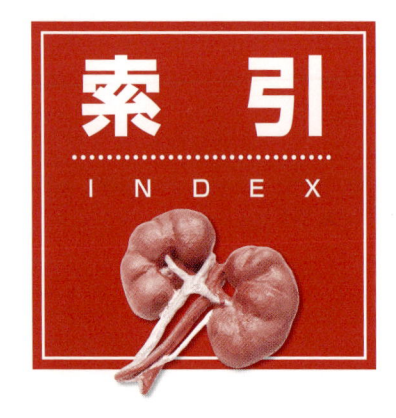

D〜F

DAPD …………………… 52
daytime ambulatory peritoneal
 dialysis ………………… 52
DFPP …………………… 191
DHP ……………………… 193
DIC ……………………… 148

Diehr rule ……………… 121
digital subtraction angiography
 ………………………… 38
direct hemoperfusion …… 193
disseminated intravascular
 coagulation …………… 148
distribution volume …… 242
double filtration plasmapheresis
 ………………………… 191
dry weight ……………… 94
DSA ……………………… 38
DW ……………………… 94
DW設定 ………………… 95
early goal-directed therapy
 …………………… 148, 209
ECF ……………………… 95
ECUM …………………… 47
EER ……………………… 132
EGDT …………………… 148
eGFR ……………………… 69
EGPA …………………… 199
encapsulating peritoneal
 sclerosis ………………… 53
eosinophilic granulomatosis with
 polyangiitis …………… 199
EPS ……………………… 53
estimated energy requirement
 ………………………… 132
estimated glomerular filtration
 rate …………………… 69
extracellular fluid ………… 95
extracorporeal ultrafiltration
 method …………… 47, 76
familial hypercholesterolemia
 ………………………… 223
FENa …………………… 148
FFP ……………………… 190
FGS ……………………… 223
FH ……………………… 223
focal glomerular sclerosis
 ………………………… 223
fractional excretion of Na
 ………………………… 148
fresh frozen plasma ……… 190

G〜I

gastrointestinal decontamination
 ………………………… 240

INDEX

GBS ·················· 214, 220
Guillain-Barré症候群··· 214, 220
GCAP ························· 232
GID ··························· 240
GMA ·························· 245
GPA ·························· 199
granulocytapheresis ······ 232
granulocyte and monocyte apheresis ················· 245
granulomatosis with polyangiitis ························· 199
Guillain-Barré syndrome ·················· 214, 220
HD ····························· 42
HDF ··························· 44
Heckerling rule ············ 121
hemodiafiltration ·········· 44
hemodialysis ··············· 42
hemofiltration ·············· 43
heparin-induced thrombocytopenia ······· 28
HF ····························· 43
HHD ··························· 55
HIT ····························· 28
home hemodialysis ······· 55
IABP ·························· 146
IAPP ·················· 215, 220
IDPN ························· 128
immunoadsorption plasmapheresis ······ 215, 220
in-center CHD ·············· 56
in-center conventional hemodialysis ············· 56
inferior vena cava ·········· 95
intermittent renal replacement therapy ···················· 149
intermittent renal replacement therapy（IRRT）······ 149, 258
intraaortic balloon pumping ····························· 146
intradialysis parenteral nutrition ····························· 128
intravenous immunoglobulin therapy ···················· 214
IRRT ·························· 149
IVC ····························· 95
IVIG ··························· 214

K～N

K/DOQI ······················ 81
KDIGO（Kidney Disease：Improving Global Outcomes） ····························· 266
Kt/V ··························· 25
LCAP ························· 232
LDLアフェレシス ············ 222
leukocytapheresis ········· 232
living will ··················· 173
LN ···························· 205
lupus nephritis ············ 205
LW ···························· 173
malignant rheumatoid arthritis ····························· 205
manual muscle test ······ 218
MDAC ······················· 241
MG ··························· 215
microscopic polyangiitis ··· 199
MMT ························· 218
MPA ························· 199
MRA ························· 205
MS ··························· 220
multiple sclerosis ········· 220
multiple-dose activated charcoal ····························· 241
myasthenia gravis ········ 215
neuromyelitis optica ····· 215
NHD ··························· 55
NIPD ·························· 53
nitric oxide ················· 225
NMO ························· 215
NO ···························· 225
nocturnal hemodialysis ··· 55
nocturnal intermittent peritoneal dialysis ····················· 53
non-renal indication ····· 151
normalized protein nitrogen appearance ·············· 131
normotensive ischemic acute renal failure ············· 148
nPNA ························ 131

P～R

PA ···························· 192
PD ····························· 49
PE ···························· 191
percutaneous coronary intervention（PCI）········ 86
percutaneous transluminal angioplasty ················ 38
peripheral parenteral nutrition ······················ 139, 140
peritoneal dialysis ·········· 49
PKD ··························· 88
plasma adsorption ········ 192
plasma exchange ········· 191
plasma refilling ············· 83
PMX ·························· 213
PMX-DHP ··················· 207
polyacrylonitrile（PAN）膜··· 82
polycystic kidney disease ··· 88
polymyxin B-immobilized fiber ····························· 213
PPN ·························· 139
PT-INR ······················· 90
PTA ··························· 38
Q_B ···························· 30
Q_D ···························· 30
QOL ··························· 33
quality of life ················ 33
quantity of blood flow ······ 30
quantity of dialysate flow ··· 30
RA ···························· 205
renal angina ··············· 160
renal limited vasculitis ···· 199
resistance index ·········· 106
rheumatoid arthritis ······ 205
RI ····························· 106
RLV ·························· 199
RRTの開始基準・中止基準··· 257

S～T

S.T.S ·························· 38
SDHD ························· 55
short daily hemodialysis ··· 55
sick day rule ··············· 162
silent overhydration ······· 95
SIRS ·················· 149, 206
SLE ·························· 205
SLED ············ 150, 159, 258
SLED-f ······················ 159

265

surviving sepsis campaign guidelines……………… 209
sustained low efficiency dialysis …………………… 150, 159
sustained low efficiency dialysis with filtration ………… 159
sustained low efficiency dialysis (SLED) ……… 150, 159, 258
systemic inflammatory response syndrome………… 149, 206
systemic lupus erythematosus ………………………… 205
TAC-BUN…………………… 28
TBW ………………………… 95
TDM ………………………… 125
The National Kidney Foundation Disease Outcomes Quality Initiative ………… 81
therapeutic drug monitoring ………………………… 125
tidal peritoneal dialysis …… 53
time averaged concentration of BUN ………………… 28
total body water …………… 95
total parenteral nutrition 139
TPD ………………………… 53
TPN ………………………… 139

U〜W

UC …………………………… 233
ulcerative colitis…………… 233
VA …………………………… 34
VAIVT……………………… 39
vascular access …………… 34
vascular access intervention therapy ……………… 39, 107
vascular endothelial growth factor…………………… 225
VAトラブルスコアリング …… 38
Vd …………………………… 242
VEGF ……………………… 225
very-low-density lipoprotein ………………………… 253
virus removal and eradication by DFPP …………… 238
VLDL ……………………… 253
VRAD……………………… 238
Wegener肉芽腫症 ………… 198

和文

あ〜お

悪性関節リウマチ………… 205
アクセス管理……………… 116
アクセス穿刺……………… 40
アダカラム®………… 230, 232
アナフィラキシーショック…… 81
アフェレシス……………… 188
アルガトロバン………… 29, 90
アルカリ化剤……………… 23
意識障害………………80, 239
一酸化窒素………………… 225
ウイルス除去療法………… 238
運動療法…………………… 181
栄養管理…………………… 128
エネルギー………………… 131
エンドトキシン吸着……… 206
塩分………………………… 132
横紋筋融解症……………… 147
オザグレルナトリウム…… 90
オプソニン効果…………… 230

か〜く

介護者……………………… 169
ガイドライン……………… 256
潰瘍性大腸炎…… 229, 233, 235
回路内凝固………………… 100
拡散………………………… 14
下肢攣り…………………… 94
家族性高コレステロール血症 ……………… 222, 223, 224
過大シャント……………… 118
活性炭………………… 95, 240
活性炭吸着………………… 239
活性炭のくり返し投与…… 241
下部消化管穿孔…………… 206
カリウム……………… 22, 135
顆粒球除去療法…………… 232
顆粒球単球除去療法……… 245
カルシウム………………… 22
間欠的腎代替療法…… 149, 258
看護師……………………… 78
間質性肺炎………………… 213
緩徐低効率血液濾過透析…… 159

緩徐低効率透析… 150, 159, 258
関節リウマチ………… 229, 234
感染………………………… 109
完全静脈栄養……………… 139
冠動脈バイパス術………… 145
急性冠症候群……………… 148
急性血液浄化療法………… 242
急性腎障害………………… 160
急性腎不全………………… 160
吸着…………………… 17, 191
狭窄………………………… 104
虚脱率……………………… 95
起立性低血圧……………… 94
緊急透析の適応…………… 71
空気誤入…………………… 98
グリセロール……………… 89

け・こ

経静脈的栄養……………… 139
経静脈的栄養補充療法…… 144
経腸栄養……………… 138, 144
経皮経管的血管形成術…… 38
経皮的冠動脈インターベンション治療…………………… 86
血液凝固………………98, 100
血液浄化療法……………… 258
血液透析…………………… 42
血液透析器………………… 20
血液流量…………………… 30
血液量モニター…………… 95
血液濾過…………………… 43
血液濾過透析……………… 44
血管内皮増殖因子………… 225
血球減少…………………… 235
血球成分除去療法………… 229
血漿吸着…………………… 192
血漿交換（療法），単純血漿交換 ………………… 191, 201
血漿処理量………………… 202
血漿浸透圧………………… 44
血漿分離…………………… 190
血流感染…………………… 110
血流量（血液流量）……… 30
限外濾過…………………… 16
顕微鏡的多発血管炎… 198, 199

INDEX

高カリウム血症·················· 72
後希釈法························ 44
抗凝固薬···················· 28, 154
抗菌薬························ 122
高血圧治療アルゴリズム········ 96
膠原病肺······················ 213
抗好中球細胞質抗体············ 198
好酸球性肉芽腫症多発血管炎
······························ 198, 199
合成高分子系膜················ 20
高齢者透析医療················ 165
高齢透析患者·················· 165
呼吸苦························ 120
個人用透析装置················ 20

さ・し

細菌性腹膜炎·················· 206
在宅血液透析·················· 55
在宅血液透析管理マニュアル··· 55
細胞外液量···················· 95
支援·························· 78
軸索型Gillain-Barré症候群··· 215
自己血管内シャント············ 36
視神経脊髄炎·················· 215
事前指示書···················· 173
持続的血液濾過透析············ 46
持続的腎代替療法·········· 149, 258
市中肺炎······················ 121
至適透析······················ 33
自動腹膜透析·················· 52
シャント音···················· 101
シャント狭窄·················· 105
シャント血流量················ 117
シャント作製·················· 116
シャント肢···················· 116
シャント瘤···················· 111
重症筋無力症·············· 215, 220
出血······················ 98, 99
昇圧薬························ 93
消化管除染···················· 240
静脈高血圧···················· 118
静脈高血圧症·················· 112
食塩摂取量···················· 134
食事療法······················ 129
食欲低下······················ 129

除水異常······················ 98
除水設定······················ 31
ショック················ 80, 94, 206
自律神経障害·················· 83
シロスタゾール················ 91
心筋型脂肪酸結合タンパク（H-FABP）··················· 86
心筋トロポニンI··············· 86
心筋トロポニンT··············· 86
神経疾患······················ 220
腎限局型血管炎················ 198
腎硬化症······················ 120
人工血管······················ 38
人工血管内シャント············ 36
腎障害························ 198
新鮮凍結血漿·················· 190
腎臓リハビリテーション······· 181
腎代替療法の選択·············· 66
腎毒性物質···················· 162
心肺停止······················ 80
腎不全························ 169
腎不全生活···················· 65
心房性ナトリウム利尿ペプチド
······························ 85, 95

す～そ

推定エネルギー必要量·········· 132
推定糸球体濾過量·············· 69
水分·························· 132
スチール症候群················ 113
生活の質······················ 33
正常血圧性虚血性急性腎不全··· 148
生体電気インピーダンス法····· 95
セルソーバ®··················· 232
セルロース系膜················ 20
前希釈法······················ 44
穿刺·························· 40
全身性エリテマトーデス······· 205
全身性炎症反応症候群······ 149, 206
早期目標指向療法·············· 148
巣状糸球体硬化症·········· 222, 224
装置の故障···················· 98
組織プラスミノゲンアクチベーター（t-PA）··················· 90
足関節上腕血圧比·············· 222

た・ち

ダイアライザ·················· 20
体液量過少···················· 94
体液量過剰···················· 94
体外限外濾過法············ 47, 76
体水分量······················ 95
タイダル腹膜透析·············· 53
体タンパク質量················ 131
大動脈バルーンパンピング····· 146
多臓器血管炎·················· 201
多発血管炎性肉芽腫症····· 198, 199
多発性硬化症·················· 220
多発性囊胞腎·················· 88
短期型バスキュラーカテーテル
······································ 35
短時間頻回血液透析············ 55
単純血漿交換·················· 191
タンパク結合尿毒素············ 33
タンパク質···················· 130
チーム医療···················· 78
チクロピジン·················· 91
昼間携行式腹膜透析············ 52
中空糸型血液透析器············ 20
中心静脈栄養·················· 144
長期型バスキュラーカテーテル
······································ 37
超高齢者······················ 166
超低密度リポタンパク質コレステロール························ 253
直接血液吸着·················· 193
治療薬物モニタリング········· 125

つ～と

通院透析······················ 56
低温透析······················ 93
抵抗指数······················ 106
低分子ヘパリン················ 29
デジタルサブトラクション血管造影
······································ 38
動静脈直接穿刺················ 35
透析液························ 22
透析液異常···················· 98
透析液供給装置················ 19
透析液流量···················· 30
透析延期·················· 176, 177

267

透析開始時の副作用……………… 76
透析間の体重増加量……………… 85
透析記録………………… 77, 133
透析後半の血圧低下……………… 94
透析効率…………………………… 25
透析時間…………………………… 26
透析時静脈栄養………………… 128
透析システム……………………… 18
透析処方…………………………… 25
透析処方項目……………………… 27
透析装置…………………………… 18
透析中止…… 164, 174, 175, 176
透析低血圧………………………… 93
透析導入…………………………… 64
透析非導入… 164, 171, 172, 179
透析頻度…………………………… 28
透析膜……………………………… 20
透析用監視装置…………………… 19
特殊浄化…………………………… 42
特発性間質性肺炎……………… 213
徒手筋力テスト………………… 218
ドライウェイト…………………… 94

な・に

内シャント………………………… 38
ナトリウム………………………… 22
Na排泄分画…………………… 148
ナファモスタットメシル酸塩
………………………… 29, 89
難治性ネフローゼ症候群……… 224
二重膜濾過血漿交換（療法）
………………… 191, 192, 201
日本人の食事摂取基準（2010年版）
………………………………… 132
尿毒症……………………………… 68
尿毒症症状……………………… 164
尿毒素物質………………………… 33

認知症…………………… 164, 168

は〜ほ

肺炎……………………………… 120
敗血症性ショック……………… 207
敗血症の初期蘇生……………… 210
肺腎症候群……………………… 201
肺胞出血………………………… 198
播種性血管内凝固症候群……… 148
バスキュラーアクセス
…………… 34, 67, 101, 116, 151
バスキュラーアクセスインター
ベンション治療………………… 39
バスキュラーアクセストラブル
………………………………… 101
バスキュラーアクセスの感染　109
白血球除去療法………………… 232
皮静脈…………………………… 117
被囊性腹膜硬化症………………… 53
表在化動脈………………………… 36
標準化蛋白窒素出現率………… 131
頻度………………………………… 26
不均衡症候群……………………… 74
副作用…………………………… 235
腹水濾過濃縮再静注法… 188, 237
腹膜刺激徴候…………………… 206
腹膜透析…………………………… 49
ブドウ糖…………………………… 24
プライミングボリューム……… 154
分布容積………………………… 242
平均余命………………………… 166
閉塞……………………………… 108
閉塞性動脈硬化症………… 222, 224
ベッドサイドコンソール………… 19
ヘパリン…………………………… 90
ヘパリン起因性血小板減少症… 28
保存期腎不全…………………… 129

ポリミキシンB固定化ファイバー
………………………………… 213

ま〜も

マグネシウム……………………… 23
膜分離…………………………… 190
末期腎不全………………… 120, 164
末梢静脈栄養…………………… 139
末梢動脈疾患…………………… 227
慢性炎症性脱髄性多発ニューロ
パチー………………… 214, 220
（慢性）関節リウマチ………… 205
慢性腎臓病………………… 65, 66
慢性腎臓病（CKD）の食事療法基準
………………………………… 130
水処理装置………………………… 18
未分画ヘパリン…………………… 28
免疫吸着法………………… 215, 220
免疫グロブリン静注療法……… 214
モニタリング法…………………… 38

や・よ

夜間間欠的腹膜透析……………… 53
夜間血液透析……………………… 55
薬物中毒………………………… 243
薬物中毒患者…………………… 239
予後決定因子……………………… 75

り〜れ

リチウム中毒…………………… 239
リビングウィル………………… 173
瘤………………………………… 111
リン……………………………… 135
ループス腎炎…………………… 205
連続携行式腹膜透析……………… 52
連続周期的腹膜透析……………… 53

●執筆者一覧

◆監　　修
木村健二郎	聖マリアンナ医科大学病院腎臓・高血圧内科
安田　隆	聖マリアンナ医科大学横浜市西部病院腎臓・高血圧内科

◆編集責任
柴垣有吾	聖マリアンナ医科大学病院腎臓・高血圧内科
櫻田　勉	聖マリアンナ医科大学病院腎臓・高血圧内科

◆編集チーム
白井小百合	聖マリアンナ医科大学病院腎臓・高血圧内科
河原崎宏雄	稲城市立病院人工透析科
鶴岡佳代	聖マリアンナ医科大学病院腎臓・高血圧内科
小禄雅人	聖マリアンナ医科大学病院腎臓・高血圧内科
久道三佳子	聖マリアンナ医科大学病院腎臓・高血圧内科

◆執　　筆
柴垣有吾	聖マリアンナ医科大学病院腎臓・高血圧内科
白井小百合	聖マリアンナ医科大学病院腎臓・高血圧内科
櫻田　勉	聖マリアンナ医科大学病院腎臓・高血圧内科
冨永直人	聖マリアンナ医科大学病院腎臓・高血圧内科
今井直彦	聖マリアンナ医科大学病院腎臓・高血圧内科
宮本雅仁	聖マリアンナ医科大学病院腎臓・高血圧内科
山内淳司	聖マリアンナ医科大学病院腎臓・高血圧内科
鶴岡佳代	聖マリアンナ医科大学病院腎臓・高血圧内科
松井勝臣	聖マリアンナ医科大学病院腎臓・高血圧内科
末木志奈	聖マリアンナ医科大学病院腎臓・高血圧内科
市川大介	聖マリアンナ医科大学病院腎臓・高血圧内科
小板橋賢一郎	聖マリアンナ医科大学病院腎臓・高血圧内科
小禄雅人	聖マリアンナ医科大学病院腎臓・高血圧内科
清水さやか	聖マリアンナ医科大学病院腎臓・高血圧内科
内田大介	聖マリアンナ医科大学病院腎臓・高血圧内科
岡本岳史	聖マリアンナ医科大学病院腎臓・高血圧内科
座間味亮	聖マリアンナ医科大学病院腎臓・高血圧内科
大石大輔	聖マリアンナ医科大学病院腎臓・高血圧内科
小田　剛	聖マリアンナ医科大学病院腎臓・高血圧内科
小島茂樹	聖マリアンナ医科大学病院腎臓・高血圧内科
花田昌也	聖マリアンナ医科大学病院腎臓・高血圧内科
芳賀吉輝	聖マリアンナ医科大学病院神経内科
村澤　昌	聖マリアンナ医科大学病院腎臓・高血圧内科
久道三佳子	聖マリアンナ医科大学病院腎臓・高血圧内科
佐藤雄一	聖マリアンナ医科大学病院腎泌尿器外科
佐藤賢治	聖マリアンナ医科大学病院クリニカルエンジニア部
櫻井　彩	聖マリアンナ医科大学病院薬剤部
清水朋子	聖マリアンナ医科大学病院栄養部
平木幸治	聖マリアンナ医科大学病院リハビリテーション部
神山明子	聖マリアンナ医科大学病院看護部
安田　隆	聖マリアンナ医科大学横浜市西部病院腎臓・高血圧内科
島　芳憲	聖マリアンナ医科大学横浜市西部病院腎臓・高血圧内科
関谷秀介	聖マリアンナ医科大学横浜市西部病院腎臓・高血圧内科
村尾　命	聖マリアンナ医科大学横浜市西部病院腎臓・高血圧内科
上原圭太	聖マリアンナ医科大学横浜市西部病院腎臓・高血圧内科
佐々木彰	聖マリアンナ医科大学横浜市西部病院腎臓・高血圧内科
安達崇之	聖マリアンナ医科大学横浜市西部病院腎臓・高血圧内科
若竹春明	聖マリアンナ医科大学横浜市西部病院救命救急センター
今野雄介	川崎市立多摩病院腎臓・高血圧内科
横山　健	川崎市立多摩病院腎臓・高血圧内科
金城永幸	川崎市立多摩病院腎臓・高血圧内科
谷澤雅彦	川崎市立多摩病院腎臓・高血圧内科
永澤元規	川崎市立多摩病院腎臓・高血圧内科
音羽孝則	川崎市立多摩病院腎臓・高血圧内科
河原崎宏雄	稲城市立病院人工透析科
鈴木　智	稲城市立病院人工透析科
瀧　康洋	稲城市立病院人工透析科
山川　宙	医療法人社団山川内科クリニック
友廣忠寿	医療法人社団登戸クリニック

●監修者・編者プロフィール

監 修

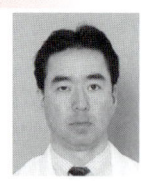

木村健二郎 （聖マリアンナ医科大学病院腎臓・高血圧内科）

1974年東京大学医学部卒業，1983年デンマークコペンハーゲン大学留学，1994年東京大学講師，2001年より聖マリアンナ医科大学腎臓・高血圧内科教授．腎疾患・高血圧の臨床と研究を行っている．

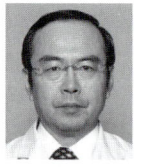

安田　隆 （聖マリアンナ医科大学横浜市西部病院腎臓・高血圧内科）

聖マリアンナ医科大学腎臓・高血圧内科准教授
聖マリアンナ医科大学横浜市西部病院腎臓・高血圧内科部長，透析療法部部長
1983年聖マリアンナ医科大学卒，1989年同大学院卒業．第一内科に入局，組織改編で1999年より腎臓・高血圧内科に所属，現在に到る．腎臓学の教育と臨床を続けながら，CKD進行抑制に関する臨床研究に取り組んでいる．

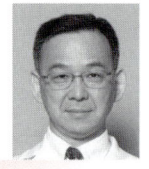

編集責任

柴垣有吾 （聖マリアンナ医科大学病院腎臓・高血圧内科）

1993年卒業．2008年より聖マリアンナ医科大学入職．2011年より聖マリアンナ医科大学腎臓・高血圧内科准教授．腎疾患一般の臨床や臨床研究・若手医師教育に取り組んでいる．最近はCKD・ESKD患者のPrimary Careやその管理への高齢医学的アプローチに興味がある．

櫻田　勉 （聖マリアンナ医科大学病院腎臓・高血圧内科）

1998年聖マリアンナ医科大学卒業，2004年同大学院卒業，2012年大学腎臓・高血圧内科講師，現在に至る．在宅透析療法（腹膜透析および在宅血液透析）の研究と臨床に取り組んでいる．
このたび木村健二郎教授，安田隆准教授および柴垣有吾准教授を中心とし，当院関連病院の医師やコメディカルの協力にて1年以上の準備期間を経て本書を作成することができた．より頻度の高い疾患や症例を選択し，会話式で本文を構成することによって，透析療法を身近に感じてもらえるような形式にした．これにより透析療法に触れたことがない人でも気軽に読み進めることができるものと考えられる．本書の制作にあたり多くの協力をいただいた編集チームの先生方や羊土社の保坂早苗様，伊藤慶子様に深く感謝申し上げる．

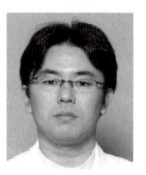

編集チーム

白井小百合 （聖マリアンナ医科大学病院腎臓・高血圧内科）

医学は日進月歩で，私が医者になった十数年前とは情報量が格段に多くなっています．そんななか，エビデンスを踏まえた知識をフォローしていくことは，日常診療のなかで重荷になる若い先生方も少なくないと思います．この『血液浄化療法に強くなる』は日々の疑問を問答形式で，解決できるとてもコストパフォーマンスのよい指南書になっていると思います．低学年の医局員とペアで知識を確認させて頂いたことは，自分にとっても非常に勉強になりました．是非，医師，コメディカルを問わず，多くの方々に読み親しんで頂ければ幸いです．

河原崎宏雄 （稲城市立病院人工透析科）

透析療法の進歩により，腎不全は他の主要臓器と違い，機能がほとんど廃絶しても，それとともに生活していく病態となりました．今回は腎不全患者さんの生活を支える血液透析療法，そして他（多）臓器障害の治療となる血液浄化療法を勉強するのにわかりやすい本になりました．白井先生，櫻田先生のリーダーシップ，鶴岡先生の優しさ堅実さ，小禄先生のユーモア，久道先生の天真爛漫な積極性とともに編集に携われたことに感謝です．

鶴岡佳代 （聖マリアンナ医科大学病院腎臓・高血圧内科）

この企画のお話をいただいた当時，透析室勤務であった私たちが編集委員となり，この本を練ってきました．日常の診療で困ったことがあった際にすぐに手にしていただけるような一冊にしたいとの一心でした．若手の先生も上級医も皆で何度も練り直して作り上げ，ようやく出版に至り心から嬉しく思います．ぜひ手に取ってご診療の補助にしていただければ幸いです．

小禄雅人 （聖マリアンナ医科大学病院腎臓・高血圧内科）

『血液浄化療法に強くなる』を手にとって頂き，ありがとうございます．血液浄化療法は，治療法の原理・適応，腎不全の病態など学ぶべき分野が多岐にわたり，苦手意識を持っている先生方が多いのではないでしょうか．この本が血液浄化療法に興味を持って頂ける1冊となり，臨床でもお役立てて頂ければ幸いです．また，聖マリアンナ医科大学 腎臓・高血圧内科で研修をし，出版に際しては編集委員として携わることができ，御指導を頂いた全ての先生方に心より感謝しています．

久道三佳子 （聖マリアンナ医科大学病院腎臓・高血圧内科）

『研修医や初めて透析に関わる先生方が，解らないこと，知りたいこと』をアンケートしました．それに基づき，普段聞きづらいけれど教えてほしい内容を，編集チームの若手としてリクエストさせていただきました．初心者の日々の疑問を解決しながら読める本です．当院の腎臓病センターでは，血液浄化療法ユニットを一定期間集中してローテートできます．血液浄化療法に興味がある若手の皆さん，一緒に頑張りましょう！

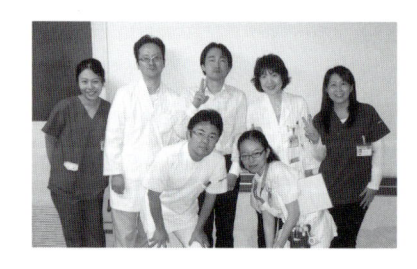

血液浄化療法に強くなる
やさしくわかる急性期の腎代替療法・アフェレシスの基本から、
ケースで学ぶ状況・疾患別の実践的対応まで

2013年6月15日 第1刷発行	
2023年7月15日 第5刷発行	

監 修　木村健二郎, 安田 隆
編集責任　柴垣有吾, 櫻田 勉
編 集　聖マリアンナ医科大学病院
　　　　腎臓・高血圧内科
発行人　一戸裕子
発行所　株式会社羊土社
　　　　〒101-0052
　　　　東京都千代田区神田小川町2-5-1
　　　　TEL 03（5282）1211
　　　　FAX 03（5282）1212
　　　　E-mail　eigyo@yodosha.co.jp
　　　　URL　www.yodosha.co.jp/
装 幀　野崎一人
印刷所　株式会社三秀舎

© YODOSHA CO., LTD. 2013
Printed in Japan

ISBN978-4-7581-1738-8

本書に掲載する著作物の複製権，上映権，譲渡権，公衆送信権（送信可能化権を含む）は（株）羊土社が保有します．
本書を無断で複製する行為（コピー，スキャン，デジタルデータ化など）は，著作権法上での限られた例外（「私的使用のための複製」など）を除き禁じられています．研究活動，診療を含み業務上使用する目的で上記の行為を行うことは大学，病院，企業などにおける内部的な利用であっても，私的使用には該当せず，違法です．また私的使用のためであっても，代行業者等の第三者に依頼して上記の行為を行うことは違法となります．

JCOPY ＜（社）出版者著作権管理機構 委託出版物＞
本書の無断複写は著作権法上での例外を除き禁じられています．複写される場合は，そのつど事前に，（社）出版者著作権管理機構（TEL 03-5244-5088, FAX 03-5244-5089, e-mail：info@jcopy.or.jp）の許諾を得てください．

乱丁，落丁，印刷の不具合はお取り替えいたします．小社までご連絡ください．

羊土社のおすすめ書籍

救急・ICUの体液管理に強くなる
病態生理から理解する輸液、利尿薬、循環作動薬の考え方、使い方

小林修三, 土井研人／編

急性期の体液管理について，各病態ごとに，病態生理をふまえながらしっかり解説！輸液のほか，利尿薬や循環作動薬の解説も充実！病態に応じた使い分けや処方例も掲載．呼吸・循環を中心とした全身管理に役立つ！

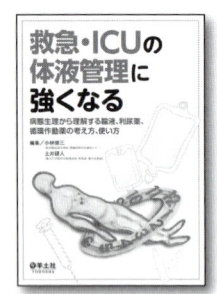

- 定価5,060円（本体4,600円＋税10%）　■ B5判
- 367頁　■ ISBN 978-4-7581-1777-7

あらゆる診療科で役立つ！腎障害・透析患者を受けもったときに困らないためのQ&A

小林修三／編

腎障害患者の検査値はどう解釈する？この薬，透析患者に使っていいの？など，プライマリケアの現場で患者を受けもったときによく出会う疑問の答え，ここにあります！おさえておきたいマネジメントのポイントが満載！

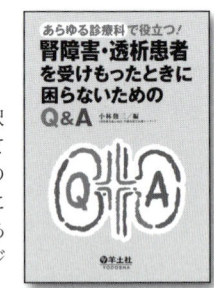

- 定価4,180円（本体3,800円＋税10%）　■ A5判
- 351頁　■ ISBN 978-4-7581-1749-4

人工呼吸管理に強くなる 改訂版
人工呼吸の基礎から深掘りトピックまで誰も教えてくれなかった人工呼吸管理のABC

讃井將満, 大庭祐二／編

人工呼吸ビギナーにもマニアにも面白く現場で役立つマニュアル．呼吸生理から病態に応じた設定，トラブル対応まで，呼吸管理のエビデンスと実践スキルをスペシャリストが解説．よくある疑問に迫るコラムは必読！

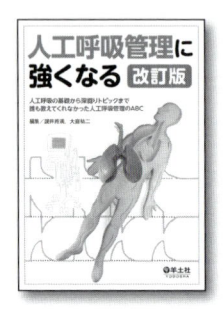

- 定価5,720円（本体5,200円＋税10%）　■ B5判
- 351頁　■ ISBN 978-4-7581-1891-0

血液ガス・酸塩基平衡に強くなる
数値をすばやく読み解くワザと輸液療法の要点がケース演習で身につく

白髪宏司／著

正しい判断に素早く辿り着く，匠のワザを伝授！50症例の血液ガス分析トレーニングで，いつの間にか臨床で活きる実力がついている！酸塩基平衡や輸液療法の要点が，根拠からわかるレクチャーも充実！

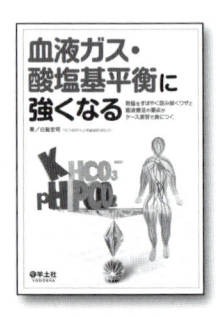

- 定価3,960円（本体3,600円＋税10%）　■ B5判
- 244頁　■ ISBN 978-4-7581-1735-7

発行　羊土社 YODOSHA
〒101-0052　東京都千代田区神田小川町2-5-1　TEL 03(5282)1211　FAX 03(5282)1212
E-mail：eigyo@yodosha.co.jp
URL：www.yodosha.co.jp/

ご注文は最寄りの書店，または小社営業部まで